全国高等院校教材

供医学影像技术、生物医学工程类专业用

医学影像设备原理与维护

主　编　郝利国

副主编　陈大同　王晓东　孟　鑫

　　　　许东滨　林悦铭

图书在版编目(CIP)数据

医学影像设备原理与维护 / 郝利国主编. —杭州：
浙江大学出版社，2017.6(2024.2 重印)
ISBN 978-7-308-16501-3

Ⅰ.①医…　Ⅱ.①郝…　Ⅲ.①影像诊断—医疗器械—
维修　Ⅳ.①R445

中国版本图书馆 CIP 数据核字(2016)第 314128 号

医学影像设备原理与维护

郝利国　主编

丛书策划	阮海潮(ruanhc@zju.edu.cn)
责任编辑	阮海潮
责任校对	丁佳雯　王安安　潘晶晶
封面设计	姚燕鸣
出版发行	浙江大学出版社
	（杭州市天目山路 148 号　邮政编码 310007）
	（网址：http://www.zjupress.com）
排　版	杭州星云光电图文制作有限公司
印　刷	广东虎彩云印刷有限公司绍兴分公司
开　本	787mm×1092mm　1/16
印　张	15.5
字　数	400 千
版印次	2017 年 6 月第 1 版　2024 年 2 月第 8 次印刷
书　号	ISBN 978-7-308-16501-3
定　价	39.00 元

前　言

　　《医学影像设备原理与维护》是供医学影像技术专业和生物医学工程专业使用的高等院校教材,可以作为医学影像技术人员和影像设备维护人员的参考书或工具书。本教材在参考医学影像技术和生物医学工程专业培养目标的基础上,以培养学生的"三基"(基本理论、基本知识、基本技能)和"五性"(思想性、科学性、先进性、启发性和实用性)为原则,着重讲述医学影像设备的日常维护和常见故障维修等方面的理论知识和实践技能。

　　全书共分为七章(不含绪论,绪论部分由郝利国编写),第一章模拟 X 线设备维护,主要介绍了模拟 X 线设备的常见故障及维护,由郝利国编写;第二章数字 X 线设备维护,主要介绍数字胃肠、乳腺等设备的常见故障现象及维护,由陈大同编写;第三章 CT 设备原理与维护,主要介绍 CT 设备的原理与常见故障分析,由王晓东编写;第四章 MR 成像原理与设备维护,介绍了 MR 设备原理与常见的故障分析,由孟鑫编写;第五章医用超声成像原理与仪器维护,介绍了常见的超声设备故障现象及分析,由许东滨编写;第六章核医学显像原理与设备维护,介绍了核医学设备的保养及维护方法,对 SPECT 的设备故障进行重点分析,由林悦铭编写;第七章医学影像设备质量控制,对各设备的质量控制分别进行总体介绍,由林悦铭编写完成。全书共计 40 万字,郝利国编写 10 万字,陈大同编写 6 万字,王晓东编写 6 万字,孟鑫编写 6 万字,许东滨编写 6 万字,林悦铭编写 6 万字。

　　为加强学生的基本理论学习,提高学生分析问题和解决问题的能力,本书在编写过程中力求做到内容丰富、重点突出,并参考了国内外大量相关书籍(详见参考文献),在此对各位编者表示衷心的感谢。

　　本教材在编写过程中得到了浙江大学出版社的鼎力相助,同时感谢齐齐哈尔医学院医学影像专业和生物医学工程专业学生为完成本书所做出的努力,特别是 2012 级医学影像专业的时阳、沈月、高涵、朱怡鸣、王柏志、沈丹丹、刘菲菲、庞舒译、李小光、吴晶、王梓旭、周蕾、陈曲同学为本书做了大量的文字校对工作,2014 级医学影像专业黄钰、申洪远同学为本书做了大量的图像处理工作,在此表示衷心的感谢。

　　因为编写时间短,覆盖面广,专业性强,本教材内容上可能会存在不足之处,衷心希望各位同行批评指正。

郝利国

2017 年 5 月 24 日

目　　录

绪　论　医学影像设备的发展

一、X线机的发展

迄今,X线管(X-ray tube)经历了四次重大发展:①由早期的充气管到真空管的发展,提高了X射线机(以下简称X线机)的可控性(1913年);②从固定阳极发展到旋转阳极,提高了X线管的输出功率和图像质量(1929年);③高速旋转阳极和复合材料阳极靶面的开发应用,进一步提高了X线管的输出功率和连续使用能力(20世纪60年代);④整管旋转、阳极盘直接油冷却、电子束定位方式,使X线管连续使用能力提高到一个更高水平(2003年)。

X线机的高压部分早期使用感应线圈供电,采用裸高压线、裸X线管方式,1910年发展为工频升压真空管高压整流方式。1928年制成高压电缆,X线机发展到具备防电击、防辐射功能。到20世纪六七十年代,自动控制、程序控制技术应用到X线机中,大型X线机变得十分复杂,但总体上仍属于电工元器件产品。1982年,采用逆变方式的X线高压发生装置实用化,逆变频率不断提高,加之计算机技术的应用,X线高压发生系统进入完全电子产品时代,并进行了由繁到简、脱胎换骨的进化。

1951年,出现了影像增强器(image intensifier,I.I),此前荧光屏式透视一直是在暗室中进行的,I.I的诞生,使电视技术被引入X线领域,X线电视系统(X-ray television,X-TV)使医生从暗室检查和辐射现场中解脱出来,使X线机发生了一次划时代的革命,是X线机发展史上的一个里程碑。1961年,隔室操作多功能检查床出现,并于20世纪70年代后得到广泛应用,胃肠透视检查进入遥控时代。由于I.I的使用,X-TV透视已成为基本的检查手段。20世纪60—90年代,动态器官检查的影像记录手段是心血管专用机的主要记录方式。21世纪初,随着平板探测器(flat panel detector,FPD)广泛应用于采集动态和静态图像,X-TV在X线领域的应用也将成为历史。

二、计算机体层摄影设备的发明和发展

电子计算机断层扫描(computed tomography,CT)设备于1972年问世,由英国EMI公司工程师Hounsfield发明。CT设备的诞生使X线的应用进入了数字、断层影像时代,是X线在医学中应用的一次重大革命。CT设备现已发展成为一种主要的影像诊断设备。

CT设备的发展方向是:①提高扫描速度;②改善图像质量;③扩展功能。CT设备自诞生以来,经历了四个发展阶段。20世纪70年代是CT设备发展的初期阶段。扫描时间由初期的数分钟发展到数秒钟,由单纯头颅扫描发展到全身扫描。20世纪80年代主要是CT设备扫描速度和图像质量的提高阶段,扫描时间缩短到1s,后期出现了滑环技术,并有滑环CT设备面市,这为螺旋CT(helical CT)设备的诞生奠定了基础。20世纪90年代是螺旋CT设备的发展阶段。螺旋CT设备采用容积数据采集,可以在任意位置回顾性重建断面图像,此时后处理技术受到重视,螺旋扫描CT技术获得重大发展。扫描时间在20世纪90年代末已

缩短到 0.5s。多层螺旋 CT(multi slice helical CT，MSCT)设备首创于 1998 年，发展于 21世纪。其重大进步在于实现了各向同性，使后处理图像质量大幅度提高，并使图像后处理成为 CT 图像观察的主要手段。MSCT 提高了扫描速度和时间分辨力，使血管成像分期明确，进一步扩大了它的使用范围。

三、数字化放射科

在 CT 设备诞生前的 70 余年里，X 线成像一直采用模拟成像方式。透视、摄影是观察人体内部结构的唯一手段。作为图像记录的胶片，集影像的探测、显示、传输、存储功能于一身。数字影像将这些功能逐一分解开，并使之最优化，相关技术因此得到了广泛应用，使各环节的潜能得到了充分发挥。

计算机 X 线摄影(computed radiography，CR)利用成像板(image plate，IP)采集 X 线摄影信息(1982 年)，经计算机处理后获得图像。数字化 X 线摄影(digital radiography，DR)利用平板探测器采集信息(1997 年)，经计算机处理后获得图像。它们均使用数字存储、网络传输、专用监视器显像，计算机技术得到了充分应用，数字影像设备将影像设备推向高科技的前沿。

数字减影血管造影(digital subtraction angiography，DSA)诞生于 1980 年。数字化的 DSA 可使医生实时观察、记录心血管造影结果，不必等待快速换片机的胶片冲洗，更不必等待复杂的电影胶片冲洗过程。这对心血管造影是十分可贵的。DSA 诞生后很快受到医生的欢迎，并得到了大力发展。这之前，心血管专用 X 线机是最复杂、庞大的机组。DSA 的软件功能代替了笨重的快速换片机和控制、使用都十分复杂的电影摄影机。心血管专用 X 线机从此得以简化。平板显示器(flat panel display，FPD)的应用使心血管专用 X 线机的结构得到了进一步简化，功能得到了较大的提升。

数字存储媒介的发展为数字影像的存储提供了方便，软盘、硬盘、磁光盘、光盘都在影像设备中得到了广泛应用。

在医学影像数字化的今天，照片还是必需的。最先是使用多幅相机印制照片。多幅相机应用平板监视器显示影像，用光学镜头使此影像在胶片上曝光成像，因一幅 14 英寸(in)×17 英寸(1in＝2.54cm)胶片上可容纳十几甚至几十幅图像，故称为多幅相机。但由于其成像环节多，故图像质量受到限制。20 世纪 90 年代初发明了用密度信号调制激光束，直接使胶片感光成像的相机，称作激光相机。初期的激光相机采用湿式显像，后期出现了干式(热)显像的激光相机。同时出现的还有一种直接热成像相机，它设有激光环节，热敏头直接使胶片显像。

医学影像存档与通信系统(picture archiving and communication system，PACS)为医学图像存储、传输而开发的专用系统。获得的医学图像可立即经 PACS 传输到各个部门，为会诊、术中参考、教学、科研提供了方便，避免了照片借阅、归档的麻烦和丢失的烦恼。PACS的广泛应用将使胶片成为历史，并拉近了医学与工程的距离。目前完整的 PACS 成本较高，并且典型图像无控制地复制也造成了侵犯"知识产权"、"隐私权"等问题，这给影像管理提出了新课题。

数字影像还可通过光缆、通信网络传向外院、外地。医生无论在何处，只要有计算机和网络就可接收影像进行诊断，为及时处理危重病患者提供了极大方便，使偏远地区也能享受到最高水平的医疗服务。数字影像已成为医学影像学发展的新平台,是现代化高效诊断所必需的。

四、磁共振成像设备的应用和发展

20 世纪 80 年代,核磁共振(nuclear magnetic resonance,NMR)设备应用于临床。其物理基础是磁共振技术,它通过测量人体组织中质子的磁共振(magnetic resonance,MR)信号,实现人体任意层面成像。

磁共振成像(magnetic resonance imaging,MRI)设备的组织分辨力高,能显示体内器官及组织的形态、成分和功能。MR 信号含有较丰富的组织生理、生化特征信息,可提供器官组织或细胞新陈代谢方面的信息。

MRI 设备可分为低场 MRI 设备和高场 MRI 设备。低场 MRI 设备主要以开放式永磁体为主,主要用于基层医院。高场 MRI 设备具有成像信噪比(signal to noise ratio,SNR)高、成像速度快、空间分辨力高、功能多等特点,除具有低场 MRI 设备的常规功能外,还能进行人体器官功能成像及机体代谢变化的观察。

MRI 设备实现了由显示解剖结构信息向显示功能信息的发展,灌注加权成像、弥散加权成像、脑血氧水平依赖成像、频谱成像等多器官功能成像已广泛应用于临床和科研。

MRI 设备的应用实现了由宏观向微观的发展,适用于分子影像学的发展,极大地拓宽了医学影像设备的应用范围。

0.5T 以下的 MRI 设备多为永磁或常导磁体,1.0T 以上的 MRI 设备都为超导磁体。目前,3.0T 的 MRI 设备已大量用于临床,9.0T 的 MRI 设备也正在临床试验中。

磁体结构由封闭型向开放型发展,由长磁体向短磁体发展。开放型磁体消除了病人的幽闭感,也为开展介入治疗提供了条件。梯度线圈在工作中随着梯度场的变化会发出振动噪声,现在硬件降噪技术和软件降噪技术已广泛应用。这些在很大程度上减轻了患者的恐惧感,提高了患者的舒适度。

迄今为止,由于尚未见到 MRI 检查对人体危害的报道,因此在 MRI 引导下进行介入治疗不必顾及对人体的负面影响。

五、超声成像设备的发展

超声成像设备是利用超声波(ultrasound)的透射和反射现象,对人体组织器官形态结构进行观察的检查设备。它具有实时、无创、简单易行、可移动等优点,临床应用十分广泛。超声成像设备可与其他医学影像设备形成互补。

超声成像设备于 20 世纪 50 年代初期应用于临床,20 世纪 70 年代实时超声成像设备得到应用。期间,超声成像设备由早期的幅度调制型(A 型)超声诊断仪发展为二维显示的 B 型超声诊断仪。20 世纪 80 年代声学多普勒效应开始应用于超声诊断仪(D 型)。20 世纪 90 年代三维超声诊断仪和介入超声诊断仪实现临床使用。现在已经有了多种多样的超声诊断仪供临床应用。近年来超声造影技术发展迅速,这对于鉴别病变性质、评估肿瘤的治疗效果具有重大的意义。

随着超声医学工程技术的进步,超声扫描方式由机械扫描发展到线阵和凸阵扫描、相控阵扫描,改善了图像质量。超声探头向宽频带、中心频率可变方向发展,拓展了探头的应用范围,改善了图像质量。由体外探头发展到各种腔内、管内探头,扩展了超声成像设备的应用范围。由早期的灰阶显示、彩阶显示发展到彩色显示,提高了对回声的识别能力。超声技术还由单纯诊断扩展到治疗领域,主要有体外冲击波碎石、高强度聚焦超声等。高强度聚焦超声是向癌组织发射聚焦高能超声,组织吸收声能产热,利用局部升温来抑制或杀死癌细胞。

聚焦技术由早期的固定聚焦发展到多段聚焦。世纪之交,又出现了数字化波束形成器,由单纯发射聚焦发展到接收环节的连续动态聚焦。该技术优化了超声波声束,减少了噪声及旁瓣效应,提高了图像的分辨力和成像速度。

六、核医学设备的发展

核医学设备是通过测量人体某一脏器或组织对标记有放射性核素药物的选择性吸收、储聚和排泄等情况,观察其代谢功能,实现人体功能成像的装置。其主要有 γ 相机、单光子发射型 CT(single photon emission CT,SPECT)和正电子发射型 CT(positive emission CT,PET)。

γ 相机可对脏器进行静态或动态照相检查。动态照相主要用于心血管疾病的检查。

SPECT 具有 γ 相机的全部功能,并具有断层成像功能,明显提高了诊断病变的定位能力,在临床上得到日益广泛的应用。SPECT 能做动态功能成像检查,从而用于早期疾病诊断,但图像质量和空间定位不如 X 线 CT。一般情况下,核医学成像检查时要使用放射性药物,其横向分辨力很难达到 1.0cm。PET 适合做人体生理和功能方面的研究,尤其是对脑神经功能的研究,与 X 线成像具有互补作用。PET-CT 就是这两种检查技术有机结合的产物。

第一章　模拟 X 线设备维护

第一节　高压部分

一、高压变压器的原理与常见故障

(一)高压变压器的工作原理

变压器是变换交流电压、电流和阻抗的器件,当初级线圈中通有交流电流时,铁芯(或磁芯)中便产生交流磁通,使次级线圈中感应出电压(或电流)。

变压器由铁芯(或磁芯)和线圈组成,线圈有两个或两个以上的绕组,其中接电源的绕组叫初级线圈,其余的绕组叫次级线圈。

(二)高压变压器的常见故障

高压变压器是高压电路中最主要的部件,工作电压很高,常见故障有下列几种:

1. 对地高压击穿或两线圈之间高压击穿

故障现象:高压变压器一般分两个线圈,由于一个线圈始端直接接地,另一个线圈始端经毫安表之后才接地,所以故障现象有所不同。

(1)经毫安表后接地线圈的末端(称高压端)对地高压击穿时,全波整流电路内,毫安表指针冲至满刻度;自整流 X 线机内,毫安表指针在零附近颤动,毫安表很容易因大电流通过而烧毁;同时电压表和管电压表指针下降,机器过载声很大,保险丝熔断,无 X 线产生或 X 线甚微。

(2)直接接地线圈的末端对地高压击穿时,故障现象同上,但毫安表无指示或指示甚微。

2. 高压变压器次级线圈局部短路

故障现象:高压线圈局部短路后,透视时荧光屏亮后慢慢暗下来,X 线穿透力不足,毫安表指示比正常稍低或无异常,高压初级电流增大,机器过载"嗡嗡"声大,短路严重时,保险丝熔断,无 X 线产生。

3. 高压变压器次级线圈断路

故障现象:高压变压器次级线圈断路后,工作时高压通过断线头放电,可有"吱吱"响声,荧光屏荧光闪动,毫安表指示不稳;若断口距离较大,则无 X 线产生,毫安表无指示。

二、灯丝变压器的原理与常见故障

(一)灯丝变压器的工作原理

X 线机中的灯丝变压器,分为 X 线管灯丝变压器和高压真空整流管灯丝变压器两种。其工作原理与结构相同,只是容量和体积有所区别,它们都是降压变压器,一般功率为 100 W

左右。灯丝变压器的次级绕组与 X 线管的阴极相连,当 X 线管工作时,灯丝变压器次级绕组的电位与阴极千伏高压等电位,这就要求灯丝变压器初、次级间具有良好的绝缘,绝缘程度不能低于高压变压器最高输出电压的一半。

(二)灯丝变压器的常见故障

X 线管灯丝变压器的次级线圈与高压连线,使用中常出现高压击穿等故障。

1. 灯丝变压器次级线圈对地或对初级线圈击穿

故障现象:击穿时,高压初级电流增大,主电路电流增大,电源电压表、管电压表指针下降,机器过载"嗡嗡"声很大,保险丝熔断,毫安表指针冲至满刻度。

2. 灯丝变压器次级线圈引出线接触不良或断路

故障现象:①接触不良时,可见 X 线管灯丝亮度不够,灯丝电压低于正常值,严重接触不良可致断路,灯丝不亮;②如 X 线管灯丝变压器次级公用线断路,则 X 线管大、小焦点同时点亮。

3. 灯丝变压器次级线圈短路

故障现象:灯丝变压器次级线圈轻微短路,灯丝亮度不足;变压器初级电流增大,毫安调节电阻压降增大,温度升高,初级电压降低。若严重短路,则灯丝电路保险丝熔断,灯丝不亮。

4. 灯丝变压器初级线圈断路

故障现象:X 线管灯丝变压器初级线圈断路,可见 X 线管灯丝不亮,无 X 线产生。

5. 灯丝变压器初级线圈短路

故障现象:灯丝变压器初级线圈严重短路,保险丝立即熔断;如为局部短路,即初级线圈匝数减少,而变压器初级电压未变,灯丝变压器次级电压可升高很多,灯丝亮度增加,有烧毁 X 线管灯丝的危险。

三、高压整流元件的工作原理与常见故障

(一)高压整流元件的工作原理

高压整流器是一种将高压变压器次级输出的交流高压变成脉动直流高压的电子元件。

高压变压器次级输出的交流高压,如果直接加到 X 线管两端,那么在正半周时,灯丝发射的电子能飞向阳极产生 X 线;在负半周时,阳极比阴极电位低,灯丝发射的电子飞不到阳极 X 线管,不产生 X 线。这种利用 X 线管本身的整流作用整流的 X 线机,称为自整流 X 线机。显然,自整流 X 线机不能充分发挥 X 线管的额定容量。同时,因负半周无 X 线产生,逆电压很高,容易导致高压元器件的击穿损坏。除小型 X 线机采用自整流方式外,现代大、中型 X 线机都设有高压整流电路,利用高压整流元件将高压变压器输出的交流高压变成脉动直流高压的正极加到 X 线管的阳极,而其负极加到 X 线管的阴极。这样,无论正半周还是负半周,X 线管都能产生 X 线,克服了自整流 X 线机仅在正半周产生 X 线的缺点。

(二)高压整流元件的常见故障

1. 高压整流硅堆断路

(1)全波整流 X 线机,若一只高压整流硅堆断路,即变成半波整流,控制台毫安表指示减半,透视荧光屏暗淡。

（2）若两只高压整流硅堆断路，则这两只高压整流硅堆由于所处位置的不同而有不同现象，如图 1-1 所示，若 D_1、D_3（或 D_2、D_4）高压整流硅堆断路，则毫安表无指示，无 X 线产生。

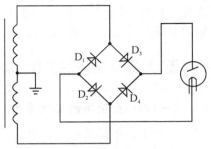

图 1-1　高压整流硅堆电路

2．高压整流硅堆击穿

故障现象：在全波整流电路中，如一只高压整流硅堆击穿，加高压后，由于击穿后的高压整流硅堆内阻很小、电流很大，这时发生与 X 线管真空度降低时相同的现象，毫安表指针满刻度，无 X 线产生。当高压整流硅堆损坏时，可用 2500V 摇表（$M\Omega$ 表）进行检查，也可用拆下硅堆互相替换位置的方法确定已损坏的硅堆。

四、高压电缆的工作原理与常见故障

（一）高压电缆的工作原理

大、中型 X 线机的高压发生装置和 X 线管是分开组装的，两者之间通过两根特制的电缆线连接在一起，即高压电缆。它的作用是将高压发生装置产生的高压输送到 X 线管的两端，同时把灯丝加热电压输送到 X 线管的阴极。高压电缆的结构为导电芯线、高压绝缘层、半导体层、金属屏蔽层以及保护层。

（二）高压电缆的常见故障

1．电缆击穿

电缆击穿是指高压电缆线的绝缘层被高压击穿，使电缆芯线的高压与接地的金属屏蔽层短路。击穿部位多发生在高压插头附近。

故障现象：①击穿时高压次级电路的电流增大，毫安表根据不同的接线情况、不同的整流电路可出现指针满刻度、不稳或倒退现象；②由于高压初级电流相应增大，电源压降增大，管电压表指针下跌，机器过载“嗡嗡”声过大，电源过载保护继电器可能工作，保险丝熔断；③透视时荧光屏荧光暗淡，摄影时影像清晰度和对比度显著降低，甚至出现白片；④在电缆附近可闻到臭氧或橡胶烧焦的气味。

2．高压电缆插头击穿

故障现象：当电缆插头击穿时，故障现象与电缆击穿相同。

3．高压电缆芯线短路

故障现象：芯线短路的高压电缆，在阳极端可正常使用，在阴极端则依短路情况的不同而有不同的现象。轻微短路可使 X 线管灯丝加热电压降低，曝光时毫安表指示偏低或不稳定；严重短路可使 X 线管灯丝不亮，无 X 线产生。用万用表测量，灯丝变压器初级电压比正常值低，毫安调节电阻温度异常升高。拔出高压电缆，用万用表测量，可见短路芯线的两个插脚导通。

4．高压电缆芯线断路

故障现象：电缆三根芯线同时断路的故障很少见，多是一根芯线断路。若小焦点芯线断路，则透视时 X 线管灯丝不亮，无 X 线产生；若大焦点芯线断路，则大焦点摄影时 X 线管灯丝不亮，无 X 线产生；若公用线断路，则 X 线管大、小焦点灯丝同时亮，但亮度很暗，无 X 线

产生。此时,若测量灯丝变压器次级,大、小焦点均有电压。若芯线断路不完全,时接时断,则可见荧光屏荧光闪动,毫安表指示不稳。

五、高压交换闸的工作原理与常见故障

(一)高压交换闸的工作原理

在较大功率的诊断 X 线机中,多备有两个或两个以上的 X 线管,以适应一机多用的需要。但由于几个 X 线管又不能同时工作,所以高压变压器产生的高压必须经过交换装置分别送到不同用途的 X 线管上,这种交换装置称为高压交换闸。

(二)高压交换闸的常见故障

1. 触点接触不良

由于提供灯丝的加热电压较低,若触点接触不良,将发生毫安表不稳或 X 线管灯丝不亮,荧光屏亮度降低、闪烁或无 X 线产生的现象。

2. 引线断路

阴极端引线断路时的故障现象与灯丝加热变压器引线断路相同。当阳极端引线断路时,无 X 线产生。

六、高压电路元件故障及维修

在高压电路中,各元件在产生 X 线时,都要承受很高的电压,虽然元件出厂时都经过严格的耐压试验,但在长期使用时,由于自然寿命、元件质量和技术操作方面的问题,其故障时有发生。

在高压电路元件故障的检修中,应特别谨慎,防止故障扩大和发生高压电击事故。

(一)X 线管灯丝断路

1. 故障现象

(1)曝光继电器工作时,无 X 线产生,毫安表无指示。

(2)检查中可见 X 线管灯丝不亮。

(3)对 X 线管灯丝变压器初级线圈进行测量,其电流很小,但电压高于正常值。

2. 原因分析

(1)灯丝加热电压过高:如灯丝变压器初级线圈局部短路,或电流调节电阻短路,造成加热电压过高。

(2)错误地调节灯丝加热电压:如电缆插头插座接触不良,摄影电流不足时,为了获得足够的电流(mA),盲目地调高初级电压,而在工作过程中,一旦插头插座恢复良好的接触,灯丝就会因电压过高而烧断。又如,更换高压电缆插头时,大、小焦点连线错误,把大焦点灯丝变压器的电压引至小焦点灯丝,使小焦点灯丝烧断。

(3)灯丝老化:X 线管经长期使用后,由于灯丝蒸发变细、电子发射率降低,要想达到原来的电流(mA),必然要提高灯丝加热电压,这样,灯丝也易烧断。

(4)X 线管进气:X 线管大量进气,通电后灯丝迅速氧化烧断,形成淡黄色氧化物粉末。

(二)X 线管阳极靶面损坏

1. 故障现象

(1)X 线输出量显著下降,胶片感光不足。

(2)靶面有各种痕迹,如龟裂、熔蚀、裂纹等,如图 1-2 所示。

(3)由于阳极金属蒸发,使玻璃管内壁镀上薄薄的金属层,增大对 X 线的吸收,使影像的清晰度降低。

(4)靶面严重熔化,会使金属钨滴落在玻璃管壁上,造成 X 线管爆裂损坏。

2. 原因分析

(1)超负荷使用:如过载保护装置失灵,使用时电压(kV)、电流(mA)、时间(s)超过安全使用范围,造成 X 线管瞬间负荷过载,阳极过热;另一种情况是,使用时 X 线管每次曝光量虽在安全使用范围内,但当连续曝光、冷却间隔时间不足时,焦点面热量逐渐累积而超过其允许限度,致使焦点面熔化蒸发。

(2)旋转阳极启动电路故障:如果延时启动保护电路出现故障或转子卡死,在阳极不转动或转速过低的情况下进行曝光,瞬间即可使阳极靶面损坏。

(3)散热装置故障:如散热体与阳极铜体接触不良或油垢过多,阳极热量不能及时传导到绝缘油中,造成阳极过热,损毁焦点面。

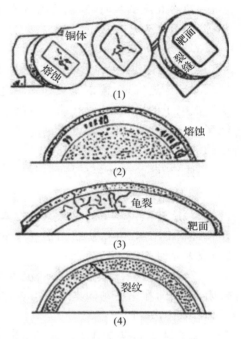

图 1-2　靶面龟裂、熔蚀、裂纹

(三)X 线管真空度降低

这是 X 线管常见故障,常称为漏气或进气。X 线管真空度的降低可能是管外气体进入管内,也可能是由于管内金属材料气体逸出造成的。根据真空度降低程度的不同,可分为真空度轻微降低和严重降低两种。

1. 真空度轻微降低

当 X 线管通电时,毫安表指示偏高,加高压数次之后,毫安表指示才恢复正常;提高电压(kV 值)后,毫安表指示又偏高,保持 kV 值通高压数次,毫安表指示又恢复正常;再提高 kV 值,又出现上述情况。冷高压试验时,管内没有明显的辉光。这种情况多是制造时管内有气体残留造成的。经过适当训练后,X 线管仍可继续使用。

如 X 线管真空度比上述情况再稍微降低,则透视荧光屏上影像清晰度降低,X 线穿透力不足,增加 kV 值影像反而不清晰,摄影时影像过淡或不显影。这是由于管内气体分子电离后,正离子与射向阳极的电子束发生碰撞,一方面使电子速度降低,另一方面干扰了聚射方向。这时 X 线管已不能正常使用,冷高压下可见微弱光辉。

2. 真空度严重降低

在 X 线管真空度严重降低时使用可出现以下现象:

(1)毫安表指示异常:如为全波整流 X 线机毫安表指示针冲至满刻度,可能撞坏指针、烧坏表头,这是因为管内有气体电离,增加了高压次级负载电流。自整流 X 线机中,因电离电流系交流成分,指针在零附近颤动,或使指针倒退、向上跳动或极不稳定,这样容易烧坏表头。

(2)由于高压次级电流增大,初级电流相应增大,高压变压器、控制台等负载"嗡嗡"声很大,电源电压表和千伏表指针下降,过载装置可能工作,保险丝熔断。

(3)冷高压试验时,X线管内有明显的淡红、淡黄或蓝、紫色辉光。如管内气压与大气压相等,则可产生弧光放电,灯丝点亮时将立即氧化烧断。

3. 原因分析

在 X 线管使用中,如果阳极过热,金属内部有气体逸出或阳极铜体与玻璃焊接处产生微小裂隙造成进气;运输或使用过程中遭受强烈的震动,也可能造成裂隙。X 线管工作时,由于二次电子的影响,管内玻璃壁可附着电子层,若管套内有金属尖端或气泡,绝缘油耐压性能又不符合要求,则管套可通过金属尖端或气泡向 X 线管内电子层放电,击穿玻璃,形成微小的针孔,使 X 线管内进气进油。

(四)旋转阳极转子的故障

1. 故障现象

(1)旋转阳极转子的故障通常有两种,即转速降低或卡死,故障形成后,在延时、启动电路正常状况下曝光时,旋转阳极转子转速明显下降,曝光结束后,阳极很快停转(无制动电路)或曝光时阳极不转动。

(2)在延时、启动电路正常状况下曝光时,因工作电路均正常,X 线照常产生,但由于旋转阳极停转,在阳极靶面某一点过负荷,致使该点靶面熔化,管电流剧增,电源保险丝熔断。

2. 原因分析

转子封装于旋转阳极 X 线管管壁内,阳极靶固定在转子上。为了提高转子的润滑性能,在转子内部有高速耐高温的滚珠轴承,并在滚珠上涂有固体润滑剂,制作工艺较为复杂。旋转阳极 X 线管在长期使用中,转子工作温度很高,轴承磨损变形及间隙发生变化,同时固体润滑剂的分子结构也要改变。由于存在上述两种变化,有时在旋转阳极电路工作正常的情况下,也会发生转速下降或转子卡死现象。

X 线管是高压真空元件,上述任一故障都意味着 X 线管不能使用,需要更换新品。在更换 X 线管时,不仅需要注意 X 线管的电气规格,而且应注意 X 线管的几何尺寸。

(五)X 线管管头的故障及检修

1. 管头漏油

管头漏油是 X 线管的常见故障之一,必须及时发现、及时修理;否则,将使故障扩大化,进而引起绝缘油绝缘性能下降,使高压部件击穿。

(1)故障现象:使用中管头有油渗出,摇晃管头从透明窗可见到管头内有气泡。如漏油严重,通高压时可引起高压放电。为确定管头漏油的部位,可将管头擦干净,置于烤箱内,温度控制在 60℃左右,保持一段时间,取出后再做认真检查。

(2)原因分析及整理:管套铸造或焊接有砂眼或缝隙。对薄钢板管套的砂眼或缝隙,可用焊接处理;对铸铝管套的砂眼可用环氧树脂封补,涂环氧树脂后应将管套置于 60℃的烤箱内烘烤 24h。

窗口裂缝或窗口密封的垫圈失效:应更换新品或更换窗口下的耐油橡皮。

(3)管套内 X 线管的拆卸:中型以上 X 线机,其 X 线管一般都装于单独的管套内,拆卸时根据管子的不同采取不同的方式。

①拆卸固定阳极 X 线管:在拆卸固定阳极 X 线管管套时,要先拧脱管套两端的金属盖,将膨胀器的固定螺丝松开,将油从套内倒出。固定阳极 X 线管的阳极体较重,并在阳极柄上装有铝制散热体,故管体主要是从阳极经散热体与阳极侧高压电缆插座固定,但也有的在其阴极侧加以辅助固定。在取管时先卸下阴极端的灯丝引线,并记下接线方式与位置。然后,再从阳极端拧开散热体与高压插座的连接固定螺丝,即可将原管取出。

②拆卸旋转阳极 X 线管:旋转阳极 X 线管因为管套内有定子线圈,所以固定结构较为复杂,一般阳极端都有固定装置,但大部分固定装置是用卡销在一定的方向上,固定于阳极的高压插座上;也有在管壁的阴极侧粘贴一个有缺口的绝缘筒,绝缘筒再与管套固定。取管时要根据管套的具体结构,将固定机件逐渐取下,并记住机件原来的位置,不可丢失。

2. 新管的安装

(1)将所有拆卸下来的零件,用乙醚或四氯化碳擦拭干净放于一个干燥洁净的器皿内。

(2)对于组合机头,将 X 线管取下后,要立即将机头内部的机件整体(主要是高压变压器、灯丝变压器)放于装有标准性能的绝缘油内或原机头筒内用油浸泡,并加以适当遮盖,防止高压机件长时间暴露于空气中吸收水分和灰尘污染而导致绝缘性能受到影响。

(3)管套或机头的内部必须用乙醚或四氯化碳反复擦拭干净。

(4)在安装管套前,应对新管进行必要的性能试验,主要是保证其灯丝完整、燃点均匀、管内真空度符合使用要求。

(5)装管时先将旧管阳极柄上的散热体拆下,换装到新管阳极柄上后,再把 X 线管放入管套中(组合机头式放在原管位置),在管子下方垫上多层纱布,以防止碰坏管子。

七、高压变压器初级电路的常见故障

(一)高压变压器初级电路的特点

高压变压器初级线圈的匝数较少,一般为数百匝;所加的电压不高,一般在 500V 以下,但流过的电流很大,摄影时可达数百安培。因此,高压变压器初级导线多采用纱包或玻璃丝包的扁铜线,分若干层直接绕在铁芯或绝缘纸筒上。由于线径特粗,匝数又少,所以直流电阻很小,一般在 1Ω 以下。

(二)常见故障现象及处理

高压变压器初级电路常见故障主要有以下两个方面(在控制电路工作正常的情况下):

1. 高压变压器不得电

主要检查自耦变压器的输出、摄影(或透视)熔断器、高压接触器的触点以及回路中的导线等。检查的方法是:拆下控制台内高压变压器初级连线,短接对地,换接两个串联的 220V、100W 的灯泡代替高压变压器初级绕组,从灯泡是否亮和亮度变化,判断电路工作是否正常。

2. 千伏表预示异常

这往往是由于千伏表本身损坏或串联电阻故障,检查相应的挡位以及连线即可。

八、高压变压器次级及管电流测量电路工作原理与常见故障

(一)半波自整流高压变压器次级及管电流测量电路的工作原理

图 1-3 是半波自整流高压变压器次级电路。其原理是:将 X 线管两极直接与高压变压

器次级输出端连接,当 X 线管阳极处于交流电的正半周时,X 线管内有管电流流过,产生 X 线;当 X 线管阴极处于交流电的正半周时,X 线管内无管电流流过,无 X 线产生。所以,X 线管不仅产生 X 线,同时也起整流的作用,这种电路称为自整流电路。该整流电路中,流过 X 线管和高压变压器的次级电流是同一脉动直流,因此,用一只直流毫安表串接在高压变压器次级两个中心抽头之间,即可直接指示管电流。为了防止因为电流表损坏导致高压变压器次级中心点

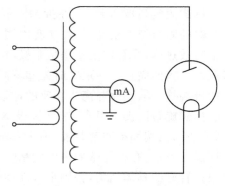

图 1-3　半波自整流高压变压器次级电路

电位升高,发生危险,常在电流表两端并联一只电容,一旦中心点电位升高,电容被击穿导通,保证安全。

(二)单相全波整流高压变压器次级及管电流测量电路的工作原理

高压变压器次级电压经整流后加至 X 线管两端,如图 1-4 所示。

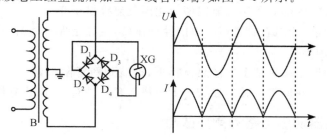

图 1-4　全波整流高压变压器次级电路及波形

整流原理是当高压变压器次级下端为正、上端为负时,其电流走向为:

$$T_2(下) \rightarrow D_4 \rightarrow X 线管阴极 \rightarrow X 线管阳极 \rightarrow D_1 \rightarrow T_2(上)$$

当高压变压器次级上端为正、下端为负时,其电流走向为:

$$T_2(上) \rightarrow D_3 \rightarrow X 线管阳极 \rightarrow X 线管阴极 \rightarrow D_2 \rightarrow T_2(下)$$

这样,交流电的正负半周都有 X 线产生,既增加了 X 线输出量,又提高了 X 线管的使用效率。

在这种高压整流方式中,流过 X 线管的电流是脉动直流,而流过高压变压器次级的电流却是交流电,因此不能直接串入直流毫安表来测量,而应当用交流毫安表测量;但交流毫安表在低量程范围内是非线性的,读数准确性较差,故将高压变压器次级中心点的交流电流经全波整流后再用直流毫安表来测量管电流。

(三)高压变压器次级及管电流测量电路的常见故障

(1)千伏表预示正常,但按下曝光按钮,无 X 线产生,毫安表无指示。这种故障往往是由于 X 线管两端无高压或 X 线管灯丝未正常加热。

(2)各种仪表预示正常,曝光时电压表指针大幅度下跌,毫安表指数上冲,高压发生器内有超负荷声音,此时表明有短路故障,是由高压元件击穿而造成的。一般采用切除法逐一进行试验。

(3)透视时温升很快,管套过热。温升快,一般是透视管电流过大、产热所致。

第二节　低压部分

一、谐振式磁饱和稳压器的工作原理与常见故障

(一)谐振式磁饱和稳压器的工作原理

图 1-5 是利用磁饱和特性制成的磁饱和稳压器,它的主要部分是一个饱和变压器,这个变压器的铁芯截面与一般的变压器不同,初级线圈 L_1 铁芯截面积大,为非饱和线圈;次级线圈 L_2 的铁芯截面积小,为饱和线圈。可以看出,随着电源电压的增加,铁芯内磁通也随之增加。当次级铁芯内磁通达到饱和点时,电源电压再增加,增加的磁通只能漏到空气中,而次级铁芯内磁通基本不变,于是次级线圈所产生的输出电压也基本不变了,起到了稳压的作用。

在图 1-6 中,B 为磁感应强度,H 为磁场强度,曲线斜率为磁导率。由图 1-6 可见,在 b 点,磁场强度增大,磁感应强度几乎不再增加,这种现象称为磁饱和。

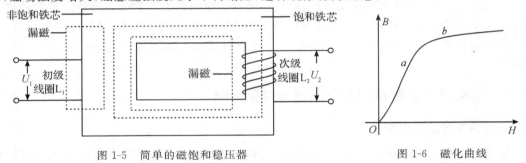

图 1-5　简单的磁饱和稳压器　　　　　　　　　图 1-6　磁化曲线

谐振式磁饱和稳压器的稳定性能较好。当电源电压在 $170\sim240\text{V}$ 范围内变化时,其输出电压的波动不超过 $\pm1\%$,但这种稳压器在使用上必须使电源频率与稳压器谐振频率相符,否则会使输出电压随电源频率的波动而波动。

(二)谐振式磁饱和稳压器的常见故障

1. 谐振电容击穿

谐振电容击穿造成谐振绕组短路,使稳压器铁芯上形成一个短路环,此时输出被短路,稳压器无输出,并发出"嗡嗡"声。

2. 谐振电容断路

电容断路后无谐振电流产生,稳压器的励磁电流增大,引起稳压器内部压降增加,使输出电压严重下降。

3. 输出电压不稳

测量稳压器输出电压时电压表指针随输入电压的升降而摆动。其主要是电源频率或谐振电容容量改变等原因造成的。

二、空间电荷抵偿变压器的工作原理与常见故障

(一)空间电荷抵偿变压器的工作原理

空间电荷抵偿变压器在电路中有两种连接方法,分别是降压抵偿法和升压抵偿法。

1. 降压抵偿法

该法是以最低管电压为基准,使灯丝加热电压随管电压的升高而降低。在电路连接上是把抵偿变压器的初级绕组与高压变压器的初级绕组并联,其次级绕组与 X 线管灯丝加热变压器的初级绕组反向串联。其抵偿过程是:管电压上升→抵偿变压器初级电压上升→次级电压上升→灯丝电压下降,反之相反,从而使灯丝的加热电压随管电压的升高而降低,随管电压的降低而升高,达到跟踪抵偿的目的。

2. 升压抵偿法

该法是以最高管电压为基准,使灯丝加热电压随管电压的降低而升高。电路连接是把抵偿变压器的初级绕组引线分别接于自耦变压器绕组的末端和高压变压器初级绕组的末端。其次级绕组与 X 线管灯丝加热变压器同相串联。其抵偿过程是:管电压下降→抵偿变压器初级电压上升→抵偿变压器次级电压上升→灯丝电压上升,反之相反,同样达到跟踪抵偿的目的。

(二)空间电荷抵偿变压器的常见故障

X 线机开机后,空间电荷抵偿变压器得电,处于连续负荷工作状态。抵偿变压器的质量是保证其能正常工作的关键。抵偿变压器的常见故障一般是绝缘能力下降,使匝间、层间击穿短路及电流增大,导致抵偿变压器烧毁。一旦发现抵偿变压器损坏,必须马上更换,并进行调整。

三、继电器与接触器的工作原理与常见故障

(一)继电器的工作原理

电磁继电器一般由铁芯、线圈、衔铁、触点簧片等组成,只要在线圈两端加上一定的电压,线圈中就会流过一定的电流,从而产生电磁效应,衔铁就会在电磁力吸引下克服弹簧的拉力靠近铁芯,从而带动衔铁的动触点与静触点(常开触点)吸合。当线圈断电后,电磁吸力也随之消失,衔铁就会在弹簧的作用下返回原来的位置,使动触点与原来的静触点(常闭触点)释放。这样吸合、释放,达到了电路导通、切断的目的。对于继电器的"常开、常闭"触点,可以这样来区分:继电器线圈未通电时处于断开状态的静触点,称为常开触点;处于接通状态的静触点称为常闭触点。继电器一般有两股电路,即低压控制电路和高压工作电路。

(二)接触器的工作原理

线圈通电后,在铁芯中产生磁通及电磁吸力。此电磁吸力克服弹簧反力使衔铁吸合,带动触点机构动作,常闭触点打开,常开触点闭合,互锁或接通线路。当线圈失电或线圈两端电压显著降低时,电磁吸力小于弹簧反力,使衔铁释放,触点复位,断开线路或解除互锁。

(三)继电器和接触器的常见故障

1. 线圈断路

继电器线圈断路多发生在线圈引线处。此时,在通电状态下听不到衔铁吸合声,常开触点不闭合。用电压表测线圈两接线柱,有正常的电压指示。在断电状态下,拆去有关分路导线,测得线圈阻值为无穷大。

2. 线圈短路

线圈短路多发生在线圈内部。短路发生后,轻者继电器吸合不牢,重者有烧焦迹象,并

可闻到异常气味,看到烟迹。

3. 罩极线圈断裂

罩极线圈断裂是交流接触器的常见故障。罩极线圈断裂后,圈内感应电流消失,无副磁通产生,使接触器衔铁随单一磁通的变化而动作。由于磁通在一个周期中两次过零点,衔铁不能可靠地吸合而发出连续的"嗒嗒"声,被控制电路工作极不稳定。

4. 触点熔蚀

继电器触点承担所控制电路的通断,在长期使用中,因电弧或触点长期处于负荷状态,其触点表面被熔蚀,凹凸不平,可造成触点接触不良,使所控电路不能正常工作。

5. 线圈断电后仍处吸合状态

衔铁要等几秒或更长时间才与铁芯脱离,恢复原始状态。一般是铁芯剩磁或复位弹簧弹力不足等原因造成的。

四、各种开关的工作原理与常见故障

(一)按钮开关的工作原理

按钮开关是一种结构简单、应用十分广泛的开关。在电气自动控制电路中,用于手动发出控制信号以控制接触器、继电器、电磁起动器等。

按钮开关的结构种类很多,可分为普通揿钮式、蘑菇头式、自锁式、自复位式、旋柄式、带指示灯式、带灯符号式及钥匙式等,有单钮、双钮、三钮及不同组合形式,一般是采用积木式结构,由按钮帽、复位弹簧、桥式触头和外壳等组成,通常做成复合式,有一对常闭触头和常开触头,有的产品可通过多个元件的串联增加触头对数。还有一种自持式按钮,按下后即可自动保持闭合位置,断电后才能打开。

按钮开关可以完成启动、停止、正反转、变速以及互锁等基本控制。通常每一个按钮开关有两对触点。每对触点由一个常开触点和一个常闭触点组成。当按下按钮,两对触点同时动作,常闭触点断开,常开触点闭合。

(二)手开关的工作原理

手开关又叫手闸,是 X 线机接通或切断控制电路的开关,实际上也是一个启动按钮。其外壳用硬质塑料或橡胶压铸而成,内有一对常开接点或两对常开接点(分两层排放,不同时接通)。按下一对常开接点时预备,松手曝光;两对常开接点,按下第一层接点预备,按下第二层接点曝光。

(三)脚开关的工作原理

脚开关又称脚闸,是为了方便 X 线透视而设计的,它的作用是对 X 线的产生和停止进行控制。其外壳多用铁铝合金和硬质塑料铸成,壳内装有常开接点,当用脚踏动外壳时,接点被压合,接通电路;不踏动时,由于壳内弹簧片的支撑,两接点断开,切断电路。

(四)微动开关的工作原理

微动开关是一种施压促动的快速开关,又叫灵敏开关,有的也称触点开关。其工作原理是:外机械力通过传动元件(按销、按钮、杠杆、滚轮等)作用于动作簧片上,并将能量积聚到临界点后,产生瞬时动作,使动作簧片末端的动触点与定触点快速接通或断开。当传动元件上的作用力移去后,动作簧片产生反向动作力,当传动元件反向行程达到簧片的动作临界点后,瞬时完成反向动作。微动开关的触点间距小、动作行程短、按动力小、通断迅速。其动触点的动作速度与传动元件动作速度无关。微动开关以按销式为基本型,可派生按钮短行程式、按钮大行程式、按钮特大行程式、滚轮按钮式、簧片滚轮式、杠杆滚轮式、短动臂式、长动臂式等。微动开关在电子设备及其他设备中用于需频繁换接电路的自动控制及安全保护等装置中。微动开关分为大型、中型、小型,按不同的需要可分为防水型(放在液体环境中使用)和普通型,开关连接两个线路,为电器、机器等提供通断电控制,开关虽小,但起着不可替代的作用。

(五)琴键式按钮开关的工作原理

琴键式按钮开关由按钮、信号灯、微动机构及基座组件组成,以满足某些设备对按钮开关的外形、功能、按动方式的特殊需要。其主要特征在于微动机构安装在一只形如琴键的基座组件内,按钮通过小轴与基座组件连接,因此开关的动作过程犹如弹琴。

(六)转换开关的工作原理

转换开关的接触系统由数个装嵌在绝缘壳体内的静触头座和可动支架中的动触头构成。动触头是双断点对接式的触桥,装在附有手柄的转轴上,随转轴旋至不同位置使电路接通或断开。定位机构采用滚轮卡棘轮结构,配置不同的限位件,可获得不同挡位的开关。转换开关由多层绝缘壳体组装而成,可立体布置,减小了安装面积,结构简单、紧凑,操作安全可靠。

转换开关可以按线路的要求组成不同接法的开关,以适应不同电路的要求。在控制和测量系统中,采用转换开关可进行电路的转换,例如,电工设备供电电源的倒换,电动机的正反转倒换,测量回路中电压、电流的换相等。用转换开关代替刀开关使用,不仅可使控制回路或测量回路简化,并能避免操作上的差错,还能够减少使用元件的数量。

转换开关是刀开关的一种发展,其区别是刀开关操作时在上下平面动作,转换开关则是左右旋转平面动作,并且可制成多触头、多挡位的开关。

(七)各种开关的常见故障

1. 接触不良

接触不良多由磨损或电弧造成,是各种开关最常见的故障。故障开关所控制电路工作不稳,时通时断。琴键开关、刷型开关和转换开关还会出现所控制电路部分接通、部分接不通的现象。

2. 转动开关卡死,不能转动

转动开关卡死多由电弧造成。电弧将固定静接触片的绝缘垫板炭化,造成静接触片变形或发生移位,使"刀"或"刷"不能转动。对以上故障应及时修复或更换新件。

五、限时器的工作原理与常见故障

(一)限时器的工作原理

限时器是控制时间的装置,在 X 线机中,用于控制摄影时 X 线产生的时间。其控制方法多是将限时器的控制触点串接在高压接触器的线圈电路中控制高压接触器的工作时间,从而控制曝光时间。在由晶闸管控制高压初级绕组通断的 X 线机中,限时器控制的是产生触发信号时间的长短,以控制晶闸管的导通时间,从而控制 X 线的发生时间。限时器的种类很多,中、小型 X 线机常用的有机械限时器、晶体限时器和集成限时器;大型 X 线机常用光电管式、电离室式自动曝光限时器。

(二)限时器的常见故障

X 线机中限时器发生故障时,一般表现为无 X 线产生、曝光时间不准确或曝光时间无限制延长。对 X 线机的限时器应定期校准、检修。

机械限时器的常见故障多发生在动力部分及传动部分。动力部分可发生弹簧发条折断,传动部分则可能发生齿轮卡死或脱位。

晶体管限时器常因电器元件失灵而产生故障。如晶体管击穿,电阻及电容断路、短路和数值改变,高灵敏继电器线圈断路等,均可引起限时器发生故障,应根据具体电路进行分析,方能找出故障所在。在一般情况下,若限时器在个别时间档上限时异常,则是对应的限时电阻有故障;若在全部时间档上限时异常,则电容、晶体管或高灵敏继电器等有故障。

六、延时器的工作原理与常见故障

(一)延时器的工作原理

延时器与限时器的工作原理基本相同,主要区别是限时器有多个固定的控制时间,而延时器是在可调的延时范围内只调定一个控制时间。X 线机中所用的延时器,延时时间多调定为 0.8～1.2s。其类型较多,有热控式、继电器式、晶体管式和集成电路式延时器。

(二)延时器的常见故障

X 线机中延时器发生故障时,表现为延时变短或变长。若延时变短,会使 X 线管阳极靶面损坏;若延时变长,会使定子绕组得电时间变长,X 线管的曝光因延时的变长而推迟。若延时无限长,则 X 线管不能曝光,如不及时关闭电源,定子绕组因长时间得电而有烧毁的可能。

总之,延时器多因电器元件失灵而产生故障。晶体管击穿或断路,电阻、电容断路、短路和数值改变,高灵敏继电器线圈断路等,均可使延时器发生故障。所以,应对 X 线机的延时器进行定期校验。

七、低压电路元件故障及检修

X 线机电路是由各种机电元件、电子元件和光电元件等组成的。X 线机的故障绝大部分是因电路元件的损坏、变质、失灵而引起的。因此,掌握各种元件自身容易发生的故障,以及发生故障时所产生的现象,对提高分析、判断故障的准确性和缩短故障检查的时间,都具有重要意义。

(一)自耦变压器的故障及检修

自耦变压器是 X 线机的“总电源”,其作用是为各电路及元件提供所需要的电压及电流,因而线圈抽头比较多,负载时电流比较大。常见的故障有以下几种:

1. 线圈匝间短路

自耦变压器的线圈是用纱包或丝包铜线绕制,经浸漆烘干而成。近代大型 X 线机多选用漆包扁铜线绕制,匝间有良好的绝缘。若线圈匝与匝之间的绝缘物被破坏,称为匝间短路。若自耦变压器层与层之间的绝缘物被破坏,则称层间短路。如果有数匝以上被短路,称为局部短路。

2. 自耦变压器发生短路后的常见现象

(1)交流振动声增大。自耦变压器短路后,阻抗下降,初级电流增大,磁路均衡性被破坏,严重的情况下会使自耦变压器发出"嗡嗡"的响声。同时自耦变压器被短路的线圈很快发热。

(2)电源保险丝熔断。短路严重时,输入电流剧增,通电后电源保险丝将很快熔断或过载断路器动作,切断电源。

(3)输出电压改变。轻微的匝间短路,往往无明显特征,保险丝也不会立即熔断。但变压器的变比已经改变,因而其输出电压必然发生变化。空载测量变压器各输出端电压时,若匝间短路在输入部分,则输出电压普遍升高;若匝间短路在输出部分,则输出电压普遍降低。其空载输入电流,均比正常情况下要大。在正常情况下,200mA 的 X 线机,自耦变压器空载电流小于 2A;500mA 的 X 线机,自耦变压器空载电流小于 5A。

3. 造成匝间短路的原因

(1)碳轮调压式自耦变压器,由于维护不及时,裸露面上附有大量尘土、杂物;或因碳轮质量欠佳,滚动时炭沫脱落附于裸线表面上,炭沫本身是导体,尘土、杂物一旦受潮也会导电,从而造成匝间直接短路。

(2)碳轮的变形和变位易造成自耦变压器的匝间短路。正常情况下,根据碳轮的用电系数,碳轮在外线筒裸露面上滚动或停止状态下,短路一匝是允许的,在长期使用中,若碳轮的变形或变位而短路两匝以上是不允许的,易形成大的短路电流,烧坏绝缘而发生匝间短路。

抽头式自耦变压器,由于结构的原因,匝间短路不易发生。

修理时,应注意消除裸线表面上的杂质,若裸线表面部分匝间短路,绝缘物已经破坏,应将原绝缘物清除后,灌入绝缘漆,经烘干后继续使用。若匝间短路在线圈内层,须重新绕制或更换线圈。

(二)线圈漏电

线圈漏电是指自耦变压器线圈的任一部分,直接与地(即机壳)相通的现象,简言之,即线圈对地短路的现象。这种现象多发生在线圈与铁芯之间或线圈的某一引线与机壳之间。

1. 漏电后的现象

(1)有麻电现象。线圈对地短路,机器漏电后控制台外壳带电,在控制台接地欠佳时,触其外壳将有麻电现象。电源保险丝也因电流过大而很快熔断,将电源切断,使 X 线机不能开机,无法工作。

(2)空载电流增加。检查时,在自耦变压器初级回路中串接一量程为 10A 以上的交流电流表或万用表交流 10A 挡,接通电源,电流表指数远高于额定值。

2. 造成漏电的原因

按国家规定,低电压器都要经过 1500V、1min 的耐压试验。因此,漏电的原因多为以下几种情况:

(1)保管维护不善,使变压器受潮或沾水,造成整个变压器线圈发霉或绝缘强度降低。

(2)内层线圈与铁芯之间绝缘物破坏和线圈机械性损伤,如摩擦、金属碰割都会使线圈绝缘物质受损,降低绝缘强度。

(3)自耦变压器的引出线与机壳短路,或因引出线上其他元件与机壳短路,造成自耦变压器的线圈间接对地短路。

3. 修理方法

(1)对因绝缘受损引起的漏电,应根据受损程度在漏电处加绝缘纸、绝缘绸或涂以绝缘漆。

(2)对引线与机壳短路造成的漏电虽然较好处理,但由于自耦变压器引出线较多,漏电部位有时在接线柱处,有时在与引线相接的元件上,应仔细查找后再进行绝缘处理。

(三)碳轮接触不良和碳轮磨损

电源电压调节、透视和摄影千伏调节都是通过改变碳轮在自耦变压器外线筒面上的位置而实现的。因此,碳轮活动十分频繁,容易出现接触不良和碳轮磨损的故障。

1. 现象

(1)碳轮接触不良时,电源电压表或千伏表指示不稳,时高时低,X 线机各电路工作也很不稳定,负载时,其接触面处可出现较严重的火花。

(2)轻微的磨损是正常现象,但严重磨损时,当磨损处接触自耦变压器裸线表面,就会使碳轮与裸线表面的接触形式由点接触变为面接触,从而通过碳轮造成匝间短路,如图 1-7 所示,出现匝间短路的各种现象。

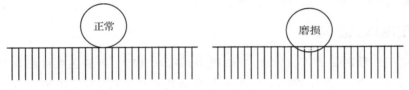

图 1-7　匝间短路

2. 造成故障的原因

(1)碳轮是靠弹簧片的压力与自耦变压器裸线表面紧密接触的,当弹簧片变形或脱出时,碳轮下压力减小,造成接触不良。

(2)正常情况下碳轮在裸线表面上是滚动的,摩擦力小,一旦轮轴卡死或摩擦力加大,碳轮转动受阻,变滚动为滑动,并使摩擦面固定,久而久之,碳轮就会逐渐磨损。

3. 修理方法

根据碳轮磨损的程度加以修理,对磨损轻者,可把碳轮卸下,用细砂纸磨圆后重新装上使用;磨损严重者须更换新轮。

4. 谐振式磁饱和稳压器的故障及检修

稳压器是 X 线管灯丝初级电路的供电部件。在固定毫安式 X 线机里,其作用是为 X 线管灯丝提供稳定的加热电压,从而保证管电流的准确、稳定。对于近代大型 X 线机来说,由于选用了降落负载形式,在摄影过程中管电流是变化的。由此可知,对固定毫安式 X 线机来说,一旦稳压器发生故障,管电流将失去稳定。

稳压器的常见故障多发生在谐振电容上。

(四)谐振电容的故障

谐振电容与谐振圈组成 LC 谐振回路,维持稳压器的饱和,达到稳压目的。若电容出现故障,所发生的共同现象是稳压器失去作用。而具体现象将因故障的不同而不同。

1. 电容容量改变

电容容量改变后,使谐振回路的固有频率发生改变,破坏了谐振条件及 $f_0 \neq f$,稳压器的输出电压将随输入电压的变化而变化。X线管灯丝加热不稳定,曝光时毫安表指针随电源电压表指针的波动而波动。

检查时,在稳压器输入端和输出端各并联一个 0～300V 交流电压表。同时在输出端要接上一个合适的负载,如 220V、100W 灯泡一只。开机后使输入电压在稳压器的稳压范围内变化(一般为 170～250V),输出电压随输入电压的变化而变化。

2. 谐振电容击穿

谐振电容击穿后,谐振线圈短路,使稳压器铁芯上出现一个短路环。由变压器理论可知,此时输出被短路,稳压器无输出。按第 1 项方法检查时输出端电压表指数甚微,灯泡极暗,稳压器发出"嗡嗡"声,触摸稳压器线圈,温度明显升高,X线管灯丝不亮。

3. 谐振电容失效

所谓失效,是指电容失去充放电作用,处于断路状态。故障发生后,由于谐振回路断路,无谐振电流产生,稳压器的励磁电流将增加,引起稳压器内部压降增大,因而输出电压严重下降。

谐振电容发生的上述故障多数是电容本身质量不佳和自然寿命所致,查出后更换同型号同数值的电容,即可使稳压器恢复正常。

八、稳压器常见故障

稳压器的饱和铁芯截面积比较小,漏磁很多,振动声较大,当铁芯夹件松动时振动加剧,会产生很大的蜂鸣声,甚至使周围固定不牢的金属物也产生振动,发出鸣叫,这不仅影响工作环境的安静,严重时还会影响其他电路及元件工作的稳定性。

造成这种故障的原因是装配稳压器时夹持件不紧,或在长期使用中夹持件的螺丝松动。

修理时,只要紧固稳压器铁芯四周压板的固定螺丝即可。同时要紧固稳压器周围的机件,振动声就可消除或减弱。

九、电源频率变化的影响

一般谐振式磁饱和稳压器,其谐振回路的振荡频率是根据电源频率 f 为 50Hz 确定的。若供给稳压器的电源频率发生变化,LC 谐振回路将离开谐振点,稳压器输出电压处于不稳定状态。若电源频率增高或降低超过 1Hz,谐振就被破坏,稳压器失去稳压作用,其输出电压随电源频率的增加而升高、降低而下降。对 X线管管电流而言,当电源频率变化 $\pm 1Hz$ 时,管电流要变化 $\pm 20\%$ 左右,严重影响管电流的稳定。这是谐振式磁饱和稳压器的最大不足之处,因此有谐振式磁饱和稳压器的 X线机,频率的变化应引起足够的重视。

在使用 X线机过程中,若发现 X线管管电流经常出现不稳现象,就应对电源频率进行检测。

十、继电器的常见故障及检修

继电器和接触器都是 X线机电路中的重要控制元件,起到接通、切断和交换电路的作用,因而动作频繁,是 X线机电路中经常发生故障的元件之一。由于继电器和接触器的基本结构、工作原理相同,因而所产生的故障也大体一致,故不分述。

（一）继电器线圈的故障

1. 断路

继电器线圈断路多发生在线圈引线处，这是因为继电器特别是电压继电器的线圈所用漆包线线径很细，引线端如遇扭折、受潮或组装时受隐伤，在长期动作中受振而折断，有时引线端松脱也会造成线圈断路。

线圈断路后，通电状态下听不到衔铁吸合声，触点不闭合，所控电路不工作，但用电压表测其线圈两接线端，有电压指示。在断电状态下，拆去有关分路导线，用万用表欧姆挡测线圈两端，其电阻值无穷大。

2. 短路

继电器线圈短路多发生在线圈内部。造成线圈短路的主要原因有以下几种：

（1）加在线圈两端的电压过高。这种状况多因线圈所在电路中分压元件短路所致。由于电压过高，线圈温升过快，使绝缘被破坏而短路。

（2）线圈受潮和机械性损伤，都会破坏线圈的绝缘，造成短路。

（3）交流接触器以及交流电磁铁的线圈，在衔铁吸合前和吸合后，外加电压是不变的，但是在衔铁吸合前后的磁阻变化却很大，在线圈通电的瞬间衔铁和铁芯的空气间隙最大，磁阻也最大，线圈通电后衔铁和铁芯吸合，这时磁阻迅速减小。因为励磁电流是随着磁阻（R_m）的变化而变化的，所以衔铁吸合前的电流将比吸合后的电流大几倍甚至十几倍。交流接触器经常处于频繁的动作中，线圈则将因频繁流过很大的电流而发热，温度升高，久而久之，线圈绝缘性降低，甚至因绝缘老化而烧毁，造成线圈短路。特别当由于某些因素使衔铁活动受阻，造成衔铁吸合不严或不吸合时，更易使线圈绝缘老化和烧毁。

线圈短路后，轻者继电器吸合不牢，重者有烧焦迹象，并可闻到异常气味，看到烟迹。通电状态下，用电压表测线圈两端电压时，其电压值显著下降。拆下线圈测其阻值时，其值明显减小。

对继电器线圈断路和短路故障，修理时，应根据具体情况进行：对引线折断者，若能焊接，应重新焊接并进行绝缘处理即可；对断路在线圈内部和线圈局部短路或烧毁者，应重新绕制线圈或更换新品。

线圈绕制时，用与原线圈线径相同的漆包线，线圈的匝数可在拆除原线圈时记下，也可从资料中查出。

（二）交流继电器罩极圈断裂

罩极圈（也叫分磁短路环）断裂是交流继电器和接触器的常见故障。因为在 X 线机电路中，继电器和接触器动作比较频繁，每次动作时冲击力很大，在经常性的冲击下，罩极圈易被振断，这种断裂，有的比较明显，有的比较隐蔽，只有一条不规则的细缝，应仔细观察方能发现。

罩极圈断裂后，罩极圈内感应电流消失，由此电流产生的与主磁通有一定相位差的副磁通也随之消失，铁芯中只有单一的主磁通起作用，使继电器衔铁随单一磁通的变化而动作。由于磁通在一个周期中有两次过零点，使继电器衔铁不能可靠地吸合而发出连续的鸣叫声，接点接触不牢，被控电路工作极不稳定。若故障发生在高压接触器，其破坏性很大，可能因产生过电压而造成高压部件的击穿。

这种故障由于有特殊的叫声,所以不难辨别。

修理时,将继电器卸下,拆出铁芯,将断裂的罩极圈撬下,把槽口清理干净,换上新的罩极圈即可。若无成品可用铜板按原尺寸冲成或锉成。

(三)衔铁错位或铁芯端面粗糙不平

有些继电器,由于制造时精度不细,或固定衔铁的"U"形夹板在动作中变形,固定螺丝松动,使衔铁动作时难以控制在中心线的位置上,造成衔铁与铁芯错位。

另外,继电器铁芯在不断的撞击中,表面受伤或受潮而生锈,造成铁芯端平面不平的故障。故障形成后,会因磁阻增大、吸力降低而使继电器的衔铁吸合不牢、接点接触不良,发出鸣叫声,影响所控电路的正常工作。这种故障发出的鸣叫声是断续的,时消时显,无一定规律。

(四)接点故障

继电器在工作时,接点要承受很大的冲击力,同时在接点闭合或断开的瞬间,若电流较大,特别是在有电感性元件的电路中,将产生较大的电弧,因而容易造成故障。接点发生故障后,共同的现象是:接点接触不良,接点间电弧加剧,接触电阻增大,使所控电路工作不稳定或不能工作。

1. 接点压力不足

继电器接点间应有一定的机械压力,方能使接点接触良好,并保持稳定。这种压力来自动接点弹簧。小型直流继电器的压力来自接点动臂或静止臂金属弹簧片本身的弹性,当弹簧或弹簧片损伤、变形、损坏时,都会造成压力不足。修理时,若属轻微变形,可拆下矫正,使之恢复原状;若属严重变形、损坏等,则应更换弹簧。

2. 接点熔蚀损坏

继电器接点承担所控电路电流的流通,通常把流经接点的电流称为接点电流,它是继电器的重要参数。如 CJO-10 型接触器,额定接点电流为 10A,当接点电流长时间超过额定值时,接点温度升高,在接点断开或接通时,产生电弧,使接点表面熔化,造成接触不良;接触电阻增大又使电弧加剧,形成恶性循环,造成接点损坏。另外,接点不清洁,也是造成接点损坏的原因之一。

3. 接触桥弯曲变形

接触桥是桥式动触点的连接体,多用铜板制成,在长期冲击中易发生变形、断裂和位置不正。修理时,对变形的,将接触桥拆下矫正复原,但应注意不可用力过猛,防止折断;对发生裂纹、断折的,应更换新品。

对继电器接点的各种故障,修理时应根据接点损坏程度采取对应措施,或更换接点或更换继电器。

十一、机械式和电动机式限时器的故障及检修

机械式和电动机式限时器仍在中小型 X 线机中应用。它们的结构虽然不相同,但其组成都可分为动力、传动和接点三个部分,其常常发生的故障及故障造成的现象也有许多类同之处,故放在一起分析。

1. 动力部分的故障

机械式限时器的动力来自发条,拨动时间旋钮时将发条上弦,产生驱动力,所以其易发生的故障就是发条折断。电动机式限时器是利用一只微型罩极式同步电动机的旋转力矩带动传动部分。当限时器时间旋钮被拨动后,按下曝光手闸,同步电动机得电运转,将一组常开接点闭合,曝光开始,至预定时间,传动部分的拨杆将另一对常闭接点打开,曝光停止。电动机断电后,各部分恢复原来状态。所以电动机式限时器动力部分易发生的故障是线圈断路、短路和电机转子卡死。

上述故障发生后,共同的现象是按下曝光按钮,听不到限时器动力部分的转动声,受控电路将因接点不同而发生两种现象。

单接点限时器发生故障时,将发生曝光不停的现象。如图 1-8 所示,K 为按钮,J 为限时器接点,XC 为高压接触器,DD 为同步电视。当按下 K 后,XC 得电,曝光开始,至预定时间,由动力部分驱动的传动部分通过拨杆将接点打开,曝光停止。当动力部分发生故障而不转动时,接点打不开,故曝光不停,这时应立即切断 K,否则将危及 X 线管的安全。

双接点限时器发生故障时,X 线将不产生。如图 1-9 所示,J_1 为常开接点,J_2 为常闭接点。闭合 K 后动力部分将 J_1 闭合,曝光开始,至预定时间,J_2 被打开,曝光停止。当动力部分发生故障时 J_1 不闭合,XC 无电,曝光不能进行。

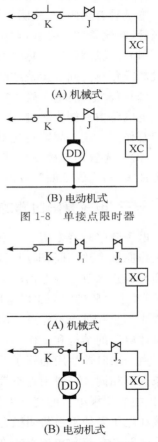

图 1-8　单接点限时器

图 1-9　双接点限时器

动力部分的故障,都可根据现象直接观察出来。若发条折断,断处一般在发条两端,可卸下发条,将断处退火重新弯好,固定在原处。若断处在中部,则须更换新发条。对于电动机式限时器,若线圈断路或烧坏,应将线圈卸下,按原线圈所用漆包线的线径和匝数重新绕制。若转子卡住,则应加润滑油,转动几下转子,使之转动灵活。

2. 传动部分的故障

传动系统多为齿轮式,由于齿轮的相互咬合或维护不善,可发生齿轮磨损或固定齿轮松脱、位置变更、精度下降等故障。这些故障产生的现象类同,大致有三种情况。

(1)转动不均匀:这种现象说明齿轮已有轻度磨损,临时尚可使用,但限时已不准。

(2)时转时停:这种现象说明齿轮已有局部磨损或轮轴孔磨损,有时也因润滑不好或杂物侵蚀所致,所以修理时应先清洗齿轮,并加润滑油,若仍不能恢复正常,应更换之。

(3)齿轮不转动:齿轮严重磨损,转轴松脱位置偏离,致使齿轮间咬合不住。应更换限时器或重配机件。

齿轮磨损的原因,除质量问题外,多系维护不善,特别是不经常润滑、清洁处理不及时,使灰尘附于齿轮咬合处产生磨损。因此在日常生活中,应定期给齿轮加润滑油和清洗灰尘。

3. 接点故障

接点是机械式和电动机式限时器最易发生故障的地方。

接点熔蚀:由于接点面积比较小,特别是电动机式限时器接点更小,而所控电路又是电感性负载,断电时产生电弧很容易造成接点熔蚀。

接点错位:接点的弹簧片由于固定部件松动,或在频繁动作中变形都会造成接点错位。

接点错位和熔蚀都会使高压接触器出现吸合不牢、工作不稳定等现象,严重的错位会造成接点无法闭合,X线不能产生。

修理时,接点错位,重新矫正弹簧片后,固定牢固即可。熔蚀轻微的接点,用细砂纸轻轻磨平,并用四氯化碳清洗;熔蚀严重的接点应更换。

十二、电子管的故障

电子管有热阴极、冷阴极和真空管与充气管之分。X线机中的电子管限时器多用真空三极管、闸流管和辉光管,常见的故障有以下几种:

(1)灯丝烧断:这是热阴极电子管最常见的故障,其原因是多方面的,其中主要是灯丝电压过高或预热时间过短造成的,灯丝烧断后灯丝不能加热,无电子发射,显示器将不工作。

(2)灯丝老化:电子管长期使用后,灯丝和栅极都会逐步衰老,灯丝发射能力降低,栅极在充电电路中有栅流通过,由于栅丝较细有时会出现局部断丝,使控制电子的作用降低或失去控制作用。这一故障将使限时器限时不准或失去限时能力。

(3)辉光管不起辉:辉光管是冷阴极充气管,这种管子的工作性能与管内气体的压力有决定性关系,当管子漏气或内部气体压力减小时,都会使管子屏流大减或不起辉。

十三、电子管限时器的故障及检修

电子管限时器多用于大中型X线机,种类较多,结构也有很大差异,但其基本组成元件和工作原理大致相同,即用固定电容和阻值不同的电阻群组成的充放电电路,控制电子管的导通与截止来改变继电器的工作状态,从而达到控制曝光时间的目的。由于电路结构比较复杂,发生故障的现象也随电路结构的不同而差异很大,如限时器中的电子管损坏,就会出现曝光不止和曝光不能进行两种截然不同的现象,所以分析、检查、判断限时器的故障,应根据具体电路的结构和工作原理进行。

由于限时器使用的管子不同,其电路结构也不相同,故发生故障时限时器所发生的异常现象也不相同。一般用真空管和闸流管组成的限时器,RC充放电电路都接在栅极与阴极之间,以控制栅极电位的变化来使电子管导通或截止。用辉光管组成的限时器,RC充放电电路接在电子管的阳极与阴极之间,控制辉光管的导通与截止。图1-10(A)是真空三极管限时器电路,RC充放电电路接在栅极,利用电容C所充之负电位使管子截止。其工作过程是电源接通后,电容就放电,按下手闸则曝光开始,同时电容充电停止,并通过RX电阻群放电,此时继电器J不动作。当C通过RX电阻群放电时,栅极电位逐步升高至一定值,管子导通,继电器J动作,切断曝光控制电路。图1-10(B)是三级闸流管限时器,RC充放电电路也接在栅极上。当机器得电后,电容C充电,同时有屏流产生,继电器J_1工作,切断曝光控制电路和电容C充放电电路。当按下手闸SK,继电器J_2工作,充电停止。电容的负电位使管子截止,J_1断电,曝光开始,同时电容C放电,栅极电位提高至一定值,管子又导通,J_1得电,切断曝光控制电路,曝光结束。图1-10(C)是辉光管限时器电路,JC_3是高压接触器接点,曝光的同时,电容C充电,待电压达到管子起辉电压时管子导通,JD_5工作,切断曝光控制电路,曝光结束。

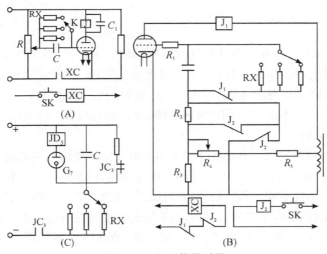

图 1-10　电子管限时器

（A）真空三极管限时器；（B）三级闸流管限时器；（C）辉光管限时器

从上述电路可见，当电子管损坏失去导通能力时，其共同的现象是串联于管子阳极上的继电器皆不动作。在这种情况下，将出现曝光不停的现象，必须立即松开手闸或切断电源，否则将损坏 X 线管。

电子管损坏后应及时以同型号的电子管更换。热阴极电子管更换时应首先用万用表测其灯丝电压是否符合规定，以免损坏新管。

十四、RC 电路的故障

1. 电容击穿或断路

故障出现后，RC 电路形成断路或短路，电子管栅极或屏流失去正常控制，电子管不再限时。

2. 电容漏电

漏电后电容两端的电压达不到预定值，将出现电子管不工作或限时不准确的现象。

3. 电阻器断路或烧毁

故障发生后，同样将 RC 电路切断，使充放电不能进行，电子管不能工作。

对电容进行故障检查时，可拆去一端的引线，用万用表 $\Omega \times 1k$ 挡测电容的两端，若表针上冲后慢慢退回原位，即为正常；若表针上冲后不再退回则为击穿；若表针虽退但回不到原位，则为漏电。击穿和漏电严重者都应更换电容。

4. 电阻器阻值改变

因为 $\tau = RC$，当电阻的阻值改变时，充放电时间常数 τ 随之改变，限时器出现限时不准的现象。若 R 增大，则限时变长；若 R 减小，则限时变短。

十五、灵敏继电器和稳压电容的故障

1. 线圈断路或烧毁

高灵敏继电器的线圈匝数甚多，用线很细，内阻很大，一般在 1500Ω 以上，工作电流多数为几毫安至十几毫安，因此较易发生断路或烧毁，此时继电器将不工作，接点不动作。检查时拆下继电器用万用表欧姆挡测量线圈直流电阻，若电阻无穷大，则为断路，若电阻过小，则

为局部短路或烧毁。

2. 接点故障

高灵敏继电器的接点做得轻巧灵活,接点间隙很小,因此,长期工作中,经常出现间隙变小、接点打火进而接点粘在一起等故障,通电时仔细观察,会发现常闭接点断不开或常开接点不闭合,被控制电路会出现应接通的不接通、应切断的切不断的现象。

高灵敏继电器发生上述故障后,因修理很难保证技术数据符合质量要求,所以应更换新品。

3. 稳压电容的故障

稳压电容是指并联在高灵敏继电器线圈上的电容。电子管限时器的电器多用交流或半波整流电源,而高灵敏继电器多为直流继电器,用在交流电源时靠电子管本身的整流作用而工作。为防止电子管在不导通的半周继电器的衔铁跌落跳动而造成工作不稳,需设稳压电容,即电子管导通的半周电容充电,不导通的半周,电容通过继电器线圈放电维持其工作电流。

稳压电容多用电解电容,质量较差,容易被击穿,造成继电器线圈短路而不能工作。更换时,应注意电解电容的正负极。

(1)电子管限时器故障的检修程序:电子管限时器与其他低压元件不同,它实际上是由多种元件组成的电子限时器,其中任何一个元件发生故障,都会影响限时器的正常工作。这些元件虽不相同,但发生故障后,产生的故障现象有很多相同之处。因此,要确定故障所在,必须按一定的检查程序进行认真的检查、分析和判断,方能迅速排除故障。

(2)将高压初级引线拆下,首先检查是在个别挡位上还是在全部挡位上限时器不工作。若个别挡位上不工作,则可断定是该挡位上的电阻及有关电路断路,而其他元件和电路是正常的。若在全部挡位上限时器皆不工作,则故障必在供电电源、电子管、充放电电容和继电器这些对限时器工作有全局性影响的元件或电路上。

(3)仔细观察,排除其他电路元件对该限时器电路的影响,主要是排查继电器接点、联动开关等是否有故障。

(4)测限时器的供电电源是否正常,经过整流的电源应测整流后的直流输出。

(5)看电子管灯丝是否亮。测量灯丝电压是否正常。

(6)测充点电容是否击穿、断路,方法如前述。

(7)测继电器的线圈直流电阻。

十六、晶体管的故障

1. 晶体管常见故障

由于晶体管抗过载能力较差或质量欠佳,其常见故障有两种情况。

(1)晶体管击穿:晶体管击穿后,使集电极和发射极成为通路,作为放大应用者将失去放大作用,而作为开关应用者将失去开关作用,此时在电路通电状态下用万用表直流电压挡测其集电极与发射极之间的电压为零。取下晶体管,用欧姆挡测量集电极与发射极之间正、反向电阻,其值极小或等于零。

(2)晶体管内部断路:晶体管内部断路后,发射极与集电极将呈开路状态,同样使晶体管失去放大作用或开关作用。此时在电路通电状态下,用万用表直流电压挡测集电极与发射极之间的电压很高,接近或等于供电压。取下晶体管,用欧姆挡测其发射极与集电极之间的正、反向电阻,其值皆无穷大。

2. 晶体管限时器的检查程序

晶体管限时器在电路结构上比电子管限时器更复杂,大都采用多级控制,所使用的晶体管如三极管、二极管、稳压管等类型不一、数量较多。因此,当限时器工作出现异常情况时,应根据电路结构的特点和工作程序,逐级进行电参数的测定,才能快而准确地查出故障所在。其一般检查程序是:

(1)用万用表交流电压挡根据电路结构选择合适量程,测限时器电源输入电压是否正常。

(2)用万用表直流电压挡,分局部电路结构选择合适量程,测整流输出端直流电压是否正常。测量时要注意正、负极性。

(3)用万用表直流电压挡逐级测量其输出电压是否正常,或用示波器观察其波形。

(4)测执行机构,主要是高灵敏继电器两端有无电压。

3. 晶体管限时器的故障及检修

晶体管限时器具有体积小、灵敏度高、控时准确等许多优点,目前已普遍应用于中、大型 X 线机的曝光控时电路中,尽管电路形式多种,但所用主要元件是晶体管、单结晶体管、可控硅、二极管、稳压二极管、高灵敏直流继电器以及电阻、电容及电源变压器等。因此,常发生的故障和检查的方法也基本相同,只是故障发生后所引起的某些现象会因电路结构不同而有所差别。

十七、故障检查举例

XG-500 型 X 线机,在工作过程中每次曝光后必须切断 X 线机电源,重新开机才能进行下次曝光。

1. 分析

XG-500 型 X 线机限时电路由电源、RC 积分电路(充放电电路)、开关电路、执行机构和过时保护电路组成,如图 1-11 所示。由于限时器有故障,因此过时保护电路工作,切断限时电源。由于过时保护电路动作后继电器 J_1 自锁,使限时器电源不能接通,故必须切断机器电源后,使 J 停止工作,重新开机,限时器电源方能接通,限时器才能工作。因此可以断定故障在 RC 积分电路以及 3CG3E、3DK4B 和 3CT1KF 组成的开关电路和高灵敏继电器 J_1 上。

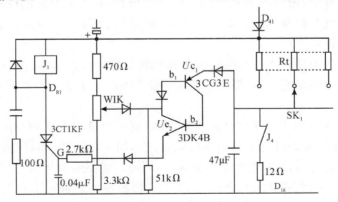

图 1-11　XG-500 型 X 线机限时电路

2. 检查

将高压初级引线卸下,以两只 220V、100W 白炽灯串联后接于 P_1、P_2,取代高压初级。接通机器电源进行曝光,观察高灵敏继电器 J_1 是否工作,若不工作,则故障在限时器本身,应按下述步骤检查:

（1）将时间选择从最低挡位拨至最高挡位，逐挡进行曝光，观察上述故障现象出现的规律，若现象只在某挡或某几挡上出现，则是该挡电阻损坏或时间选择在该挡接触不良；若现象在全部挡上都出现，则应逐级进行电参数测量。

（2）测 $47\mu F$ 充电电容两端有无充电电压。将时间选择拨至 3s 以上，万用表拨至直流电压 25V 挡，表笔接电容两端（注意正负），进行一次曝光，万用表指针应上升到 10.5V 左右，若无电压指示，则说明 RC 充放电电路有断路或电容击穿；若电压指示过低，则说明 RC 充放电电路有漏电现象，多为电容漏电引起；若电压指示正常，则说明故障在下一级。

（3）测可控硅 3CT1KF 的 G 极有无触发电压。将万用表拨至直流电压 2.5V 挡，表笔并接 G 与 D_{16} 上，曝光时应有 0.9V 左右的电压指示，若无电压指示，则说明由 3CG3E 和 3DK4B 组成的复合管或电路有故障，多见于晶体管损坏或 W_1（$1k\Omega$）电位器断路或接触不良。

（4）若触发电路正常，则查 3CT1KF 是否导通，将万用表拨至直流 25V 挡，表笔跨接于可控硅两端，曝光时虽有电压指示但无变化，则说明可控硅已损坏；若无电压指示，则说明高灵敏继电器 J_1 线圈断路。

（5）若高灵敏继电器工作，则说明受其接点控制的 3CT1KF 可控硅（在主可控硅触发电路）损坏或高灵敏继电器 J_1 接点有故障而不闭合。只要测量 3CT1KF 的 G 极有无触发电压即可判断。若无触发电压，则为 J_1 接点的故障；若有触发电压，则为可控硅的故障。

十八、旋转阳极启动装置的故障及检修

旋转阳极 X 线管转子和定子构成了一个单向异步感应电动机，在用旋转阳极 X 线管的 X 线机电路结构中，为提高其阳极靶面热容量，X 线管阳极在未加高压之前需要高速旋转。该装置是由定子、转子、剖相电容、电压切换继电器和安全保护继电器等主要元件组成的。常见故障有以下几种：

1. 定子绕组的故障

定子绕组由启动线圈和运转线圈组成，封装于 X 线管管套中。绕组的三根引线固定在管套的阳极端接线柱上，通常编号为 0、Ⅰ、Ⅱ，0 为公用端，0-Ⅰ 为启动线圈，0-Ⅱ 为运转线圈。通过三根连接线与控制台启动电路相连，一般情况下，绕组本身发生故障较少，常见的故障有以下两种情况：

（1）断路：断路故障多因连接线断路或者连接线与定子绕组引线在接线柱处松脱所致。三根引线中任何一根断路或松脱，都会造成定子绕组中的一个或两个线圈不能得电，X 线管阳极不会转动。

（2）短路：多因 X 线管上定子绕组接线柱对地，或因担负切换启动与运转电压的继电器接点有故障，使定子绕组始终处于启动电压电流的作用下，导致线圈过热绝缘破坏而短路。当线圈短路或严重漏电时，X 线管阳极不会转动，同时因线路电流增大，保险丝有可能烧断，整个启动电路断电。当线圈轻微漏电时，X 线管阳极转速可能降低。长期使用会因阳极转速不够而损坏阳极靶面。

在检查定子绕组短路和断路时，应切断分路导线，使用万用表 $\Omega \times 1k$ 挡测量定子绕组两线圈的直流电阻，该阻值一般为十几欧姆至数十欧姆，且运转线圈比启动线圈的阻值小。若测得的阻值过高或无穷大，则说明定子绕组或连接线接触不良或断路；若阻值很小，则说明定子绕组有短路，或连接线有短路。

检查定子绕组对地漏电或对地短路时，应打开管套阳极端盖，卸下三根连接线，用万用表 Ω×1k 挡分别测量三个接线柱与管套间的电阻，该阻值无穷大，表针应原处不动。若表针移动有阻值指示即说明定子绕组对地漏电；若电阻很小或等于零，则说明定子绕组对地短路。

2. 剖相电容的故障

(1)击穿或断路：电容在启动电路中的作用，是通过移相使定子启动，并使运转线圈中的电流在时间上有一定的相位差，从而产生一个椭圆形旋转磁场，使转子转动。当电容击穿或断路时，其作用消失，X 线管阳极不转动。

(2)漏电：电容漏电后，启动电流和运转电流都将减小，所以启动运转转矩减小，X 线管阳极转速降低。这种故障不易被发现，对 X 线管威胁较大，因此在工作中若发现旋转阳极转速降低，摩擦声增大，启动电路断电后阳极旋转时间缩短，应停止工作，对电容进行检查。

3. 旋转阳极启动故障

是否有故障可根据旋转阳极 X 线管转子转速来判断。当 X 线管阳极不转动或转速降低时，首先应检查旋转阳极启动装置工作是否正常，切不可只凭某一现象而不认真检查就断定为 X 线管损坏。启动装置的检查应按下述方法进行：

(1)断开高压初级电路。

(2)检查电源电压是否正常。

(3)观察继电器的动作状况，排除接点故障。

(4)测量定子绕组启动和运转的电压与电流值。

(5)断开有关分路导线，测量定子绕组启动和运转线圈的直流电阻。将上述各条中测得的数据与原数据比较，分析故障所在部位。

(6)断开剖相电容一端接线，测量电容是否击穿、漏电或断路。

(7)测量降压元件有无断路。

4. 故障检查举例

XG-500 型 X 线机立柱球管摄影不转动，无 X 线产生。

(1)分析：由于所用的三个 X 线管皆为旋转阳极 X 线管，所以可用交换台次的方法，首先判断是定子绕组的故障还是启动运转控制电路的故障，然后进行逐步检查。XG-500 型 X 线机旋转阳极启动电路如图 1-12 所示。

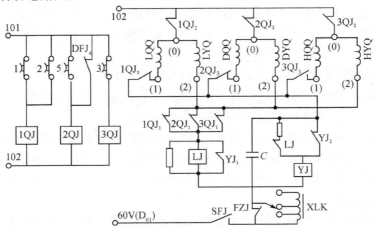

图 1-12　XG-500 型 X 线机旋转阳极启动电路

（2）检查：

①断开高压初级。

②将台次交换至断层球管进行一次普通投影，若断层球管旋转阳极启动运转正常，则说明启动电路部分正常，故障缩小到立柱球管定子绕组和由控制台引出高压发生器接线盒至管套阳极端定子绕组接线柱的三根连接线上，此时，应测量立柱球管定子绕组阻值，0-1 为启动线圈，阻值为 48Ω 左右，0-2 为运转线圈，阻值应为 18Ω 左右，并检查三根连接线有无短路或松脱现象。

③若断层球管阳极也不转动，则故障多半在启动电路部分，因为两个球管定子绕组和连接线同时发生故障的可能性较小，此时应首先检查电路中各连接线有无松脱断路，然后测量启动运转电压是否正常，启动电压应为 160V 左右，运转电压应为 70V 左右。

④测量剖相电容是否击穿或断路。

⑤测量 LJ 继电器线圈有无断路。

十九、活动滤线器的故障检修

活动滤线器按其驱动方式分为油泵式、电机式和弹簧振动式。由于弹簧振动式结构简单、操作方便，已被广泛使用。油泵式已被淘汰。

弹簧振动式滤线器是利用弹簧片的弹性，使滤线栅做往复减幅振动，当选用滤线器摄影时，滤线器上的螺管式电磁铁吸合线圈得电，吸合衔铁将滤线栅拉至一侧，使支持滤线栅的四条弹簧片变形蓄能。当摄影高压接触器得电前的瞬间，螺管式电磁线圈断电，滤线栅依靠弹簧的力量往复振动，其振动时间应为 15s 以上。

1. 机械故障

弹簧振动式滤线器的主要机械故障是弹簧片移动和衔铁位置不正。造成这种故障的主要原因是机器在装运过程中和长时间使用的振动，使四条弹簧片和衔铁的固定螺丝松动，从而使弹簧片移动和衔铁偏离了原来位置。弹簧片移动后，四条弹簧片在振动时失去了一致性，并引起了相互牵制，使滤线栅的振动很快停止。衔铁位置偏离，轻者增大衔铁与螺管式线圈骨架的摩擦，重者衔铁吸合不严，影响弹簧片蓄能。滤线栅的振动受阻，使滤线栅的振动时间变短，甚至振动不起来。

上述故障特征明显，当滤线器摄影时，曝光时间稍长一点，X 线胶片上就会出现铅条影。修理时，反复调整四条弹簧片或衔铁的位置后重新固定，并测定振动时间应大于 15s。

2. 电路故障

弹簧振动式滤线器的电路比较简单，常见的故障有以下几种：

（1）电磁铁线圈烧毁：螺管式电磁线圈用线较细，考虑其瞬时工作需要，一般都设计在瞬时工作状态，因此，一旦通电时间较长，线圈就会发热烧毁。

（2）整流二极管击穿：为保证电磁铁吸合稳定，电磁铁的电源皆为直流电源，即用晶体二极管组成的桥式全波整流电路，将交流电变为脉动直流电，供给电磁铁线圈。由于晶体二极管抗过载能力较弱，再加四只管子的内阻不一定平衡，容易造成某一只管子击穿，进而使对侧的一个也很快被击穿。

上述两种故障的共同现象是继电器线圈无单一方向的吸合力，所以曝光时听不到滤线栅被拉动的撞击声，X 线胶片上有铅条影出现。

为保证滤线栅的振动在曝光之前,在滤线器中设一控触点。当滤线栅拉至一侧时将该接点压开,切断曝光控制电路,当滤线栅振动开始后的瞬间接点闭合,曝光才能进行。该触点功率较小,在有电弧的情况下,容易熔蚀,造成接触不良或黏结在一起,若接触不良,则影响曝光的稳定性;若黏结在一起,将使曝光和滤线栅振动同时进行,有可能使 X 线胶片出现铅条影。

修理时,应清洁触点或更换新品。

对滤线器的故障,在修理时,若床面为活动式则比较方便,只要将床面移向一端而滤线器移至另一端即可。若床面为固定式,则可将床面卸下进行检修,也可以将床架横档卸开,拉出滤线器进行检修。

二十、胃肠摄影装置的故障及检修

胃肠摄影装置,是在透视情况下,发现有诊断价值或需要记录的病灶,及时拍摄 X 线照片的装置,有机械式、半自动式和全自动式几种,其机械结构差别很大,电路设计也随自动化程度的高低而不同。目前,国产 500mA 以下的 X 线机多用半自动式结构,即手动送片、退片、自动刹车、自动定位、自动切换、自动曝光。这种结构的共同特点是:控制开关较多,且多以碰撞或压迫形式使开关接通或断开。

1. 开关故障

胃肠摄影装置的主要控制开关,一般有电磁制动控制开关、胃肠摄影准备开关,即透视摄影自动切换开关和曝光开关等。这些开关结构轻巧,接通和断开比较灵敏,但机械强度较差。X 线机中多数选用微动开关和行程开关,它们的闭合或断开多数靠机械压迫,因此常发生压而不闭合、松而不断开或压而不断开、松而不闭合的故障。

造成这种故障的原因,多是在长期工作中,开关弹簧片位移、变形卡死和弹力减弱,少量的因质量欠佳而在碰压中折断。

故障发生后,其现象将因开关的工作状态和其所在电路中的作用不同而不同,应具体分析。图 1-13 是 XG-200 型 X 线机胃肠摄影装置控制电路图,由图可见,透视摄影切换开关(WZK)、滑车制动开关(2ZDT)、大片摄影准备开关(DLK)、点片选择开关(BJK)的触点在不摄影时为断开状态,送片时闭合。胃肠摄影曝光开关(WK)则在送片至最左端压合。大片摄影准备开关(DZK)是在大片架插入后压合,大片摄影曝光开关(DSK)手按时闭合。暗盒跳升滑动开关(DWK)每次送退片都要接通,但只有在 461 接通时它的接通才起作用。

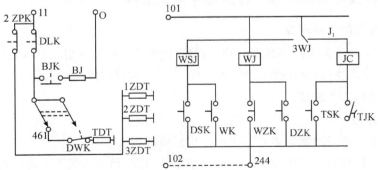

图 1-13　XG-200 型 X 线机点片控制

根据上述各开关的工作状态和作用,就可判断出故障发生后的各种现象。例如,当 WZK 损坏时,送片时触点将不闭合,WJ 继电器不工作,造成透视电路切不断,摄影电路接不通,出现透视正常胃肠摄影不曝光的现象。再如,当 WK 接触不良时,虽电路切换正常,但 WSJ 继电器不工作,也不能曝光;反之,当 WK 压合不断开后再一次点片时,将出现点片手柄至预备位时就发生曝光现象。其他如 2ZDT、DWK 等触点损坏,将分别出现电磁继电器刹车失灵、自动跳升升片失灵等现象。

开关的修理比较简单,若属弹簧片位移、变形、卡死,应调整复位。若属折断、弹力减弱,应更换新开关,更换新开关后连接导线时,应注意开关工作状态,防止将压合状态接成压开状态,或将压开状态接成压合状态。

2. 电磁铁的故障

不少胃肠摄影装置采用电磁铁定位、电磁铁刹车,这种方式较机械式方便,但也容易发生故障。

(1)刹车电磁铁:刹车电磁铁的常见故障是线圈断路和接地不良。由于电磁铁的引线多随点片架的移动而活动,引线与其他机件碰拉机会较多,因此容易发生引线端折断的故障。电磁铁线圈的另一端与机壳相接,多用螺丝固定,有时也会松脱或接触不良。这些故障使电磁铁线圈不能得电工作,电磁铁刹车将失灵。

(2)定位电磁铁:定位电磁铁常见的故障是线圈断路和衔铁销卡死或衔铁销复位弹簧损坏。故障发生后,定位失灵,造成拍片重叠。检修时,应将电磁铁卸下,若属线圈断路,断开处在接头端,则重新将导线焊接牢即可;若断开处在线圈内部,则应将原线圈拆除,以同线径的漆包线按原圈数绕制。若属弹簧损坏或衔铁销卡死,应更换弹簧并使衔铁销活动灵活。

3. 曝光按钮引线断路

在非自动曝光的胃肠摄影装置中,如 F30-ⅡB、FX-200 型 X 线机,点片曝光按钮多装在点片架的操纵手柄上,该手柄在长期操作中容易松动或转动,致使曝光按钮引线折断,造成胃肠摄影不曝光的现象。

修理时,将操纵手柄卸下,拉出按钮,把引线焊牢,重新将操纵手柄装上固定牢。在使用中不要任意扭转操纵手柄,若有松动应及时拧紧。

第三节　单元电路原理与故障

一、透视装置与诊视床的工作原理与常见故障

(一)透视装置的工作原理

透视原理:发射 X 射线的装置为 X 线透视机,此机器主机由发射端和接收端组成,发射端发射 X 射线,穿透物体后,由接收端接收 X 射线,并且处理成图像。

(二)诊视床的工作原理

1. 一般诊视床

一般诊视床是进行透视和点片摄影的专用机械装置。

(1)诊视床的结构:由床体、点片架、点片架平衡装置、动力系统等几部分构成。

(2)诊视床的功能:

①床体回转功能。床身可在 $-15°$ 至 $+90°$ 之间电动回转,并可停止在任意位置,以满足不同角度的投照需要。

②床面移动功能。床面可电动移动,水平位时一般可向头侧深处 50~100cm 移动,向足端深处 20~50cm 移动。

③点片架移动功能。点片架可手动上下、左右、前后三维移动。通过电磁锁止器,点片架可锁止在任何需要的位置。

2. 双支点滑块式诊视床

其床身回转有两个支点,0°~90°范围内床身绕第一支点回转,回转中心与扇形齿轮的转动中心重合,着力点与支点之间的距离短,因而回转速度快(3.9°/s)。负角度范围内,床身绕第二支点回转,床身回转中心与扇形齿轮转动中心不重合,着力点与支点间的距离增大,因而回转速度变慢(1.56°/s)。双支点滑块式诊视床在 0°~90°范围内回转速度快,提高了工作效率;负角度范围内回转速度慢,有利于造影检查时缓慢改变体位。同时因支点的变更,负角度可扩大到-30°,更适于椎管造影、盆腔造影等特殊造影检查的需要。

(三)透视装置与诊视床的常见故障

透视装置的常见故障多发生在有关电路中,其现象是产生的 X 线微弱或无 X 线产生。应根据具体电路进行具体分析,方能找出故障所在。

诊视床的常见故障是床面或床身不能完成有关的动作。故障多发生在动力部分及传动部分。动力部分故障经常发生在其控制电路中。

二、适时摄影装置的工作原理与常见故障

(一)适时摄影装置的工作原理

适时摄影装置是在透视过程中能适时记录有诊断价值的病变影像的摄影装置,又称点片装置或胃肠摄影装置。

适时摄影装置具备透视和适时摄影两种功能,是把透视中认为病灶最具有代表性的时刻和方位抓拍下来,以便会诊和日后对照使用。该装置适当地安排在透视观察媒体(如荧光屏)的位置,使其能与 X 线管保持准直并联动,一起做二维扫描。装置本身还能单独做压迫向动作,装置的送片系统与透视互不影响。

准备摄影时,应迅速将胶片送入曝光区,即透视观察介质的前方,并与透视视野同中心,这样,就范围来讲透视所见即所拍。因胃肠道是蠕动器官,某些病灶仅在瞬间表现出来,要求从透视到摄影的转换时间尽量短。从摄影角度,透视对摄影起定位和病灶观察作用;从透视角度,摄影是透视的记录手段。因此,适时摄影装置就是透视和摄影这两种功能的有机组合体。

(二)适时摄影装置的常见故障

适时摄影装置的常见故障发生在送片系统或摄影时无 X 线产生。其原因多是有关控制开关失灵或相应电器元件损坏,机械装置有时也发生故障。

三、电源电路的工作原理与常见故障

(一)电源电路的工作原理

1. 电源电压的选择

X 线机都采用自耦变压器作电源的总输入,输入电压一般小型 X 线机采用 220V,而中型 X 线机多设计成既适用于 220V,也适用于 380V。在安装中,一旦确认用哪一种电源电压

供电后,X线机自耦变压器的电源输入电路接线必须做相应的改动。

当电源电压选用380V供电时,应与自耦变压器的0V相接;当电源电压选用220V供电时,应与自耦变压器的70V相接。

2. 电源电压的调节

在实际工作中,电源电压要随供电线路负荷的变化而发生相应的波动。为此,在自耦变压器的输入端都设有电源电压调节器,当外界电压波动时随时进行调整。

自耦变压器的输出端有多种电压值的输出头,其中也有额定电压的固定抽头。而各抽头间的电压值,仍遵守变比规律。因此,当外界电源电压波动时,只要调节碳轮的位置来改变自耦变压器输入端与输出端的匝数比,其输出端的电压就能保持额定电压值。

(二)电源电路的常见故障

电源电路的结构较为简单,多数故障是由于断路或接触不良而造成的。故障一般可分为自耦变压器得电回路故障和电源接触器得电回路故障。

1. 自耦变压器得电回路故障

熔断器断路、电源接触器的触点接触不良或开路、接线松脱或接触不良等。

2. 电源接触器得电回路故障

电源接触器线圈断路、"通"按钮或"断"按钮故障、电源接触器自锁触点接触不良或开路、接线松脱或接触不良等。

有时自耦变压器本身或连在自耦变压器上的其他电路发生短路,也会引起电源的熔断器熔断。

四、X线管灯丝加热电路的工作原理与常见故障

(一)X线管灯丝加热电路的工作原理

灯丝加热电路是为X线管灯丝提供加热电源的电路,可实现电流的调节,因此又称为mA调节电路。

当曝光时间一定时,X线的量由管电流的大小来决定,其关系流程如下所示:

灯丝加热电压 U_f 增大→灯丝温度上升→发射电子数量增多→管电流 I_a 增大→X线量增大。

由以上流程可知,管电流的调节可通过改变灯丝变压器初级电压来实现。在实际电路中,多采用在初级电路中串联电位器的方法来改变灯丝加热温度,达到控制管电流大小的目的。

X线机在使用大mA时,X线管灯丝加热电压接近极限值,灯丝电子的发射处在特性曲线近于垂直部分,很小的电压变化就会引起很大的发射率变化。因此,在灯丝加热电路中都设有谐振式磁饱和稳压器,以满足X线管灯丝加热电源的严格要求。

在实际工作中,由于空间电荷的影响,在一定范围内会导致管电流随管电压的增高而增大,致使X线的质和量不能严格分开调节,为解决这一问题,在灯丝初级电路中须设置空间电荷补偿装置。

(二)X线管灯丝加热电路的常见故障

X线管灯丝加热电路常见故障以连通电源后X线管灯丝不亮为多见,当小焦点电路断

路时,小焦点灯丝不亮,当大焦点电路断路时,大焦点灯丝不亮。公用线断路,大、小焦点灯丝都亮,但亮度较暗,不能正常发射电子。根据电路结构,按照先查初级、后查次级的程序进行检查,以确定故障在控制台内还是在控制台外的高压发生器、高压电缆以及高压电缆的插头插座或管头部分。一般故障可分为:①透视灯丝加热回路故障;②摄影灯丝加热回路故障;③透视摄影灯丝加热电路公用部分电路故障。

五、X 线管安全保护电路的工作原理与常见故障

(一)容量保护电路的工作原理

X 线管容量保护电路由信号输入电路和开关电路两部分组成,如图 1-14 所示。

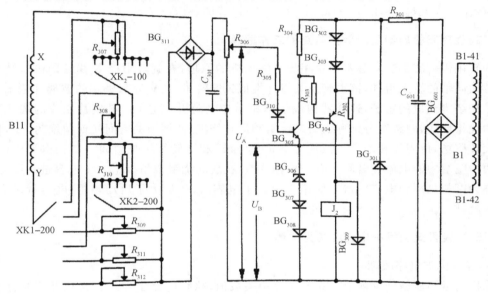

图 1-14　X 线管容量保护电路

信号输入电路由控制电路(千伏信号)变压器 B11 次级、管电流选择器 XK1-200、降压电阻 $R_{307} \sim R_{316}$ 和时间选择器 XK2-200 组成。由于 B11 的初级与摄影高压初级并联,且随摄影管电压改变而改变,其次级输出电压的大小就反映了摄影管电压的高低。此电压又通过 XK1-200、$R_{307} \sim R_{306}$ 和 XK2-200 加到 BG_{311} 整流桥进行整流后,变为直流信号电压,因此该直流信号电压必然受电压(kV)、电流(mA)和曝光时间(s)三个参量的联合控制,也反映了三个参量之间的制约关系。由于开关电路设计的导通电压为定值 $U_A = 9V$,因此只要三个参量中任何一个参量超出预定的额定值,都将使信号电压大于临界导通电压,使开关电路导通,推动过载保护继电器 J_2 工作,将在控制电路中的常闭触点打开,曝光不能进行,起到一次性容量保护作用。

开关电路由三极管 BG_{305} 和 BG_{304} 组成,其工作电压由 BG_{601}、C_{601}、R_{301} 和 BG_{301} 组成的整流稳压电路供给。该电压又经 R_{302}、BG_{306} 二次稳压,作为三极管 BG_{305} 发射极的基准电位 $U_B = 7.9V$,由于 BG_{306} 的稳压值为 6.5V,且具有正的温度系数,在温度升高时,会使 BG_{305} 基准电压升高,故串联具有负温度系数的二极管 BG_{307}、BG_{308} 作温度补偿以保证基准电压的稳定。BG_{309} 是为防止 J_2 的反电动势对 BG_{304} 的冲击。R_{305} 是限流电阻,防止瞬时较大的干扰电压输入开关电路。

开机后,开关电路电源接通,信号输入电路有信号电压输入。当所选择的摄影条件(kV、mA、s)在容量保护的范围内时,输入信号电压经过 BG_{301} 整流、C_{301} 滤波后由 R_{306} 输出的直流信号电压较低,三极管 BG_{305} 基极电位低于发射极电位,BG_{305} 因发射结反向偏置而截止,继电器 J_2 线圈因电路不通而不能工作,其设在控制电路中的常闭触点闭合,保证了摄影预备继电器 JC_5 能够工作,曝光可以进行。

当所选择的摄影条件超过允许的容量范围时,输入信号电压提高,使 R_{306} 上输出的直流信号电压增大,BG_{305} 基极电位高于发射极电位,BG_{305} 导通,BG_{304} 基极电位下降,导通,J_2 工作,控制电路的常闭触点断开,JC_5 得电切断,JC_5 不能工作,曝光不能正常进行。同时过载指示灯亮,指示选择条件过载。

$$BG_{601}(+) \rightarrow R_{301} \rightarrow BG_{302} \rightarrow BG_{303} \rightarrow BG_{304} \rightarrow J_2 \text{ 线圈} \rightarrow BG_{601}(-)$$

(二)旋转阳极启动延时保护电路的工作原理

旋转阳极的转动装置是基于单相异步电动机的原理,在旋转阳极 X 线管阳极端装有与阳极靶面同轴的转子组件,该铜管及其组件类似鼠笼转子,在靠近阳极端的玻璃外壁上装有由铁芯和绕组组成的定子,这样就构成了单相异步电动机。定子由硅钢片制成的圆环形铁芯及两绕组构成,两绕组分别称为启动绕组和运转绕组,两绕组的空间几何角度为90°,以便产生旋转磁场,使阳极转动。一般情况下,启动绕组和运转绕组是由同一单相电源供电的。为使两个绕组中的电流在时间上有一个相位差,在启动绕组中串接了一个电容进行移相,该电容称为剖相(分相)电容。启动绕组中串入了电容后,还加大了启动转矩,电容量越大,启动转矩就越大。

(三)X 线管安全保护电路的常见故障

1. 容量保护电路故障

采样信号不能精确反映 kV、mA、s 等相关数值,执行电路工作不正常以及容量保护继电器线圈断路、触点接触不良等。

2. 定子绕组的故障

定子绕组是由启动线圈和运转线圈组成的,封装于 X 线管内。绕组的三根引出线经高压发生器端盖上的接线柱与控制台的启动电路相连。出现的故障多为开路或短路。开路是由于接线断开所致。短路有两种情况:X 线管管套上的定子线圈接线柱对地局部短路或绝缘破坏而短路。

3. 剖相电容的故障

(1)电容击穿或开路,旋转磁场就不能产生足够的启动力矩,使阳极不能正常转动。

(2)电容漏电后启动电流和运转电流都将变小,使启动运转力矩减小,X 线管转速降低。转速降低表现不明显,但对 X 线管有较大威胁,所以在工作中若发现旋转阳极转速有明显降低,摩擦声变大,定子断电后的自转时间明显缩短,应对电容进行检查。

第四节　X 线电视系统

X 线电视设备,是由多种电子元件、电真空元件和光学元件所组成的极为贵重的电子装备,是现代医用诊断 X 线机的重要组成部分。因此,经常性的维护和发生故障时的及时修理,是保证机器长期稳定工作和延长机器使用寿命的必要措施。

X 线电视设备的修理工作,通常分两种情况:一是发生故障时的修理工作,即正常运行的 X 线电视设备发生故障而不能工作时,应立即停止设备运行,进行检查修理,排除故障后再投入运行;二是性能下降时的修理,即 X 线电视设备运行一个时期后,可能会有图像清晰度下降、对比度减弱或出现干扰及不稳定的现象,致使设备技术指标大幅度偏离正常值等时,也应将设备停止工作,进行检修,或更换某些元器件,使设备指标正常后重新投入使用。

X 线电视设备型号不同,电路结构差异较大,要用一种固定的形式或方法解决各种各样的故障是困难的。因此,本节着重阐述维修 X 线电视设备的基本技术和技巧,以及常见典型故障的排除。

一、检修条件与注意事项

X 线电视设备的检修,是一项十分复杂而细致的工作,检修人员除必须掌握 X 线电视的基本理论知识和维修技术外,还应有一定的检修条件。

1. 应具备的一般条件

(1)掌握被检修设备的技术资料:设备的技术资料,包括技术说明书、调试说明书、电原理图、印刷电路板图、结构与装配图、元器件明细表等。这些技术资料是分析和判断故障的重要依据和指南,只有掌握这些技术资料,才能分析有依据、测试有标准,从而提高检修效率。

(2)必要的工具和仪器:X 线电视设备是一种复杂的电子设备,检修时,不仅要测试某些电参数的值,而且要观察其波形,因此,除一般电子工具和仪表外,还应有较精密的万用表、示波器、电视信号发生器和静电高压表等。

(3)一定的备件和备用电路板插件:具有一定的备件和备用电路板插件,目的在于替换某些被怀疑的元件,以缩短检修时间。通常应备有肯定是良好的摄像管,肯定是良好的高压包,易坏的晶体管备件和常用的电阻、电容、熔断器等。

2. 注意事项

为了保证检修质量,防止故障的扩大,应注意下列事项:

(1)不要轻易打开机壳:电视设备发生故障时,应首先检查外部原因,例如电源是否有电等,不要轻易将机壳打开。因为不少故障是外部引起的,应尽量用调整外部旋钮来排除故障。只有在通过一系列检查和判断后,确认故障发生在机器内部,才能打开机壳。

(2)不要轻易乱拆换元件:在进行机芯内部检查时,不要轻易乱拆换元件。特别不能在机器带电的情况下拆换元件。只有经过一系列检查和测量后,证明确实是坏了的元件,才能在断开机器电源后进行拆换。

(3)记下拆下元件或接头的原来位置:凡是拆动线头或拆换元件,必须在检修记录本上记下原来位置,以免接上时弄错。

(4)记下调整元件的原来位置:当对机芯内部电感磁芯、电位器、磁性元件等进行调整时,必须首先标记好它的原来位置,以免越调越乱,无法复位。

(5)注意保护晶体管:对晶体管临近的线路不能随便短路和断路,以免损坏晶体管,对于使用晶体管的行输出电路与高压形成电路,禁止用打火的方法检查高压。

(6)注意保护电真空器件:显像管、摄像管、电子管等真空器件,在修理中要特别注意,不要破坏外壳。特别不要碰坏管镜尾部的抽气封口,在插上与拔下管座时要小心。

二、检查故障的基本手段

在 X 线电视设备的检查中,有些手段和方法与 X 线机的维修是相同的,只是对象不同。为保持其系统性,仍将以 X 线电视设备中的故障为例,分别加以阐述。

(一)直观检查法

所谓直观检查,是指不用仪器而以修理人员本身的视觉、听觉、嗅觉等来检查。直观检查可能会发现如下情况:

(1)显像管灯丝不亮,或离子阱磁铁松动而离开正常位置。这时只要接好灯丝电源,细心调整离子阱磁铁位置,即可出现光栅。

(2)高压帽松动脱落离开显像管,这是常见的故障,只要把高压帽接回显像管上即可出现光栅。

(3)如果是电子管监视器,可以查看行扫描各个电子管灯丝是否都点亮。

(4)查看有无插头松动、脱落。

(5)摄像机不出图像,或图像时有时无。应查看摄像管靶环与信号引线接触片是否良好,或查看影像增强器有无图像。

(6)根据声音判断行振荡是否停振。

(7)停机后用手触摸高压包、低压包、变压器,根据其温度来判断其是否有短路故障。

(8)根据气味,发现有无元件烧焦、绝缘材料烧坏及电晕放电现象。

(9)触摸晶体管外壳温度,可以发现故障,例如监视器有光栅而无图像时,若视放管没有温度,可能是视放管断路。

(10)检查电真空器件玻璃壳内所涂之消气剂圆斑的边缘是否圆滑?颜色是否变白?当圆斑周围圆滑时说明已有漏气现象,而圆斑变白则说明管内真空已破坏,管子不能使用。

(11)检查监视器屏幕上的图像,可以判断出许多故障和这些故障出现的部位,以及故障的性质与产生原因。

(二)万用表检查

对用直观检查手段无法发现的故障,大多数可以用万用表检查发现。万用表检查是发现故障最有效、最方便的手段,因此必须重视这种检查手段。

1. 检查电源电压

对发生故障的 X 线电视设备,应当首先检查它的电源电压、交流供电电压、整流器输出电压、稳定电源输出电压等。

对可能发生故障的电路板,首先也应该检查它的输入电源电压是否正常。

凡属于电源电路、供电电路的故障,绝大多数可以用万用表查出来。

2. 检查电阻通断

将怀疑可能损坏的电阻、电容拆下用万用表检查,是可靠的办法。也可以不拆下,在通电的情况下测量其两端电压,从电压值的大小可以判断出好坏。

3. 检查电流

在上述测量电阻压降的同时,如果确定电阻是完好的,则可按欧姆定律算出流经它的电流,例如测量稳压电源输出保护电路的取样电阻两端压降,即可计算出输出电流,从而判断故障所在。

另外还可以将电路断开,串入万用表测量电流来检查故障,例如行输出电路,当电源电压为 +12V 时,电路供电电流一般为 0.5～0.9A;1 英寸视像磁聚焦电流为 120mA,监视器视放输出管集电极电流为 5～10mA 等。确切的电路数据应参看说明书。

4. 检查晶体管

虽然最可靠的晶体管检查方法是把晶体管拆下来,用万用表或示波器检查其性能,但大多数情况下,也可以直接在电路板上用万用表检查晶体管的好坏。

(1)不通电情况下用万用表电阻挡检查晶体管,由于晶体三极管 c-b 与 b-e 间在测量其正反向电阻时,可以等效为两个对接的二极管,因此只要选择合适的电阻量程来测量它们的正反向电阻,就可检查出这两个 PN 结的好坏,一般情况下当某一 PN 结的正反向两个电阻值很接近时,说明晶体管的这个 PN 结可能断路或短路,结合其他情况即可判断晶体管是否已损坏。

(2)通电情况下用万用表直流电压挡检查晶体管各级之间的电压。如 b-e 间电压 U_{be},这个值的大小范围硅管是 0.3～0.8V,锗管是 0.1～0.5V,超出这个范围,晶体管就可能损坏。测 c-e 间电压 U_{ce},若其值接近电源电压,则可能是晶体管内部断路,或工作于截止状态;若电压很小,则可能是管子击穿,或工作于饱和状态。

5. 检查电子管

检查电子管(包括摄像管和显像管)的栅极与阴极之间的电压 U_{gk},也是判断其工作状态的有效方法。当 U_{gk} 的负压过大时(大于电子管截止电压),则电子管截止,不能工作。当 U_{gk} 接近于零时,管子饱和导通,栅压无法控制阴极电流,此时无放大作用,并且在显像情况下,造成亮度失控、散焦。

(三)示波器检查

在有条件使用示波器的情况下,示波器也是检查故障的一种有效工具,特别是在检查电视扫描部分时用示波器来检查是方便与可靠的。

一般电视设备的电原理图均给出各个测试点的标准波形。因此,用示波器顺序检查各个测试点的实际波形,再与标准波形作比较即可检查出故障所在,这里特别指出以下几点:

(1)在调试与检查视频通道时,可以用示波器与监视器同时接入视频通道。示波器可以显示全电视信号,帮助准确判明视频信号、同步信号和消隐信号是否正常。

(2)在用示波器检查行输出级或高压行程级晶体管集电极波形时,必须用 10∶1 探头,并将 Y 输入幅度开关置于 20kV/格一挡;但禁止用示波器检查行输出级电子管(如 6P12、6P13)屏级的波形。

(3)示波器探头一般是与示波器外壳相连接地,因此在检查无电源变压器电视设备时要注意安全。

三、判断故障的基本方法

一套电视设备发生故障后,不可能对所有的部位、所有的元器件都进行检查,而必须首先判断故障可能存在的部位,然后有重点地去进行检查。常用的判断故障方法有以下几种:

(一)比较法

把正常的设备与有故障的设备进行对比,判断出故障部位的方法。

首先从对比直观现象开始,然后用仪表对比各点的电压、电阻、电流波形等,进一步找出故障的部位。

对于从事修理的专业人员,应当对正常的设备的各种外观现象、各关键测试点的电压值、电压波形等做到心中有数,才能提高检修效率。

(二)置换法

把正常设备的各个电路板插件或元件,置换到故障设备的相同部分,如果置换某个部分时故障消失,那么故障就在这块板上。

(三)逼近法

把故障可能存在的范围逐步缩小,一步一步逼近到故障存在的地点。例如,一套 X 线电视设备发生故障时,首先判断是增强器摄影机、控制器、传输通道、监视器这四大部分的哪部分出故障。如果是摄像机出故障,再判断是哪块电路板,查出有故障的电路板后,再查是哪一部分电路,直到查到损坏元件为止。

(四)对分法

把有故障的设备对分为两个范围,然后判定故障在哪个范围内,进一步把这个范围再对分为两个部分……这样对分下去可以找到故障的所在地点。例如,对于一台有故障的监视器,可以先把信号部分与扫描部分分开,分析故障出在哪个部分……这样对分下去最后就可以找到故障点。

(五)断路法

采取临时性断开电路的方法寻找故障。例如,有故障的设备中稳定电源输出电流,这时可以依次断开视频通道、场扫描电路等的电源,如果断开哪个电路的电源,电流就恢复正常,则故障就可能在这个部分。

断路法对于检查短路性故障最有效。但要注意并非所有电路都可以随便断开,例如行输出管的基极回路就不能随便断开,否则会造成行推动管的损坏。

(六)短路法

采取临时性短接一部分电路的方法寻找故障。例如,在检查视频输出晶体管的集电极无电压时,可以将一些补偿电感线圈短路,观察这些线圈是否有断路的地方。

短路法对于检查断路性故障最有效,同时要注意,很多电路在带电时是不能短路的,例如,电源电路、高压电路等。

(七)信号注入法

1. 利用人体感应噪声信号

修理电视设备时,修理人员自己是一个最方便的噪声信号源。例如,拿一个螺丝刀接触视频通道可以检查出故障大致部位。当通过螺丝刀接触摄像靶环引线时,如果光栅有噪声网纹反应,则说明视频通道基本正常,否则可判定视频通道不通。此时可按电路结构顺序逐级加入信号,即可检查出哪一级有故障。

2. 利用机内低压交流电源

电视设备内的 6.3V 低压交流电源,也可以作信号源。例如,用 6.3V 交流电检查场扫描线圈是否断路时,可将 6.3V 交流电源直接通入场扫描线圈,观察场幅是否有些拉开。在检查显像管是否完好时,可以将 6.3V 电源直接通过耦合电容加在显像管阴极栅极之间,观察光栅是否有条纹图案。

3. 利用其他信号源

例如,利用低频信号发生器、扫描信号发生器或电视图像信号发生器信号源,送出信号到各级电路中。

(八)反证法

利用反证法来判断怀疑点是否有故障。例如,当怀疑场线性不好时,可以不必焊下这个电容,而在这个电容两端临时并一个电容,如果线性更坏,则可以判定原来的怀疑是正确的。

四、X 线电视系统常见故障的检查程序

在 X 线电视系统中发生的故障是多种多样的,要迅速准确地检查出故障所在,必须根据 X 线电视系统的电原理图进行认真分析,确定正确的检查程序,然后逐级检查,找出故障。X 线电视系统如图 1-15 所示。现就几种常见故障现象的检查程序举例如下。

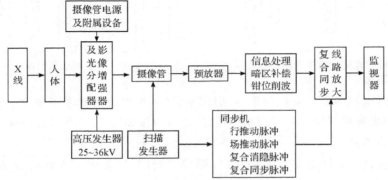

图 1-15　X 线电视系统方框图

(一)有光栅而无图像

有光栅而无图像是指电视屏幕上亮度正常且有极细的栅状条纹,但无人体组织图像。此时,首先检查图像增强器有无输出,确认有输出后按如图 1-16 所示程序检查调整。

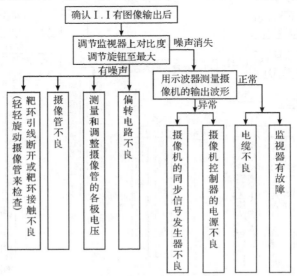

图 1-16　有光栅而无图像时的检查程序

（二）有低频噪声

有低频噪声时电视屏幕亮度正常，也有图像，但图像出现大面积底色不均匀或大面积模糊以及整个屏幕上布满雪花状的斑斑点点，此时，可按如图 1-17 所示程序检查。

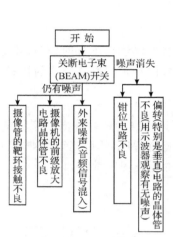

图 1-17　有低频噪声时的检查程序

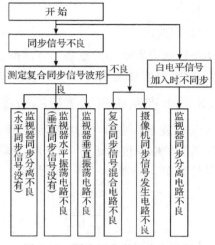

图 1-18　同步不良时的检查程序

（三）同步不良

同步不良时电视屏幕上虽有图像，但图像不稳定，可出现图像上下滚动、图像弯曲或断裂，以及出现斜影带或花纹并上下滚动等现象，此时应按如图 1-18 所示程序检查调整。

（四）解像力不良

解像力不良是指电视屏幕上有图像，但图像不清晰，图像中应看到的细微组织模糊不清，不能诊断。此时应按如图 1-19 所示程序检查调整。

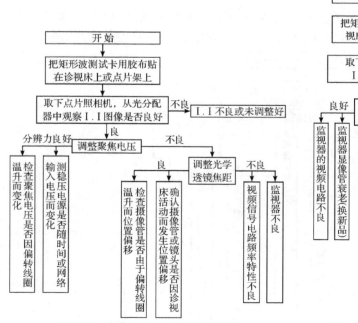

图 1-19　解像力不良时的检查程序

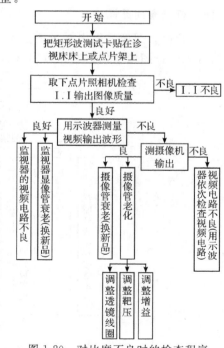

图 1-20　对比度不良时的检查程序

（五）对比度不良

对比度不良是指电视屏幕上有图像，但是图像反差低，不同密度的人体组织黑白不分明，模模糊糊，影响诊断。此时，应按如图 1-20 所示程序检查调整。

五、元件的更换

当故障判断明确，找到故障元件后，若须更换元件，必须注意更换元件的规格、性能，使之不影响原来电路的性能。

一般电阻的更换比较容易，只要注意电阻的阻值和功率即可。更换特殊电阻如热敏电阻需要使用同型号。电位器的更换除了注意阻值、功率外，还要清楚损坏的电位器是直线式、对数式还是指数式。绕线电位器的功率较大，阻值较小，因其是用电阻丝绕成的，不宜用在高频电路中。另外，调节用的电位器，还应注意体积、轴柄长短等，以便安装。

电容的更换要注意电容的容量、耐压、种类和使用在电路的哪个部分。电解电容的置换应特别注意耐压，安装时需注意极性不能接反。极性接反和耐压低都会使电容损坏，甚至引起电容炸裂。钽、铌电解电容的性能比铝电解电容好，容量耐压足够时完全可代替铝电解电容。

电感线圈、变压器、扼流圈等损坏可按同样规格更换。如重新绕制，在拆开时应注意记住原来的线圈的圈数、线径、绕法。有些补偿线圈（如视频补偿线圈）若断处在引出头，可拆开一两圈后，继续使用。

显像管、电子管更换最容易，一般换上同型号的管子便可。

对于晶体管的更换，灵活性较大，因此熟悉晶体管的结构、性能，熟悉电路，对于正确、灵活地选用晶体管是有益的。在电视中除去一些特殊的晶体管外，一般晶体管在电路中不能承受高压及很大的电流，由于不是工作在很高的频率下，没有特殊的要求，因此适合这部分工作的晶体管很多，如 N-P-N 型硅小功率管 3DG4、3DG5、3DG6、3DG8、3CK2、3DK3、3DK7等。N-P-N 型中功率管（如 3DG7、3DG12、3DG27、3DK8、3DK9 等）、P-N-P 型硅小功率管（如 3CG3、3CG14、3CG21 等）在大部分电路中可以互换，但要区分是 P-N-P 型还是 N-P-N型。国外管只要性能参数相近便可互换。

医用 X 线机使用小功率低频锗管、硅管的互换方法亦根据同样的办法判断。如有的机器用 3AD30 作稳压电源的调整管，这时可用 3AD35 或改变散热器上的安装孔后可换用 3AD11～17、3AD19 等。就性能看，它们都是相仿的，有些则允许功耗、电流更大。对于更换上去的晶体管应事先判断一下它的性能，主要是击穿电压和直流放大系数，特别是视频输出管应注意有足够的电压和合适的最大功耗。工作在甲类状态的大功率帧输出管，则应注意它的反向击穿电压 BV_{cer} 是否足够。行推动晶体管也应有足够的击穿电压值，行输出管也应有很高的击穿电压 BV_{cbo}、适当的 BV_{ebo} 以及小的饱和压降。行扫描输出管有 3DD12、3DD14、3DD15、3DD102、3DD107 等，3DD12、3DD15 可互换，3DD14、3DD102 也可互换。

二极管的互换同样也有较大的灵活性，如有些机器的整流二极管就用大功率三极管的一个 PN 结代用，整流二极管的选用要注意反向击穿电压和最大正向电流。若额定电压一致，最大功率足够就可以了，如 2CW1、2CW6a、2CW7e、2CW15 的性能几乎是一致的。

应该指出，全面地衡量一个晶体管合格与否，涉及很多参数，而在实际电路中使用时，由于某些参数对某些电路的影响不大，因此在更换合理的晶体管时并不一定追求晶体管的参数一定符合，应根据具体电路低成本地选用晶体管就可以了。

第五节　X线机的通电试验

通电试验是在X线机机械部件安装完毕,高压发生器、控制台等装置按机房设计要求布置妥当后进行的一项重要工作。对一台新安装的X线机而言,出厂时,虽经厂方装配、调整和检验,但由于多次搬动、装运之后,会使X线机受震而造成接线松脱、部件松动脱落,甚至破碎、损坏等故障。对因机房迁移而重装的X线机,或因故障而修理过的X线机,必须经重新调试后方能投入使用。由此可见,通电试验是X线机安装过程中不可忽视的一项重要工作。其目的就是按照设计要求,对X线机的接线、部件质量、工作程序和基本性能等各方面进行一次全面检查,并为顺利进行X线机主要性能的校准和调试排除障碍。通电试验应按先低压空载实验,再接通高压进行空载和负载试验的顺序进行。低压部分包括电源电路、控制电路、X线管灯丝加热电路、辅助装置电路的通电试验,高压部分包括高压电路的空载试验和负载试验。

一、注意事项

X线机的通电试验,是一项细致的工作,必须有两人以上方可进行。为防止事故的发生必须注意以下事项:

(一)熟悉机器

详细阅读说明书、原理图和接线图,熟悉控制台上控制开关或按钮的作用。掌握整机的工作程序,核对各连线的编号和标志。表1-1为X线机重要连线的常用注字表。

表1-1　X线机重要连线常用注字表

国别	电源进线		高压初级接线		X线管灯丝初级接线			高压中心点接线	
中国	L_1	L_2	P_1	P_2	F_0	F_1	F_2	M	N
	001	002	V_1	V_2	—	—	—	N	NE
英美	L_1	L_2	P_1	P_2	F_0	F_1	F_2	MAG	
	M_1	M_2	A	AA	R_0	R_1	R_2		
德国	N_1	N_2	M	V	250	260	280	E	J
	150	170	—	—	H_0	H_1	H_2	X	Y
日本	L_1	L_3	H_1	H_2	C_0	C_1	C_2	N	E
	S_1	S_2	L_1	L_2	—	—	—	N	NE

(二)外观检查

卸下控制台前后挡板,仔细观察电路元件是否有松动、脱落、变质、变形、损坏等现象,各处接线有无松动、脱线现象,如有则需处理后方可进行通电试验。

(三)通电

通电试验前,不可将所有连线一次都接上,要按试验顺序,逐个电路进行接线。这样做,可防止在通电时由于电路或某些元件的故障而造成其他电路元件的损坏,同时也便于故障的查寻和检修。

(四)接线

接线时,应按说明书校对导线两端编号是否正确,并用万用表 $\Omega\times1k$ 挡测量导线是否导通(对编号不清楚者也可用此法鉴别)。这样做可检查导线与接线片间是否有假焊,以及导线芯线有无受挤压而断路。核对无差错后,将导线准确无误地接到相应的位置上,并由他人进行复查。

目前各厂生产的 X 线机接线方式,大致有螺丝固定式、焊接式和接插件固定式三种。不论采用哪种形式,接线时都必须满足固定要牢固、接触要紧密的要求。

(五)低压试验的注意事项

在做低压电路的试验时,高压变压器初级连接线不要接上,以防高压电击。X 线管灯丝变压器初级的接线等到试验该电路时再接上(设有冷高压保护的电路在试验控制电路时应接上)。凡暂时不接的导线,都需用绝缘胶布包好,以防止与其他导线相碰发生短路而损坏电器。

(六)记录典型数据

X 线机的原始数据,对 X 线机的故障排除和检修具有重要的意义,因而在通电试验的过程中,对一些重要的数据,如电压、电流等应进行实测,并记录存档。

(七)思想高度集中

试验时技术人员思想要高度集中,室内要保持肃静,充分利用人的感觉器官,随时警惕事故发生,一旦发现异常,应立即断开电源,查出原因后方可继续试验。

二、电源电路

电源电路主要有墙闸,开机、关机按钮,电源接触器,自耦变压器,电源指示灯和电源电压表等。

自耦变压器的输入电压,说明书上有明确的规定,特别是有些 X 线机的输入电压既可用单相 220V,也可用单相 380V,应认真检查自耦变压器是按 220V,还是按 380V 连接的。如自耦变压器接的是 220V,而输入电源电压为 380V,或者自耦变压器接的是 380V,而输入电源电压为 220V 时,都应按说明书上的规定加以改接;否则,前者有烧坏电器元件的危险,后者 X 线机不能正常工作。检查无误后,应测试自耦变压器对地的绝缘电阻,方法是:将 DC500V 或 DC1000V 的高阻摇表"火线"(L)接自耦变压器的任意抽头,"地线"(E)接机壳任意点,匀速摇动摇表手柄,使转速达到 120r/min,由刻度盘上读出数值,该数值应>0.5MΩ。

经上述检查后即可进行通电试验。首先将电源连接线接到相应的位置上,合上墙闸,将各控制旋钮置最低位,按动开机按钮,此时应听到电源接触器的吸合声,电源指示灯亮,电源电压表有指数,自耦变压器有轻微的"嗡嗡"声。转动电源电压调节器,电源电压表指数应有相应变化,使电源电压表指针指到标准位(一般都用一小红三角形或一红色线标记),用一较精确的电压表,测量自耦变压器各抽头间的电压值,逐一记录存档,并与说明书对照,看是否符合规定,若无异常,试验结束,关闭机器。

电源内阻是 X 线机设计中的重要参数,也是 X 线机能否输出最大功率的重要条件。使用 X 线机时,在高压未接通前,空载电流很小,电压降也很小。但在摄影曝光时,瞬时负载电流很大,若电源内阻过大,则电源压降很大,致使 kV 下跌严重,影响摄影效果,或部分电器不能正常工作,致使曝光不能进行。许多 X 线机在 kV 预示时采用预先补偿 kV 的方法,以便在摄影曝光时使千伏表的预示值与实际值一致。这种预先补偿 kV 的方法是以电源内阻为某一定值而设计的。如果电源内阻小于设计值,在摄影曝光时,各电器所得到的电压会因电源压降小而高于设计值;如果电源内阻大于设计值,各电器上得到的电压会因电源压降大而低于设计值。由于使用单位的电源内阻不一定与机器说明书中所规定的电源内阻值相符合,因此不少 X 线机在电源初级电路中特设一可调电阻,称为电源补偿电阻,借以调整电源内阻,使其符合 X 线机电源内阻的设计要求。为此,凡有电源补偿电阻的 X 线机,在电源电路通电试验后,应对电源补偿电阻进行调整,使电源内阻与补偿电阻之和等于说明书中规定的电源内阻,以保证其他电路通电试验和性能调试的准确性。调整方法与电源内阻测试法相同,只是将测试仪器接在电源补偿电阻之后。现以 F30-ⅡB 型 X 线机为例说明其调整方法。

如图 1-21(C)所示,R_0 为电源补偿电阻。调整时,将接线在 A、B 处拆开,按电源内阻测试方法进行接线测量(见电源内阻测量),移动 R_0 上的调节卡子,根据电表指示数值,计算电源内阻,使之达到在 220V 时的电源内阻为 0.35Ω、在 380V 时的电源内阻为 1Ω。

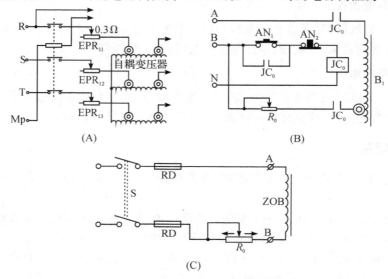

图 1-21　有补偿电阻的三相电源电路

电源条件较差的 X 线机用户,电源内阻未加电源补偿电阻时,其值就超过了机器所规定的数值。在这种情况下,电源补偿电阻应全部短路,并设法改善电源条件。若不能改善电源条件,X 线机只能降低输出功率,在低条件下使用。

三、控制电路

小型机器的控制电路比较简单,透视用脚闸控制,摄影用手持限时器或手闸控制。中型以上 X 线机的控制电路结构比较复杂,除手闸、限时器外,还有技术选择、mA 选择、kV 调节、台次交换、延时器、滤线器、点片摄影装置、体层摄影装置、旋转阳极启动装置和各种连锁保护等控制电路。控制电路的特点是电器元件多、程序性强,电路结构复杂、多样。试验时要特别慎重,需按电路的工作程序逐一进行。

通电前,将各有关电路的连接线准确无误地接在应接的位置上。但高压初级电路的连线暂不接,且须将高压发生器接线盒上的高压初级接线柱用铜线短接接地。使用旋转阳极 X 线管的 X 线机,还应将旋转阳极定子绕组的连接线接上。

在高压初级的连接线上,并联一只量程与电路最高电压值相适应的电压表和两只串联的 220V、100W 灯泡,以备观察高压初级电压。

一切核实无误后,合上墙闸,按一下开机按钮,X 线机得电,电源指示灯亮。调节电源电压调节旋钮,使电源电压表指示标准位。

(一)透视控制电路试验

将控制台面板上的技术选择、台次交换等各开关置透视位。踩下脚闸,或按动透视开关,此时应听到透视高压接触器的吸合声,看到高压指示灯亮,并联在高压初级接线板上的电压表有示数,灯泡亮,调节透视 kV 旋钮,电压表示数和灯泡亮度将有相应的变化。注意记录电压表数值,并根据高压变压器变压比换算出 kV 值,与控制台面板上标示的 kV 值或 F-kV 值对照,以便在机器检修时参考。松开脚闸或透视手开关,透视高压接触器失电不工作,曝光指示灯熄灭,电压表指数回零,透视控制电路正常。

(二)摄影控制电路试验

X 线摄影方式较多,中型以上 X 线机一般都设有点片摄影、普通摄影、滤线器摄影、体层摄影等。在进行 X 线机摄影控制电路试验时,应首先对普通摄影控制电路进行试验,然后逐一进行点片摄影、滤线器摄影、体层摄影等控制电路的试验。

1. 普通摄影控制电路试验

将技术选择开关置于普通摄影位,将限时器预置某一时间,选择适当的摄影 mA 值,调节摄影 kV 旋钮,千伏表指示一定数值(此两项虽与试验无关,但应养成习惯)。

若摄影 X 线管是固定阳极式,按下摄影手闸,摄影高压接触器工作,曝光开始,高压指示灯亮,并联在高压初级接线板上的电压表有示数,灯泡亮。当达到预选的曝光时间时,限时器使摄影高压接触器失电,曝光结束,高压指示灯熄灭,电压表示数回零。

若摄影 X 线管为旋转阳极式,摄影手闸控制方式一般分三种类型:①按下摄影手闸准备,0.8~1.2s 后曝光开始,经预选的曝光时间后,曝光结束,再松开摄影手闸。②按下摄影手闸预备,0.8~1.2s 后松开手闸曝光开始,经预选的曝光时间后,曝光结束。③按下摄影手闸 Ⅰ 挡预备,0.8~1.2s 后再按下手闸 Ⅱ 挡开始曝光,经预选的曝光时间后,曝光结束,最后再松开手闸 Ⅰ 挡和 Ⅱ 挡。无论采用哪种形式的摄影手闸控制方法,在曝光预备时,都应听到旋转阳极启动运转的声音;大约 0.8~1.2s 后曝光开始时,应听到摄影高压接触器吸合声。主晶闸管导通后,应看到高压指示灯亮,并联在高压初级接线板上的电压表有示数;限时器工作至预定时间后,摄影高压接触器失电不工作或主晶闸管截止,高压指示灯熄灭,电压表示数归零。若上述各项试验均无误,则证明普通摄影控制电路正常。

2. 点片摄影控制电路试验

点片摄影是对透视时发现的病灶或有诊断价值的组织通过点片摄影装置进行拍片的摄影。点片摄影装置常用的形式有:①人工送片,自动曝光;②自动送片,自动曝光。这两种形式的共同特点是机器结构复杂,自动控制接点较多。通电试验必须按 X 线机点片摄影装置的具体结构和性能进行。试验中,必须重点观察:①透视、摄影切换是否正常;②定位是否准确;③机械活动是否灵活。

(三)滤线器摄影控制电路试验

滤线器摄影的控制电路和普通摄影的控制电路基本相同,不同点是增加了滤线器振动控制电路。在滤线器摄影控制电路通电试验时,只要将控制台上的技术选择开关置于滤线器摄影位,将限时器预置某一时间后,按下曝光手闸,其电路动作程序和观察到的现象应与普通摄影相同。

但必须注意滤线栅的振动情况。在电路设计上,滤线栅振动后才开始曝光,曝光结束后,滤线栅才停止振动,即在滤线栅振动期间曝光。若试验符合上述情况,则说明该电路工作正常。

(四)容量限制电路的通电试验

为防止 X 线管因过载而损坏,除小型机器外,大、中型 X 线机控制电路中都设有容量限制电路,即 mA、kV、曝光时间三参量一次性连锁保护。一旦摄影条件超过额定值,容量限制电路即会发出控制信号,使摄影控制电路切断,高压初级电路不能得电,X 线管不能曝光,并有过载信号指示。

各类 X 线机的说明书中,都对其最高额定使用条件有明确的规定,有的用列表形式给出,有的以瞬时负荷特性曲线给出,还有的 X 线机,将最高额定使用条件中 mA、kV、曝光时间三参量的相互关系表置于控制台上,以便于操作者随时观察。

试验时,可根据最高额定使用条件表进行,以 mA 为基本参量,改变 kV 和时间,先用允许条件进行一次曝光试验,再用超负荷进行一次曝光试验,看其电路工作是否正常。如 F78-Ⅲ型 X 线机,根据最高额定使用条件表,选用大焦点 200mA、100kV、2.0s 进行一次曝光试验,此时过载指示灯不应亮,即无过载信号指示,听到高压预上闸接触器有吸合声;然后保持 mA、kV 不变,将时间增至 2.5s,此时过载指示灯应亮,表示已过载,在这种状态下,按下曝光按钮,机器也不能曝光。还可以保持 mA、s 不变,而将 kV 升高至 101kV,此时过载指示灯也应亮,按下曝光按钮也不会曝光。用同样方法,逐挡试验,如果都符合表中规定,则容量限制电路工作正常。

(五)灯丝加热电路的通电试验

小型 X 线机多用单焦点(单灯丝)X 线管,灯丝加热初级电路至灯丝加热变压器初级接线柱只有两条连接线。中型以上的 X 线机都使用双焦点(双灯丝)X 线管,灯丝加热初级电路至灯丝加热变压器初级接线柱有三条连接线,一条为公用线,其余两条分别为大、小焦点连接线。

X 线管灯丝加热电压的高低,决定着电流(mA)的大小。而灯丝加热电压的高低由灯丝加热初级电路决定。为确保 X 线管灯丝安全,在给 X 线管灯丝提供加热电压之前,需用假负载代替 X 线管灯丝进行试验,其方式有两种,根据条件选择应用。

1. 在灯丝加热初级电路上接假负载

在灯丝加热初级电路的连接线上并联两只 100W、220V 的普通灯泡,如图 1-22 所示,代替灯丝加热变压器。

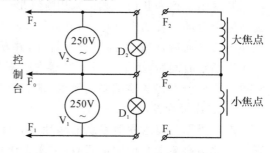

图 1-22　灯丝加热初级电路上接假负载

按图 1-22 接好电路后,将控制台上各调节旋钮置透视位,合上墙闸,开机,此时灯泡 D_1 应亮,V_1 有示数;调节控制台上的透视 mA 旋钮,D_1 亮度和 V_1 示数应有相应变化,说明透视(小焦点)灯丝加热初级电路工作正常。中型以上 X 线机,都设有点片摄影装置。点片摄影时,由透视小焦点切换为点片摄影大焦点。在透视试验正常后,应做一次点片摄影试验。在点片摄影试验时,D_1 应熄灭,V_1 示数回零,D_2 应亮,V_2 应有示数。然后用点片摄影条件试验,即将技术选择置摄影位,从低 mA 挡调至高 mA 挡,逐挡进行。当调至大焦点摄影 mA 挡时,灯泡 D_2 应亮,V_2 有示数;当调至小焦点摄影 mA 挡时,D_1 应亮,V_1 有示数,且各挡亮度随 mA 值的增大而增加。若出现灯泡亮度和电压表示数不变化,或其中任何一挡灯泡不亮和电压表无示数,或 mA 选择在大焦点时小焦点亮,以及低 mA

挡的电压表示数反而大于高 mA 挡的电压表示数等,都说明灯丝初级电路有故障,必须排除故障后方可将灯丝加热变压器的初级连接线接上;若无上述情况,则说明该电路工作正常。

2. 在灯丝加热次级电路上接假负载

把灯丝加热初级电路电缆线接到 X 线管灯丝变压器初级接线柱上,但高压变压器初级电缆线切不可接上! 将阴极高压电缆自 X 线管管套上的插座内拔出,用夹子线将两只 12V 汽车灯泡取代 X 线管灯丝接到高压电缆插头的三个插脚上,如图 1-23所示。试验方法及所见现象与第一种试验方式相同。

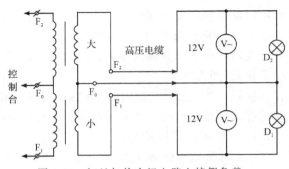

图 1-23　灯丝加热次级电路上接假负载

若无异常,则说明该电路正常工作。

此时可关闭机器,取下灯泡,将阴极高压电缆插入 X 线管管套上的阴极插座内,旋紧固定环,再次开机,透过 X 线管管套的透明窗口,可见 X 线管灯丝亮;若管套窗口前有滤过板,可将其取下观察,透视与摄影切换时大、小焦点应相应切换。调节各 mA 调节旋钮,灯丝亮度应相应变化。关闭机器,X 线管灯丝电路通电试验结束。

注意:有些 X 线机,为加快透视、点片摄影切换速度,在透视时大焦点就低温预热,透视时大、小焦点灯丝都亮,但大焦点亮度很低,灯丝呈暗红色,这是正常的。

(六)电动诊视床控制电路的通电试验

电动诊视床是 X 线机的重要组成部分,是完成 X 线诊断的主要辅助设备之一。大多数 X 线机配备的电动诊视床具有如下性能:①床身能在 $+90°\sim0°\sim-15°$(或$-30°$)的范围内转动,并在预定的角度上自动停止;②床面能纵向移动 $0\sim100cm$。试验时可根据以上技术性能逐一进行。

1. 试验床身转动方向

床身转动方向有时与控制开关的标记不一致,三相电机作动力时更易出现此故障。先将有关连接线正确接上,再将滤线器固定,以防滤线器在床身转动后滑动,发生碰撞而受损。开机,按动床身转动垂直按钮或拨动床身转动开关至垂直位,床身转动电机应立即得电,床身应向垂直方向转动。为确保安全,操作者应随时准备切断电源,并注意观察床身转动方向,一旦发现方向不对,应立即按动“停”按钮,或将开关拨回“0”位,切断电机电源,关机。调换任意两根电机接线后,再进行试验即可正常。然后试验床身“水平”方向转动。一般情况下,只要床身“直立”转动方向与标记相同,“水平”转动方向也会与标记一致。操作时应注意:床身转动的范围不要过大,只要能辨明床身转动方向即可,这是因为床身转动限位开关此时尚未调好。

2. 试验床身转动各限位开关

限位开关的作用是当床身运转到垂直($+90°$)、水平($0°$)及最大负角度(一般为$-7°\sim+30°$)时,自动切断电机电源,使床身停止转动。如果限位开关有故障,床身转到终点也不能自动停止而继续运转,势必造成轴杆、丝杠、电机齿轮等部件的损坏甚至发生翻床等严重事故。限位开关一般都安装在床的支架(床腿)上,床身上装有碰杆或碰板。当床身转动到预定位置时,碰杆或(碰板)将限位开关碰开(原为常闭),切断电机电源。试验时,按动或拨动床身转动按钮或开关,使床身向“垂直”方向转动后,用螺丝刀碰一下垂直限位开关,床身应立即停止转动。再次按动"垂直"按钮，床身应继续转动。操作时操作者应随时准备切断电机电源，并注意床身的转动，特别是床身接近"限位"时，应特别注意限位是否起作用。床身转动至垂直位时，能自动停止，说明垂直限位正常。用同样的方法试验水平限位、负角度限位以及其他特设的"限位"。

3. 试验床面移动方向及限位

拨动或按下床面移动开关，床面自动向头或脚端伸出一定长度，并在规定的范围内自动停止移动，即为正常。

在做上述试验时，还应注意观察床身转动和床面移动时速度是否均匀，床面是否平稳，倾听有无摩擦、碰撞声，若有异常应立即停机，寻找并分析原因之后，方可继续进行。

4. 试验限位保护开关

电动床除设限位开关外，还在重要限位处如垂直位、负角度位设有限位保护开关，与限位开关一起，构成"双限位"。如 XG-200 型 X 线机电动床的转动范围是 $+90° \sim 0° \sim -12°$，在 $+90°$、$-12°$ 处设限位开关，再在 $+91°$ 和 $-13°$ 处各设一个限位保护开关，当限位开关失灵时，限位保护开关即起作用，也可切断电机电源，起到保护作用。试验时，可暂时将限位开关短路，按检验限位开关是否正常的方法检验限位保护开关即可，但要特别小心。这里须特别注意：当限位保护开关被压后，电动床电源电路被切断，按动"垂直"或"水平"按钮，床身皆不能转动。此时应按动"复位"按钮，但要注意床身所处位置，若床身处垂直位，在按"复位"按钮时应先按住"水平"按钮，或将开关拨至"水平"位。反之，在负角度处，应先按住"垂直"按钮或将开关拨至"垂直"位，再按"复位"按钮，以防事故的发生。

四、高压电路

高压电路试验时，应先进行空载试验，再进行负载试验。为确保安全，要认真检查高压变压器次级中心点处的保护装置，如放电针、放电管等是否可靠，高压发生器外壳接地是否良好，并对高压变压器的绝缘阻抗进行测试，其方法是：使高压初级呈闭路状态，用直流 500V 或 1000V 的 MΩ 表（摇表）在高压初级接线柱与接地接线柱之间进行测定，其绝缘阻抗应 >0.5MΩ，次级对地应 >200MΩ。经上述检查和测定后，即可进行高压电路的通电试验。

(一)空载试验

空载试验是指接上高压发生器，而不接 X 线管时所进行的高压通电试验。其对象是高压发生器，其目的是检验高压发生器内各高压部件承受高压的能力和有无短路故障。

空载试验的步骤是：①拆下高压初级上的短路线；②将高压初级连接线接上，并将一只 $0 \sim 10$A 的交流电流表串联到高压初级电路中；③接到高压初级发生器的高压电缆暂不接上，为防止高压插座对地（油箱外壳）沿面放电，可在插座内注入适量变压器油；④合上墙闸，开机，调节电源电压，使电源电压表指示标准位，技术选择置透视位，透视 kV 调至最高值的一半；⑤踩下透视脚闸，观察高压初级串联的电流表，指针应有示数（即空载电流），且平稳，控制台上的毫安表应无示数，仔细倾听高压发生器内，应有轻微的"嗡嗡"声，持续 5min 无异常，可松开脚闸，第一次试验结束；⑥每次升高 5kV，每次持续 $3 \sim 5$min，重复步骤⑤，注意间歇，一直试验至说明书中规定的数值，一般为 $90 \sim 100$kV。

在整个实验过程中，环境要肃静，试验人员注意力要高度集中，以便及时发现问题。若高压发生器内有"嘶嘶"声或"噼叭"声、电流表指针有"跳动"、毫安表有读数等现象皆属异常,应立即切断电源,停止试验,查找原因,排除故障后方可继续进行。若无上述现象,则说明空载试验正常。

注意:查找故障原因时,在接触高压发生器内部器件之前,必须将高压初级接线取下,并将高压变压器初级两接线柱短路,且将高压变压部件对地放电,以防高压电击事故的发生。

(二)负载试验

负载试验是指高压发生器、X 线管都接上时所进行的高压通电试验。其目的是对高压电缆的耐压和 X 线管的质量做初步检验。如果高压电缆的绝缘强度不够,当 kV 升至一定数值时,高压电缆就会被击穿,X 线管质量差(如真空度不良),就会发生一系列异常现象。

负载试验的步骤是:①拆下高压初级串联的电流表;②将注入高压插座内的变压器油抽出;③用洁净的纱布和乙醚或无水酒精将高压插座和高压电缆插头表面擦洗干净,不许留有水分、杂质和纤维物;④在高压电缆插头表面均匀地涂上一层脱水凡士林或硅脂,以便插头插入插座时,插座内的空气排出,防止高压放电;⑤依次将阳极高压电缆的 2 个插头分别插入高压发生器的"＋"插座内和 X 线管管套上的"＋"插座内,反复检查极性后,再将高压电缆的固定环旋紧;⑥合上墙闸,开机,将技术选择开关置透视位,调准电源电压,将透视 kV、透视 mA 都置最低位;⑦踩下透视脚闸,此时毫安表应有微小读数,慢慢调节毫安调节旋钮,使mA 值升至 1mA,持续 2min;松开透视脚闸,将 kV 值升至 65kV,继续曝光 5min,观察 X-TV亮度是否正常,若无异常,负载试验即可结束。

这项试验更应特别小心谨慎,严格按照说明书上规定的操作规程进行,并密切注意毫安表、千伏表及电源电压表指针的变化。

(三)X 线管的高压训练

新 X 线管或闲置三个月不用的 X 线管,在使用时,应首先进行高压训练。其目的是:①检查 X 线管的真空度是否良好;②提高 X 线管性能的稳定性,并使真空度轻微不良的 X 线管恢复正常。

高压训练的步骤是:①合上墙闸,开机,将电源电压调至标准位,技术选择开关置透视位,透视 mA、透视 kV 都置最低位;②用脚闸或透视手开关透视,缓调透视 mA 旋钮,使透视毫安表指示 1mA,观察毫安表是否稳定,若无异常,松开脚闸;③保持 mA 值不变,逐渐升高kV 值,每次增加 5kV,继续曝光 1~2min,间歇 3min,直至最高标定 kV 值。

在整个高压训练过程中,若毫安表示数始终保持稳定,则说明 X 线管真空度良好、性能稳定。若出现毫安表指针不稳、颤动、跳动等现象,则说明 X 线管有轻微真空不良或性能不稳。此时应立即切断高压,然后将 kV 值退回最低位,适当间歇后重新开始训练,方法同上所述,待毫安表稳定后,再逐步升高 kV 值继续训练,直至最高 kV 值。若多次训练,毫安表示数越来越不正常,出现毫安表指针冲满刻度、千伏表指针大幅度下跌等现象,则说明 X 线管严重真空不良,已不能使用,应予更换。

注意:查找故障原因时,在接触高压电缆芯线之前,必须将高压初级接线取下,并将高压变压器初级两接线柱短路,且将高压电缆芯线对地放电,以防高压电击事故的发生。

第六节　主要参量测试与调整

由于 X 线机用户与厂家的电源条件不同,新安装的 X 线机的电路参量将发生某些变化,因此在 X 线机通电试验的同时或试验之后必须对其主要技术参数进行检测和调整。其目的就是在新的电源条件下,对各有关电路进行调整,使之达到 X 线机的设计要求,以保证 X 线机处于正常使用状态,有最大的输出,得到最好的使用效果。

　　各厂家生产的 X 线机在结构和性能上有一定差异,各种型号的 X 线机测试调整项目和方法也不相同。由于绝大多数的 X 线机都配有三钮制控制系统,即 mA、kV、曝光时间分别调节,因此本节只介绍三钮制控制 X 线机主要参量的检测与调整。

　　X 线机主要参量的检测与调整,是一项极其细致复杂的工作,调整是否准确,直接影响着 X 线机的使用效果和使用寿命。检测调整时必须做到:①首先查看图纸,阅读说明书中的有关章节,彻底清楚各电路、各元件的作用,以便确定正确的调整方法;②思想集中、调整细微、一丝不苟;③调整校准 mA 时,要耐心,不可急躁,并注意间歇,以防损坏 X 线管。

一、曝光时间

　　限时电路对曝光时间的控制必须准确,否则,将影响摄影效果,甚至影响 X 线管的使用寿命,特别是在大 mA、短时间摄影曝光时尤为突出。新安装的 X 线机或曝光限时电路刚维修后的 X 线机,都必须对曝光时间进行校准。

　　曝光时间是指曝光控制系统的作用时间。对于三相高压初级控制式的 X 线机,曝光时间是指 kV 达到峰值电压的 75% 的起止时间间隔,如图 1-24 所示。

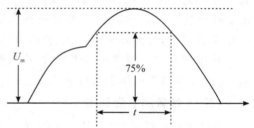

　　在进行曝光时间的测试时,既可以在空载时进行测试,即在高压变压器初级开路的条件下进行测试,也可以在负载时进行测试,即在一般负载条件下和满负载条件下进行测试。一般负载

图 1-24　三相 X 线机曝光时间示意

条件是指 kV 为最大 kV 值的 70%,mA 用最长曝光时间所允许的 mA 值。满负载条件是指 mA 用最大 mA 值,kV 用该 mA 条件下所允许的最大 kV 值。

　　由于 X 线机的类别不同,其曝光控制系统的结构差异甚大,因此应根据被测 X 线机的类别、性能和所具备的测试条件,选用恰当的方法进行测试。

(一)电秒表法

　　电秒表又称为同步瞬时计时器,由电源、同步电机、继电器、离合器等组成,其电路结构如图 1-25 所示。

　　在图 1-25 中,B 为变压器;ZL 是桥式整流器,为直流继电器 J 提供直流电源;M 为同步电机;K 为离合器;ZH 为指针轴。

　　电秒表法适用于曝光时间 >0.2s、由主接触器控制曝光时间的 X 线机空载测试。

　　在测试时,高压初级呈开路状态,即取下高压初级连接线。电秒表的输入端 1、3 接线柱与主接触器的一对空余的常开触点连接,如图

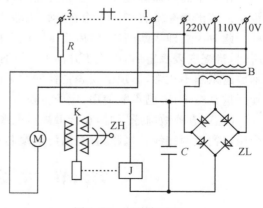

图 1-25　电秒表原理

1-25 中的虚线。将电秒表的 0V、220V 接线柱接上 220V 电源,电机 M 立即得电空转,但因继电器 J 未得电,离合器齿轮未咬合,故表针并不转动。

接通 X 线机电源,选择摄影曝光时间,按下摄影手闸,主接触器的常开触点闭合,1、3 接线柱短路,继电器 J 得电工作,吸动离合器咬合,表针转动,开始计时;至预选曝光时间,限时器使主接触器断电,1、3 开路,继电器 J 断电,离合器复位,计时停止。由电秒表刻度盘读取曝光时间,长针移动一格为 0.01s,短针移动一格为 1s。

每测完一次只要按动退针按钮,两表针同时退回零位,以备下次使用。

为测试准确,选六个曝光时间挡检测,其中必须包括最短时间、0.5s 和最长时间 3 挡,其他 3 挡任选。每挡需连测 5 次,每挡的误差按所测 5 次中的最大偏差计算。

在测试中应监测电源频率,并用下式计算出实际曝光时间:

$$t = A \cdot f_0 / f$$

式中:t 为实际曝光时间;A 为电秒表读数;f_0 为标准频率;f 为监测频率。

(二)电子毫秒计法

本方法适用于曝光时间小于 0.2s,由主接触器控制曝光时间的 X 线机空载测试。

在测试时,高压初级呈开路状态,如图 1-26 所示。电子毫秒计的输入端与主接触器的一对空余常开触点相连接。选择稍大于所测时间挡的量程,电源接 AC220V,扳动开关,接通电源并校零,此时因输入端开路,指针无示数。

接通 X 线机电源,选择某一摄影曝光时间挡,按下摄影手闸,主接触器得电工作,常开触点闭合,电子毫秒计输入端接通,表头指针上升,至预选曝光时间,主接触器断电,常开触点开路,电子毫秒计输入端又呈开路状态,表头指针停稳后,所指读数即为曝光时间,然后按动复位按钮,指针退回零位。

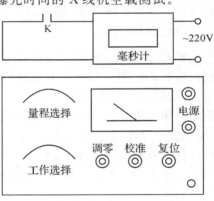

图 1-26　电子毫秒计接线

选 4 个曝光时间挡检测,其中必须包括最短曝光时间及 0.1s 两挡,其他两挡任选,每挡连测 5 次,每挡误差按所测 5 次中的最大偏差计算。

若没有电子毫秒计,则可用 mAs 表测试。因为 mAs 表所指示的数值是 mA 与时间的乘积,即

$$mAs = mA \cdot t$$
$$t = mAs / mA$$

很显然,若特设一电路为 mAs 表提供一准确 mA 值,那么 mAs 表就可以比较准确地用于摄影时间的测定。电路的形式很多,比较简单的如图 1-27 所示。

图 1-27 中 E 为 1.5V 干电池;R_1 为电位器;R_2 为分流电阻;A、B 两接线柱串接在高压接触器常开触点上;C、D 两接线柱分别接 mAs 表正、负端。测试前在 C、D 处接入一只精确的毫安表,并将 A、B 处短路,调节

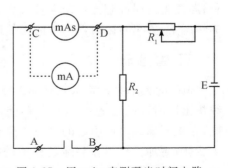

图 1-27　用 mAs 表测曝光时间电路

R_1 使毫安表有 100mA 的准确示数后固定 R_1，然后断开 A、B 处，将 A、B 接于高压接触器常开触点上，卸下毫安表，换上 mAs 表接于 C、D 处。注意:此时应将高压初级连接线从高压发生器一端拆下。接通 X 线机电源，预置好摄影时间，按下摄影手闸，常开触点闭合，mAs 表指针上升，至预选曝光时间，常开触点断开，待 mAs 表指针停住后，根据读数可求出曝光时间。如读数为 10mAs，则曝光时间为

$$t = 10\text{mAs}/100\text{mA} = 0.1\text{s}$$

按动复位按钮，指针退回零位。

(三)数字式计时仪法

数字式计时仪是一种广泛用于测试各种时间的电子仪器。其测试范围较广，适用于由主接触器控制曝光时间的 X 线机的空载测试。

数字式计时仪的类别比较多，电路结构复杂，但具有体积小、使用方便、操作简单等优点。当 X 线机主接触器得电工作时，其常开触点闭合，数字式计时仪电源接通，开始计数，至预定时间，主接触器断电，常开触点断开，计数停止，其数值直接由数字显示。

选 10 个曝光时间挡检测，其中必须包括最短时间、0.1s、0.5s 以及最长时间 4 挡，其他 6 挡任选。每挡连测 5 次，每挡误差按所测 5 次中的最大偏差计算。

(四)脉冲计数法

脉冲计数法的使用范围广，不仅适用于由主接触器控制的电路，也适用于晶闸管控制的初级控制式单相 X 线机的空载和负载测试曝光时间。

在测试时，信号取自高压变压器初级。将衰减器调到适当位置后固定，不得再动。由于测试结果与电源频率有关，因而必须监测曝光时电源的频率。

选 10 个曝光时间挡检测，其中必须包括最短时间、0.1s、0.5s 和最长时间 4 挡，其他 6 挡任选。每挡连测 5 次，每挡误差按所测 5 次中的最大偏差计算。

由于单相全波整流每个周期有两个脉冲输出，因此应按下式计算曝光时间:

$$t = \frac{N}{2f}$$

式中:N 为实测脉冲数;f 为电源频率;t 为曝光时间。

限时器的种类很多，因结构不同，其精密程度亦有很大差别，虽经校准，但仍存在误差。我国规定:200mA 以上的 X 线机，其控时 $\geqslant 0.1$s 时，误差应在 $\pm 15\%$ 之内;当控时 < 0.1s 时，误差应在 $\pm 20\%$ 之内。

通过上述测试或计算，所得时间与规定的误差相同或接近时，一般不必对限时器进行调整;若测得的时间超出规定误差较大，则首先应对有关电路进行检查，在确定有关电路正常的情况下，方可对限时器本身的元件进行检查调整或更换，并重新进行测试。

二、管电流

mA 的大小关系着 X 线的量和 X 线机的输出，在摄影时，直接影响着胶片的感光量。X 线机出厂时，mA 虽已按 X 线管的使用规格和机器的额定容量调好，但由于各地电源条件不同，在机器满载时所引起的电源压降也不相同，X 线管灯丝加热电压将受到影响，使 mA 发生变化;再加上机器在装运过程中的振动或放置时间过久等因素，也会使某些调节机件松动、移位或接触不良，影响 mA 的准确性。因此，新安装的 X 线机必须在当地电源条件下重

新调整,这也是 X 线机安装中的一项关键工作。对于新更换的 X 线管来讲,即使是同一厂家生产的同一型号产品,也必须对 mA 做重新调整后方可使用。

(一)注意事项

1. 测试仪表的选用

X 线机在不同的工作状态和不同的测试要求下,需选用不同的仪表对 mA 进行测试。常用的测试仪表有电磁式直流毫安表和直流 mAs 表。毫安表适用于曝光时间较长时 mA 值的检测(曝光时间太短时,毫安表指针来不及偏转到应示位置),mAs 表适用于曝光时间较短时 mAs 值的检测。

2. 毫安表和 mAs 表的连接

毫安表和 mAs 表应串接在 X 线机的 mA 测量电路中,应接到技术说明书所指定的监测点上。

3. 曝光时间的选择

为保护 X 线管,防止过载,选择曝光时间时,应在能读准毫安表示数的前提下,尽量使用短时间。

4. 毫安表整流器的检查

在单相全波整流的 X 线机中,流过高压变压器中心点的电流是交流电,经过整流器整流之后才进入毫安表。整流器性能是否良好,对毫安表示数有很大影响。在测试、校准 mA 之前,必须检查整流器的质量。其方法是在整流器的交流输入端串联一只交流毫安表。任选某一 mA 进行一次曝光,观察两表的读数,若两表读数接近(一般直流表读数为交流表读数的 0.9 倍),则为正常;若控制台上的直流毫安表读数远低于交流表的示数,则说明整流器质量太差,应更换后再调整 mA。

5. 调整时要注意间歇

为防止 X 线管因过热而损坏,一般要在每次曝光后间歇 2~3min。在进行多次曝光后应休息 10min,以使 X 线管有充分的时间冷却。

6. 注意调节卡子的调节方向

在调节 mA 调整电阻的调节卡子或滑动触头时,一定要先搞清楚调节卡子或滑动触头的移动方向与电阻值增减的关系;否则,在调节调节卡子或滑动触头时,如将移动方向调错,不仅会增加曝光次数,损耗 X 线管,而且有烧毁 X 线管灯丝的危险,尤其是在大 mA 调整时,更应特别注意。应对照说明书上的电路原理图或接线图,从线号上加以识别,切勿盲目调节。

(二)透视 mA 的检测与调整

由灯丝加热初级电路可知,透视 mA 的大小是由串联在小焦点灯丝加热初级电路中的半可调电阻与电位器控制的。调节两电阻中的任何一个,都可以改变灯丝加热温度,从而改变透视 mA 的大小。

在调整时,接通机器电源,调节电源电压,使电源电压表指示标准位。技术选择开关置透视位,在 60kV 下,将透视 mA 调节旋钮逆时针旋转到底,踩下透视脚闸或按下透视按钮,再调节透视 mA 旋钮,使 mA 逐渐增加,注意观察毫安表示数,一般 X 线机透视 mA 最大值限制在 5mA 以下,若过高或过低应关闭机器,拉下墙闸,移动半可调电阻上的调节卡子。若透视 mA 最大值不足 5mA,则应减小半可调电阻的阻值;若透视 mA 最大值高于 5mA,则应增加半可调电阻的阻值。当移动调节卡子时,首先要搞清楚移动方向与 mA 增大或减小的关系,然后移动调节卡子,注意移动范围不要过大、移动速度不要过快,位置固定后应将螺丝旋紧,以使接触保持良好。反复试验,直至校准在 5mA 为止,此时旋动 mA 调节旋钮,mA 值应在 5mA 左右变化。

对于单相全波整流的 X 线机,由于电容电流通过毫安表,将影响透视 mA 的正确指示,所以在电路结构上设有电容电流抵偿电路。电容电流抵偿一般采用电阻分流法或变压器抵偿法。不管哪种方法,都要调节抵偿电路中的电阻值使毫安表能指示真实的透视 mA 值。凡有该电路的 X 线机在调整透视 mA 之前,都应先调好电容电流抵偿电阻,再进行透视 mA 的调整。

电容电流抵偿的调整方法是:①将灯丝变压器初级的公用线拆下,使灯丝无加热电压,并将电容电流调节电位器的下端接线拆下;然后开机,技术选择开关置透视位,在 70kV 下,踩下透视脚闸,观察毫安表,其读数即为电容电流值 I_c。②断开电源,接上灯丝变压器初级的公用线,再开机,仍用 70kV 进行透视,此时毫安表的读数即为电容电流值与透视 mA 值的和。③断开电源,接上电容电流调节电位器的下端,再开机,仍用 70kV 进行透视,此时调节补偿电路中的半可调电阻(移动位置时应松开调节卡子,事后拧紧)或电位器,使毫安表的读数等于第二步的读数减去第一步的读数 I_c。

(三)摄影 mA 的测试与调整

小型 X 线机多采用单焦点 X 线管,灯丝加热电压由一个灯丝加热变压器供给,在调整摄影 mA 时,比较简单。开机,技术选择开关置摄影位,选择某一 mA 挡,在 60~70kV,曝光时间选择 1s 时,按下曝光按钮,机器曝光,观察毫安表读数是否与预选 mA 值相符,若高于或低于预选 mA 值,应断开电源,调节灯丝初级电路中摄影 mA 调整电阻的调节卡子,反复试验,直至毫安表读数与预选 mA 值相符为止。

中型以上 X 线机,多采用双焦点 X 线管,灯丝加热电压分别由两个灯丝加热变压器供给,其摄影 mA 调整电阻分别串联在大、小焦点灯丝变压器的初级电路上。在调整摄影 mA 时,其大、小焦点的摄影 mA 调整电阻应分别调整。

调整摄影 mA 的具体步骤是:开机,将电源电压调至标准值,将技术选择开关置摄影位,摄影 mA 由最低挡开始,在 65kV、曝光时间选择 1s 时,逐挡进行曝光。注意观察毫安表读数与预选 mA 是否相符,若高于或低于预选 mA 值,应切断电源,调节摄影 mA 调整电阻的调节卡子或调节触头。在大 mA 挡测试时,因受 X 线管容量的限制,需用短时间曝光,故在大 mA 测试时,应使用 mAs 表,其曝光时间可取 0.5s 以下,这样既准确又安全。其 mA 值可由下式求出:

$$mA = mAs/s$$

(四)空间电荷抵偿的调整

在 X 线管灯丝加热初级电路中,为消除空间电荷对摄影 mA 的影响,都设有空间电荷抵偿变压器,以抵偿 kV 变化时对 mA 的影响。在校准摄影 mA 时,应同时对空间电荷抵偿进行调整。

调整方法是:对摄影 mA 各挡进行两次曝光,第一次用 X 线机使用规格表中各 mA 挡所允许使用的最低 kV 曝光;第二次用 X 线机使用规格表中各 mA 挡所允许使用的最高 kV 的

90%曝光。比较两次曝光时毫安表的读数,若相同或接近,则证明抵偿恰当;若 kV 增加后,mA 也增大,则说明抵偿不够,应将空间电荷抵偿变压器次级的对应接线接到匝数较多的接线位置上(由接线图线号识别);反之,若 kV 增加后,mA 减小,则说明抵偿过多,应将空间电荷抵偿变压器次级的对应接线接到匝数较少的接线位置上。反复试验,直至高 kV 曝光和低 kV 曝光的 mA 数相同或近似为止。

三、管电压

X 线机的 kV 是由高压变压器初级电路中的千伏表(电压表)预示的。千伏表预示值与实际值的误差是否≤±7%,将影响 X 线的穿透力,进而影响 X 线的摄影、诊断和治疗效果。各厂家在 X 线机出厂之前,都进行了严格的调整,但这种调整是在特定的电源条件下进行的,用户的电源条件,如电源内阻,不可能与厂家的完全一致,这就造成了千伏表的预示值与实际值不符。kV 调整的目的是:在新的电源条件下,让千伏表的预示值与实际 kV 值相符。

因厂家有各种 kV 调整专用测试设备,故 kV 调整得比较准确。但用户的电源内阻差异很大,厂家无法预计,故一般在 X 线机的 kV 补偿电路中串接一个电源补偿电阻或电位器。用户在调整千伏表预示值时,只要对该电阻进行适当调整,就可达到目的。各 mA 值对应的 kV 补偿电阻,一般无须调整。测试和调整时可根据设备条件选用不同方法。

(一)分压器法

分压器法是将测量仪器接于高压次级 X 线管两端,利用分压的方法,在负载条件下,直接测试 kV。由于 X 线管两端电压极高,故用分压器对 kV 取样,由电子仪表指示 kV 峰值,同时用示波器监视 kV 波形。这种方法,适用于各类医用 X 线机的 kV 测试,测得的数值比较准确,但操作时应注意安全。

(二)静电电压表法

静电电压表是利用静电感应的原理,使指针偏转的测量仪表。它由感应电极板、表头和高压瓷瓶组成。极板可前后移动,调节量程,近距离是 25kV 量程,远距离是 50kV 量程。测试空载次级电压时,将阳极高压电缆从 X 线管管套插座内拔出,用导线将电缆芯线接于感应电极上,表壳接地。高压接通后,仪表有示数,该示数为次级电压的一半。

负载测试时,应把阳极高压电缆芯线引至高压测试仪,如图 1-28(A)所示。测试原理如图 1-28(B)所示,高压接通后,仪表所指示数值,即为负载下 kV 的一半。

由于仪表指示值为平均值,所以应该把它换算成峰值。在单相全波整流电路中仪表指示的电压值×1.1×2 后,即可得到 kV 值。

这种测试方法,特别适用于治疗机和电容

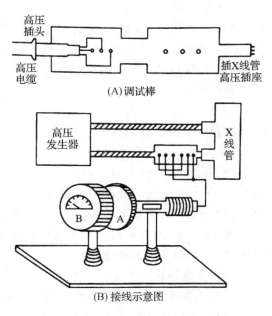

图 1-28　静电电压表法测量 kV 示意

放电式 X 线机的高压测量,但由于高压棒引线直接暴露在空气中,要特别注意安全,引出线要短,有一定的硬度,防止静电下左右摆动,表壳和感应电极接线要有一定间隔,并拉紧,避免高压静电吸引而短路。工作人员要在两米距离外观察以防电击。

(三)初级预示电压测试法

上述两种方法,在院方应用较困难,比较简单易行的方法是根据 X 线机说明书中给出的调试数据,测试高压初级的电压值来调整和校对 kV。

一般诊断用的中型以上 X 线机,说明书中都给出两组数据:一组数据是高压变压器空载时初、次级电压的对应数值;另一组数据是高压变压器不同负载(mA 值)下,初、次级电压的对应数值,如表 1-2 所示。

表 1-2　XG-200 型 X 线机负载下 V-kV 对应关系

最大摄影容量	50mA/100kV	100mA/90kV 小焦点	100mA/100kV 大焦点	150mA/100kV	200mA/90kV	100mA/90kV 胃肠
高压变压器初级电压	323V	300V	331V	343V	314V	300V

从表 1-2 可见,负载为 50mA、100kV 时,初级电压为 323V,但该机高压变压器空载时初、次级电压比为 3.1V/1kV,那么空载 100kV 时,初级电压应为

$$3.1V/1kV \times 100kV = 310V$$

由此即可计算出 50mA、100kV 负载下,初级电压的补偿数值为

$$323V - 310V = 13V$$

同理,可计算出不同负载下,初级电压的补偿数值。该数值也就是不同负载下曝光时,电压表的下降数值。

图 1-29 是 KE-200 型 X 线机负载下 V-kV 对应曲线。当负载为 50mA、80kV 时,对应的初级电压为 160V,但该机高压变压器初、次级电压比为 1.9V/1kV,其空载时,80kV 应对应的初级电压为

$$1.9V/kV \times 80kV = 152V$$

初级电压补偿数值为

$$160V - 152V = 8V$$

同理,可计算出不同负载下,初级电压的补偿数值。根据上述数据即可进行调整,具体方法以 XG-200 型为例加以说明。

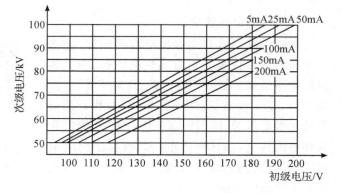

图 1-29　KE-200 型 X 线机 kV 补偿曲线

图 1-30 为 XG-200 型 X 线机 kV 补偿电路,图中 $R_1 \sim R_6$ 为各摄影 mA 对应的 kV 补偿电阻,R_7 为电源压降补偿电阻。

首先在电源进线 001、002 处并联一 500V、0.5 级或 1.0 级交流电压表,然后将技术选择开关置滤线器摄影位,合上墙闸,开机,调节电源电压调节器,使电源电压表指示标准位。用大焦点、100mA、75kV、2.4s 条件曝光。认真观察所并联的电压表,记下曝光时指针下跌数值。根据高压变压器初、次级的电压对应数值,计算出需补偿的 kV 值。如果电压表指针下

跌3.1V,则相当于kV值下跌1kV;若电压表指针下跌6.2V,则相当于kV值下跌2kV。依此类推,根据电压表跌落的数值,调节印刷电路板上矩形电阻R_7(但不要调节kV调节器),使控制台上的千伏表示数降低2kV,即指示73kV。注意:这里可带电调整R_7,但要求技术熟练,以防触电。也可关机后再调R_7,开机后再看千伏表是否降低2kV,若过大或过小,应关闭机器重调R_7,反复几次,即可调好。在电源补偿电阻调好后,将500V、0.5级或1.0级交流电压表移至023、028接线柱上,根据表1-2中提供的数据,校对高压变压器初、次

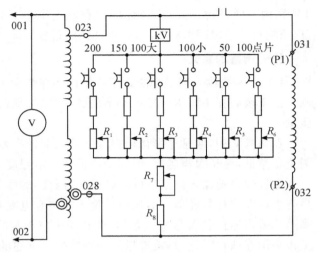

图1-30　XG-200型X线机kV补偿电路

级电压对应值是否准确。方法是:将高压变压器初级接线拆下,并使两接线柱短路,开机,调节电源电压旋钮使电源电压表指示标准位。选用50mA、100kV时电压表应指示323V。余者以相同方法校准。若电压表示数普遍偏高,应调R_7,使其有效阻值降低,此时千伏表示数将上升,调整kV,使千伏表示数复原,电压表示数将下降;若电压表示数普遍偏低,应调R_7,使其有效阻值增加,此时千伏表示数将下降,调整kV,使千伏表示数复原,电压表示数将上升。若其中某一mA挡偏高或偏低,则应调该mA挡所对应的补偿电阻即$R_1 \sim R_6$中的某一个电阻。

上述调整结束后,将高压初级连接线接上,抽样进行负载下校对。如选用100mA、70kV、2s时,千伏表应指示70kV,电压表应指示:

$$70kV/1kV \times 3.1kV + 21V = 238V$$

该式第一项为100mA、70kV空载时初级电压值,第二项则为100mA负载时的补偿电压值。

曝光时若电压表下跌21V,即指示217V或近似此值即为准确,若相差较大,则应调100mA所对应的kV补偿电阻R_3,使曝光时电压表的读数为217V。

在测试调整中,由于测试方法和仪表精确度的不同,误差的存在是必然的,但其值应在±7%的范围之内。有些X线机在设计上对电源内阻的要求十分严格。在电路结构上,kV补偿电路中皆采取逐挡固定阻值的补偿方法。这种结构的电路kV补偿细致,kV预示准确,无须调整,但电源内阻和电源容量必须符合X线机的设计要求,否则X线机不能发挥应有效能,使用时必须适当降低条件。

四、X线电视系统

正确的调整能使X-TV得到较好的图像质量,即图像噪声干扰较小、明暗适度、清晰,适于观察。调整内容大致包括增强管的聚焦调整、电视摄像机的聚焦调整、监视器的聚焦调整、靶压和电子束的调整、图像中心的调整、总噪声最低点的调整、自动亮度稳定电路和自动增益控制的调整等,有的X-TV有圆消隐等特殊功能,这些都有相应的调整步骤。不同的X-

TV 结构不同,调整的内容和程序也有所差别。下面以 XTV-ZHD5401(Ⅲ)型 X-TV 为例(以下简称为 5401 型 X-TV),介绍其调整过程。

(一)调整的意义

I.I 的 X 线输入剂量率决定了系统的图像质量。在 X-TV 中,可见量子噪声被余辉所抑制。由于余辉在不同 X-TV 中是不同的,所以必须调节好输入剂量率和余辉,才能保证图像质量。

在 X-TV 中,通常是影像增强管的输入剂量率越大,增强管的量子噪声越低;反之,输入剂量率越低,量子噪声越高;但剂量率低到一定程度后量子噪声反而下降。

电视噪声随输入剂量率(摄像管靶面照度)的增加而降低,随输入剂量率的降低而增加,最终表现在监视器屏幕上的噪声是量子噪声和电视噪声的总和,即两种噪声的叠加,称为总噪声。适当地控制 X 线输入剂量,使总噪声位于其曲线的最低点,并使自动亮度稳定装置的工作平衡在该点附近,是最理想的调整结果。下述的调整方法就是以此为目的的。

(二)材料和方法

(1)分辨力测试卡:也称为矩形波测试卡。一般有多组粗细不同的平行铜丝平行排列而成。还有一种是用 0.5mm 的钨膜蚀成多组宽度和间隔不同的线条组构成的。

(2)标准体模:用有机玻璃容器盛 20cm 高的水或用 20cm 厚的乙丙烯树脂体模。

(3)2mm 厚的铜板。

(4)测试条件:X 线管焦点到增强管输入屏距离为 1m,用自动亮度稳定装置,此时应为 80kV、1mA。这些条件因滤线栅不同、体模不同、X-TV 的厂家及型号不同而有所不同,应根据具体要求进行测试。

(三)调整步骤

1. 增强管的调整

(1)接通增强管电源,由增强管镜头(在光分配器装入之前)或在光分配器接入之后从分光镜所在的通道上观察,最好用望远镜观察,应能见到均匀的深绿色背景,允许偶尔出现几个量子噪声引起的小亮点。如看到输出屏上有闪光、亮斑或持续高亮度,说明增强管部分有故障。

(2)若亮度普遍偏高,可以适当降低增强管的高压,若不是增强管真空度降低引起的,现象应能得到改善。

(3)把分辨力测试卡贴在增强管输入屏前或床面上。

(4)启动透视,用与(1)同样的方法观察增强管的输出屏,应有图像出现。

(5)调节增强管的聚焦电压,使分辨力测试卡的影像最清楚,看最高能看清楚哪一组线条。应能达到增强管性能所规定的极限分辨力指标。

(6)如为多野增强管,应逐野进行聚焦调整。

2. 摄像机的调整

(1)接入光分配器和电视摄像机。

(2)开启 X-TV 电源,监视器屏幕上应有光栅出现。用 50kV、0.5mA 透视,屏幕上应有图像出现(暂不论是否清楚);否则 X-TV 本身或光路有故障。

(3)调节电视摄像机镜头,使图像较为清晰。如果镜头在某一方向已调到终端,图像还有改善的可能,应松开摄像管的固定螺丝,向前或向后稍微移动一下摄像管,然后重新锁紧,再进行镜头的调整。直到能调出一个比较清晰的图像为止。

(4)变化 mA 使图像易于观察,镜头光圈用 F2～F4。调节摄像管的电聚焦(FOCUS)钮,使监视器上的图像质量更加清晰。

(5)调整摄像管的电子束(BEAM)钮,由低向高调,直到屏幕上"云雾"消失(在 50kV、0.5mA 下调节)。

(6)重复(3)～(5)项调整,直至图像清晰悦目。

(7)如发现监视器上图像歪斜,可以通过旋转偏转线圈的角度来调整,方法是:松开偏转线圈骨架的固定螺丝,转动线圈骨架,把图像调整后重新固定。

(8)调整摄像机的偏转角。由于图像的偏转角受地磁的影响,调整时应将床身立至 45°,在这种情况下调整行中心(H. CENT)钮、场中心(V. CENT)钮,使图像位于屏幕中心。

(9)校正摄像管的靶压:靶压出厂时已由厂家调整好,但要测量一下实际值。对于 NEWVICON 摄像管,靶压应为 10～15V。对于 CHARNICON 摄像管,靶压应为 15～25V。如不在相应范围内,由摄像机控制器上的靶压(TARGET)钮调整。

3. 自动亮度稳定装置(IBS)和自动增益控制(AGC)的调整

(1)在遮线器前放置 2mm 厚的铜板。

(2)把调整电视用标准体模放在增强管前或床面上。

(3)设定摄像机光圈:对于 NEWVICON 摄像管,光圈置 F2,对于 CHARNICON 摄像管,光圈置 F1.4。

(4)在控制器上把 IBS/MANUAL 钮置于 MANUAL 侧,即关断自动亮度控制系统,参照结构说明书把自动增益控制(AGC)关掉。

(5)在主监视器上把对比度(CONTRAST)钮和亮度(BRIGHT)钮分别放在旋转范围的中间位置。把工作室亮度调到日后工作时的正常亮度。

(6)设置 X 线初始条件:100kV、1mA。

(7)在透视时观察屏幕上的图像,并降低 kV 值,直到电子束引起的"云雾"在屏幕上消失。

(8)反复调节亮度钮和对比度调节钮,使屏幕上的图像清晰、易于观察。

(9)降低 5kV 后屏幕上的图像亮度会降低,重新调整亮度钮和对比度钮,使图像在新的情况下达到最好的效果。

(10)看屏幕上雪花样噪声信号是否消失。

(11)看屏幕电视噪声是否变得明显。如不明显,再降低 5kV,重复(9)～(11)项的工作,直到电视噪声变明显。此时对比度钮已近尽端,不要再降低 kV,在这个电压下进行下面的工作。

(12)把对比度钮调回正中间位置。

(13)调节摄像机控制器的增益(GAIN)钮,增大系统的增益,直到屏幕上的图像黑白反转。

(14)接通自动增益控制电路,并调节,使电视输出信号达到稳定值。

(15)在 X 线机控制台上把 IBS/MANUAL 钮开到 IBS 位。

(16)在电视控制器上调节 IBS 钮,使 X 线条件平衡在(11)中的 kV 和 mA 附近。这个条件所得到的图像应该是总噪声最低时的图像。

(17)看 IBS 信号是否平衡在 6V 左右,否则,重新调整 IBS 钮。

4. 结果

(1)按 2 中(5)的方法,重新调整 BEAM 钮。

(2)检查在调整过程中 X-TV 是否有异常情况,并请使用者验收调整结果。如有必要,返回到 3 中(9)重调。

(3)填写调整记录。

第七节　X 线机的维护与检修

随着科学技术的发展,医用 X 线机已从单一的机电产品发展成为一种多学科的综合性医用工程设备。这种设备,机械精度高,电路结构复杂,功能广泛,造价较高,属于大型贵重精密医疗设备。因此,加强对设备的维护,做好日常保养工作,保证设备的正常运转,延长设备的使用寿命,提高设备使用效率,是 X 线技术工作者的职责。

设备在长期使用中,由于机件和元部件的自然寿命所致和某些操作上的失误,都会使设备出现异常现象甚至发生故障,在这种情况下,应立即停机,进行认真检查和正确修理,防止故障扩大和发生事故。

一、维护

实践证明,同型号的 X 线机,在相同条件下使用,有的可以多年不发生故障,有的却故障不断,这里固然有质量问题,但不可否认,使用、维护的好坏,也是一个重要因素,这一点,应引起 X 线技术工作者的高度重视。

(一)X 线机的使用和日常维护

对任何设备,正确地使用是最好的维护。对 X 线机这种大型贵重精密医疗设备来说,错误地操作,有时会造成严重后果,轻者达不到使用目的,造成药品、机械的浪费,重者会造成设备的损坏。因此,在使用 X 线机时,应做到以下几点:

(1)使用 X 线机者,必须是经过专门培养、具有一定专业基础、熟悉机器结构和性能的专业技术人员。

(2)X 线机的种类很多,结构及性能差别甚大,但都有各自的使用说明和操作规程,使用者必须严格遵守,操作谨慎、熟练、正确,不可随心所欲,草率从事。

(3)曝光前应根据室内温度情况和机器结构特点,确定适当的预热时间,在室温较低时,防止突然大容量曝光,以防损坏 X 线管。

(4)曝光过程中应注意观察控制台面上的各种指示仪表的动作情况,倾听各电器部件、各机件的工作声音,以便及时发现故障。

(5)摄影曝光过程中,不得调节任何旋钮。

(6)严格禁止超容量使用,并尽量避免不必要的曝光。

(二)严格遵守操作规程

操作规程是为保证 X 线机正常工作,根据 X 线机的结构、特点而编制的一整套操作规

程。由于机器结构的差异,操作规程也不相同,对三旋钮调节系统的 X 线机来说,一般应按下列规程操作:

(1)操作机器以前,应首先检查控制台面上各种仪表、调节器、开关等是否处于正常位置。

(2)合上电源闸,按机器电源按钮,调电源电压于标准位,机器预热。

(3)根据工作需要,进行技术选择,如台次交换、摄影方式、透视或摄影的条件选择,在选择摄影条件时,应注意毫安、千伏和时间的选择顺序,即首先选毫安值,然后选择千伏值,切不可先选择千伏值后定毫安值曝光。

(4)操作脚闸或手开关时,动作要迅速,用力要均衡适当。

(5)机器使用完毕,断开机器电源,各调节器置最低位,最后断开电源闸。

(三)认真做好日常维护工作

(1)谨慎操作,防止用力过猛,防止强烈震动,特别是球管支持件、荧光屏架等。移动机器时更应小心谨慎,以防损坏 X 线管和铅玻璃。

(2)保持机房干燥。X 线机是大型电器设备,由机电、电子、光学等多种机件组成,这些机件受潮后,轻者生锈造成机械部件活动不灵,电路参数改变;重者使电路元件发霉变质,绝缘性降低发生漏电,造成电机事故。由此可见,保持机房干燥,不仅是为了保证机器的正常运转,也是安全措施之一,必须高度重视。要保持机房干燥,首先要有良好的通风设施,且每天要定时开通几次;清扫机房时,尽量少用或不用水,擦抹机器不要用湿布,阴雨天要关闭窗户,防止大量潮气侵入机房;发现机器受潮后,不可开机,须经干燥处理后,方可开机工作。

(3)做好清洁卫生,保持机器清洁,防止尘土侵入机内,是日常维护的重要一环。尘土侵入机内,久而不除,会使某些元件接触不良,如继电器接点间的接触不良等;另一方面也有可能造成短路,如自耦变压器匝间短路等。因此清洁除尘应形成制度,检查每日工作时,应先对机器和室内进行清洁处理,除尘时最好用除尘器,少用或不用湿布擦拭。机器内部的尘土最好用电吹风的细毛刷清除。X 线机的控制台、诊视床、摄影床、立位滤线器、摄影增强器、电视机等都应有专用布套罩盖。荧光屏应用黑红布套罩盖,以保持和延长荧光纸的使用寿命。

(4)注意安全检查。X 线机在使用过程中,由于机件的自然寿命和某些客观原因,总会有一些不安全因素,随时注意检查,就可防止重大事故的发生。日常检查的重点有:接地是否良好;管套有无漏油现象;管头温升;机器运转是否正常;钢丝绳有无断股;控制台各旋钮有无错位等。若发现异常,应立即停机,进行修复或更换。

(四)X 线机机械部件的维护

(1)诊视床的立柱活动部分的轴承应经常检查其灵活度,有无过大的摩擦情况,并经常在轴承轨道上涂以润滑油,减少摩擦和磨损。

(2)各部件的电镀部分要防止生锈,应经常用油布擦拭;喷漆或烤漆部件更要严防火烤、碰撞,以防漆皮脱落。

(3)各部分的钢丝绳要经常检查是否有磨损而出现的"断股"现象,如有此现象应立即更换。

(4)放在胃肠摄影架中的暗盒要轻拿轻放,防止变形。荧光屏在不使用时,要用黑布遮盖,避免日光或灯光照射,在使用中不可超条件使用,否则容易使荧光纸出现衰老或褪色现象。如发现荧光屏亮度显著下降,应检查其原因,如确系荧光纸衰老,应及时更换新品。

(5)电动诊视床在直立或水平运行中要经常检查其限位开关的位置,在电动机转动时,手不要离开操作控制按钮,以便发现意外时立即切断电源。

(6)要经常检查各部件之间的固定螺钉、螺母、销钉是否有松脱现象,如有松脱应及时紧固。

(7)诊视床的床面要保持清洁、干燥,最好床面铺上床单。在胃肠透视或摄影时,患者吐出的钡剂要及时清除干净。

(五)控制台的维护

控制台是 X 线机各部分电路、附属电路的控制调节的总枢纽,其电路结构甚为复杂,故日常维护非常重要。

(1)控制台应置于空气流通、整洁干燥之处,切忌潮湿、高温和日光暴晒。

(2)应定期打开前后挡板,对内部进行检查除尘,检查的重点是继电器各接点是否有电蚀烧坏、弯曲变形、接触不良等;各导线的连接是否有松动、脱出、断开、移位等现象;各插接元件接触是否紧密;各部件是否有烧坏、熔化现象;各调节电阻的活动夹子是否松脱等。如有上述某现象,必须立即处理。

(3)在工作中要经常注意电源电压表、千伏表、毫安表的示数是否正常,如有偏高、偏低、颤抖、急冲、脱离零位、指针摩擦过大等现象,应立即停止使用,排除故障。

(4)自耦变压器为各分路的总电源,一般装于控制台下方。

滑轮式自耦变压器,由于碳轮在外线筒上走动,使外线筒上积聚了很多碳粉,一方面会加大碳轮和导线间的接触电阻,影响摄片质量,另一方面易造成外线筒的匝间短路,因此需要用橡皮经常清洁。

(5)要经常检查控制台保护接地是否良好,检查时可以用欧姆表检查控制台地线与外壳外接地线是否导通,在接地良好时,它们之间的电阻值甚小。

(六)高压发生器及组合机头的维护

(1)为保护高压发生器及机头内的绝缘性能,在没有故障的情况下是不能随便将其打开的,因为绝缘油暴露于空气中会降低绝缘性能。

(2)当需要换新绝缘油时,应检查新油的性能,要求其绝缘强度不低于 25000V/2.5mm;而组合机头内的油耐压应在 30000V/2.5mm 以上。

(3)在安装或更换高压整流管或机头更换 X 线管时,需将新整流管或新 X 线管外壁用干燥洁净纱布和乙醚擦拭干净。

(4)曝光时,要注意高压发生器和机头内是否有异常声音。

(5)高压整流管的灯丝电压不需经常测量,但在电源条件有较大变动或相隔一定时期后需重新测量,以保证灯丝加热数据符合规定,并保持四管输出平衡。

(6)如果机房不是木制地板,最好将高压发生器放置在一个特制的木制底座上,以便防潮防锈。

(7)在检查高压发生器内部任何机件时,必须先将高压初级的接线拆掉,绝对禁止在高压情况下检查任何机件;同时,绝对禁止高压机件暴露于空气中进行高压试验。

(8)高压发生器的高压插座内须填充脱水凡士林,以防止高压经空气间隙对机壳放电。

如果连续工作时间过长或室温增高,其凡士林将会受热膨胀溢出,此时必须将插头拔出,将原有凡士林清除干净,并用乙醚擦干,重新涂上脱水凡士林,方能继续使用。

(9)高压发生器和组合机头必须有良好接地线。

(10)组合机头内因装有 X 线管,故应尽量避免震动和碰撞。在操纵荧光屏和立柱横臂上下移动时,不应用力过猛。

(11)组合式机头,主要特点是体积小、重量轻,但其热量集中,且散热条件差,故在使用中应注意机头的升温,避免连续工作时间过长,以防止 X 线管阳极靶过热而损坏,或使高压部件击穿。如夏季室温高时,为延长机器使用寿命,可用风扇帮助冷却。

(12)要经常观察机头窗口,如发现有气泡,应及时排除,如有漏油或渗油,应及时处理。

(七)高压电缆的维护

(1)要保持高压电缆清洁,切忌受潮、受热、受压或过度弯曲。若受潮则使水分渗入内部,降低绝缘性,电缆容易被击穿;受热容易使其吸收水分,膨胀变形;受压或过度弯曲都会导致电缆受损。

(2)要防止绝缘油侵蚀高压电缆,因绝缘油对橡胶有较强的腐蚀作用。

(3)不可使高压电缆过度弯曲,如过度弯曲则会使弯曲处的芯线与金属网所形成的电荷集中,因而较易在弯曲处被高压击穿。

(4)高压电缆插头内的填充物,多用松香、沥青、石蜡和绝缘油混合制成,在 X 线管头端常因受热融化流出,故应及时检查,如有此种情况应及时处理。

(5)X 线管管套是通过高压电缆的金属而接地的,要经常检查电缆两端的喇叭口与 X 线管和高压发生器的紧固情况,如发现在接通高压的情况下有"吱吱"静电放电声,应首先检查此处。

(八)X 线机球套头的维护

(1)X 线线管是一种贵重、易碎物品。因此,在运输与使用中应特别注意,避免震动和碰撞。由于阳极端较重,故在运输与使用中应使阳极端朝下。

(2)X 线机在连续工作中要有必要的休息和冷却时间,管套表面温度不宜超过 50℃。

(3)X 线球管内要保持足量的绝缘油;要经常通过窗口观察管头内是否有气泡存在,如有,应及时补油排气。

(4)在曝光时,如球管头内产生极微弱的辉光,这是由一些电子冲击玻璃壁所产生的荧光造成的,必须与真空度不良而发生电离放电的现象相区别。前者发生在玻璃壁,且随电压的增加而减弱,随管电流的加大而显著增强;后者随电压的增加而加强。玻璃管壁荧光不影响 X 线管的正常使用。但轻度辉光放电则是 X 线管将要损坏的现象。

(5)在高压发生时若有放电声,应立即停止工作,经处理后再用。

(6)要经常通过窗口观察 X 线管灯丝(焦点)是否在窗口的中心,若不在窗口中心,将会影响透视、摄影或治疗的效果,必要时可将球管头打开,把球管焦点的位置修正过来。

二、定期检查

在使用 X 线机过程中,除了一般的日常维护外,应进行定期的全面检查,以便及时排除故障隐患,防止重大事故发生,延长机器的使用寿命。

定期全面检修,通常一到两年进行一次,其检修内容主要有以下四个方面:

(一)机械部件的检查

X线机的机械部件较多,如各种床的机械部分(X线管的支撑装置和悬吊装置)、荧光屏吊架、天地轨等。在这些机件中,有些长期工作在承重状态,如钢丝绳、滑轮等;有些则处于频繁活动中,如轴承。它们的故障往往是逐渐形成的,从局部的损伤逐渐变为整件的损坏。因此,对机械部件的定期检查,不仅要检查有明显损伤的部件,更重要的是把那些已有隐伤的部件查出来,以防患于未然。

活动及传动部件的检修:检查并清洗所有滑轮、轴承、齿轮变速装置、传动装置和各种导轨。发现损坏或将要损坏的部件,应予更换,并重新加注润滑剂,使之传动平稳、活动自如、机械噪声小。

(二)钢丝绳的检查

检查各种平衡用及传动用钢丝绳,发现有断股或严重折痕的都应更换,并清除锈斑,用机油润滑。更换钢丝时要注意安全,并使新更换的钢丝绳松紧适度。

紧固螺钉的检修:检查各紧固螺钉,尤其是那些影响机器稳定安全的螺钉,如立柱调节杆紧固螺钉、各限位开关的固定螺钉、立柱限位块固定螺钉、平衡舵固定螺钉等。若有松动,应重新拧紧固定;若有滑丝的,应更换新螺钉。

(三)电气部分的检查

电气部分的检修包括电路检查和性能测试两方面。

1. 电路部分的检查(略)

2. 电源线的检查

主要检查电源线绝缘层有无老化、碎裂现象,有无过负荷痕迹,若绝缘层老化变脆,应予更换。

3. 接地装置的检查

接地装置是否完好,关系到人员安全和机器能否正常工作,因此应重点检查。一是检查接地线是否完好无损,各接触点接触是否良好。二是测量接地电阻有无变化。若发现接地线有局部断折应更换或焊接好,若接地电阻明显增大,甚至超过规定值,应进一步检查各接地点,必要时应对接地电极进行检查。

4. 控制台的检查

(1)控制台面的检查:控制台面上装有各种供操作者操纵机器的旋钮、按钮和反映机器工作情况的仪表。这些部件是否正常,直接影响着机器的使用寿命和技术效果,所以也是定期检查的重要内容。检查时看各旋钮有无松动,所指数值与实际值是否相符;仪表指针在不工作时是否在零位;工作时指针摆动有无受损、卡住等现象;仪表示数是否与实际数值相符等。

(2)控制台内的检查:控制台是X线机的控制中心,在长期工作中,有灰尘进入,因此定期检查时,首先要进行除尘,特别是自耦变压器裸露面、接触器接点、无罩继电器铁芯与衔铁接触面等部位要保证无尘土。除尘时要用毛刷或电吹风,不要用湿布擦拭,以防部件受潮。然后检查各连接线有无松动、绝缘层有无老化现象、固定件的螺钉有无松动、接触器和触电器动作时接触是否良好、有无熔蚀的接点等,若有应及时处理,情况严重的应更换。

(3)各限位开关的检查:主要是电动诊视床限位开关,应检查其位置是否移动、限位是否准确。

（四）性能测试

X 线机经过一定时间的运行，其性能可能有所变化，主要参量（如管电流、曝光时间等）可能出现不准确或不稳定，因此应对反映 X 线机性能的一些主要参量和电路进行测试。

在对管电流进行测试时，若发现管电流普遍下降，则首先应测量灯丝加热电压，不可急于调整管电流调节电阻，这是因为 X 线管在长期工作中，其灯丝电子发射率会逐步降低，虽然加热电压正常，但管电流已不足。在这种情况下，若调节管电流调节电阻使管电流增大，则会使灯丝加热电压过高，从而烧毁 X 线管灯丝。解决的方法是降低使用条件，或更换 X 线管。

机器经过定期检修之后，应对检修中发现的问题、更换的元件或电路的改动做较详细的记录，以方便后面的检修。

三、检修

X 线机的检修是以 X 线机的结构和设计数据为依据，通过分析推理，采用恰当的检修方法排除故障，使机器重新运转的复杂过程。因此，掌握检修原则、注意事项和常用方法，是做好检修工作的重要保证。

（一）X 线机故障的分类

X 线机通常可分为机械和电器两大部分，因而其故障也可分为机械故障和电路故障两大类。

1. 机械故障

机械部件所发生的故障，通常分为四种情况。

（1）机械转动件的失灵或卡死。这是一种常见的故障，多因机件受潮而生锈或润滑不及时，以及杂物侵入后未及时清除而造成。轻者摩擦力增大，灵活性降低，操作起来由轻松变为笨重，重者锈死或卡死，使机械或机件不能活动。

（2）机械精度改变。这是由于在长期使用中机械磨损所致，机件磨损后，使机械稳定度降低，在机械运动过程中出现晃摆现象。

（3）机件弯曲、变形、破碎、断裂。这种故障多由于碰撞或因调整不当使某些机件受力不均、位置不正所造成的。

（4）机械连接固定件松动或松脱。如铆钉、螺钉、螺母等在机械长期活动中受力而松动或脱落。

（3）（4）两种故障不仅影响机械的正常运转，而且有强大的危险性和破坏性，应特别注意检查和及时维修。

2. 电路故障

（1）按故障性质分：X 线机电路结构的复杂程度随机器的性能、容量不同而差别甚大，但就故障性质而言，基本上可分为三种，即断路故障，短路故障和元件老化、损坏故障。

①断路故障：在维修中，断路的含义不仅指电路中的电流被完全切断，如断线，而且包括因接触不良、元件变质等引起的电路不"畅通"现象，使电路中的电流值远低于正常值。断路故障发生后，将使所控制的电路工作不正常或完全停止工作，进而影响某一局部或全部电路的正常工作。

②短路故障:由于导线绝缘破坏或因绝缘强度降低而被击穿,以及由各种原因造成的导线互相搭碰,使不应连接的导线、元件之间发生碰接,某些元件变质漏电等使电路中的电流值远大于正常值的现象。这种故障危害极大,它不仅能使局部电路工作不正常,而且会使导线、元件过热甚至烧毁,保险装置熔断,使局部或整机停止工作。

③元件老化、损坏故障:X线机电路中各类元件甚多,这些元件在长期的使用中,由于自然寿命的原因,会发生损坏。这些情况可分别视为断路或短路,前者如电阻烧断,后者如电容、晶体管击穿等。

元件老化将导致参数改变,但不等于元件完全失效或击穿,只是因使用日久,其值发生了改变,如电阻的阻值增大或减小、电容漏电、晶体管参数变化等,这种故障发生后,其所在电路的参数将发生不同程度的改变,从而使电路工作出现异常或导致整机工作不正常。这种故障比较隐蔽,判断比较困难,应细心检查、逐步测量方能找出问题所在。

(2)按故障所在电路的性质分:在X线机检修中,往往根据电路结构和故障所在电路的性质,把电路故障又分为低压电路故障和高压电路故障两大部分。

①低压电路故障:发生在电源电路、灯丝初级电路、高压初级电路、控制电路等电路中各元件上的故障。这些元件如自耦变压器、稳压器、限时器、启动器、继电器等。

②高压电路故障:发生在高压次级电路中各元件上的故障。这些元件如高压变压器、灯丝变压器、高压电缆、高压变换闸、球管等。

在检修X线机时,首先根据故障现象,判断出是高压电路故障还是低压电路故障,然后进行逐级检查,这样能减少实验次数,缩短检查时间,是行之有效的方法。

(二)故障产生的原因及故障的特征

在使用X线机时,由于种种原因,机器产生各种故障,使X线机的性能降低甚至不能正常使用。产生故障的原因很多,其故障特征也各不相同。

1. 故障产生的原因

(1)正常性损耗:X线机的机械和电气元件都具有一定的使用寿命,在长期使用中,有的元件逐渐老化,其性能降低,造成工作不稳定,甚至不能工作。例如,X线管在长期使用后,可能由于阳极过热而蒸发的金属附着在管壁上,从外边看,可见管子亮度显著降低;在工作时,X线的输出量受到较大影响,使用效果变差。如果这种情况继续下去,可能造成X线管真空度降低,致使完全不能工作。这种情况属于元件老化而引起的正常损耗,无法修理,必须更换。此外,如电子管的衰老、变压器油的老化、接触器触点损坏等,均使机器不能正常工作,这些机械和电器元件的使用寿命是很难用某一规定的使用时间来衡量的,而主要取决于是否正确使用和经常维护。因此,正确使用机器和经常维护这些元件能延缓它们的老化过程,也就延长了使用寿命。

(2)使用不恰当:正确地使用X线机,对延长X线机寿命有重要意义。在使用机器前,必须先掌握机器的结构、性能、规格、特点等;在使用过程中,要遵守规程,按规格使用,否则,会造成某些元件过早损坏、参数改变等,使机器性能降低,从而不能正常工作。小型X线机因没有过负荷保护装置,若不按规格使用,如同时用最大管电流、最高管电压和最长曝光时间进行曝光,就可导致一次性过载而损坏机器。中、大型机器虽有防过负荷保护装置,但是属于一次性保护,如果不考虑阳极热容量,连续工作而不休息,也可因连续曝光使机器超负荷而损坏。所以,正确使用X线机是十分重要的。

　　（3）没有经常保养和及时维修：X 线机发生故障的另一个重要原因是没有对机器做日常保养和定期检修。日常的保养和定期的检修是十分重要的。如高压电缆插头插座中填充料（凡士林等）在温度较高时会溢出，使其间隙增大，空气进入后容易发生击穿，故使用时要定期保养和检修，最少三至六个月要填补一次填充剂；有的高压电缆过度弯曲，使其发生龟裂，此处容易吸潮，可使绝缘强度降低，导致电缆击穿。对于机械部分各轴承或诊视床电机变速器等应定期保养、清洗、加润滑油，以便活动正常，否则会使其活动受限、噪声增大和不能正常工作。

　　（4）性能调整不当：在安装或检修机器时，必须按照机器规格和要求进行多方面的调整和校准，才能发挥机器的性能。如果未经正确调整，或调整不当，就投入使用，那么机器不仅不能发挥应有的作用，而且有损坏电气元件的可能。如 X 线管管电流、高压整流管灯丝电压等，若未作严格调整，不但会影响机器的使用效果，甚至会使 X 线管、整流管损坏。

　　（5）制造质量不佳：X 线机的某些元件常因制造工艺粗糙或加工质量不良而在使用时损坏。有的元件质量和工艺虽无问题，但电性能或机械性能不符合使用要求。如将小功率电阻用于大功率电路中很快就会烧毁。

　　但对某些元件损坏，也不可轻易地定论为制造质量的问题，有可能是未及时发觉机器内部的潜在故障而未及时修复，导致某些元件的损坏，这一点，必须引起充分注意。

　　（6）外电源影响：X 线机对电源要求非常严格，电源的较大波动会影响机器的使用。如在用电高峰时，电源电压较低，用电高峰过后，电压又升起来，在这两个时间，由于电源影响，同一部位在相同预示条件下摄影，其效果可能不一样，此时不能认为机器发生了故障。

　　若室外电源检修后，电源换相，以致机器某些方面不能正常工作，如电动诊视床用三相电做电源，就会出现电机反转，与所需方向相反，若不注意及时调换接线，就会发生故障或事故。

　　2. 发生故障的特征

　　X 线机发生故障时由于程度不同，故障特征也不一样，那么在检修 X 线机时必须考虑发生故障时的现象特征和表现形式，这样才有利于帮助判断和找出故障。

　　（1）突然的和持续的：X 线机的故障有时是突然出现的，其现象是持续不变的，例如 X 线机高压部分绝缘材料被击穿时，表现的现象是电流突然显著增加。这个故障产生后，现象始终是持续的，以后只是程度上有所增加，而现象不会自动消失。出现这种故障时，特别是如上所述的高压部分的这种故障，不可再使用，以免扩大故障而引起更大损失。

　　（2）偶然的和时有时无的：有些故障现象的产生是偶然的，没有规律性，有时出现，有时又会消失。例如各种接插件、开关、接触器等接触不良时，使电路时通时断，在检修时必须判断准确，给予恰当的修理。

　　（3）规律性的：有些故障现象的产生具有一定规律性，它在某种情况下才出现，这样便可根据故障出现的规律进行检查和分析，寻找故障所在。例如，有的 X 线机在使用低条件时工作正常，每当千伏值升到 80kV 左右时管头放电，当降低条件后又一切正常，再上升到 80kV 左右时又重复出现放电现象，这说明管套内绝缘油耐压不够，必须更换新油后才能正常工作。这种规律性的故障，只要抓住要点，故障就比较容易排除。

　　（4）渐变性的：有些故障现象的程度是逐渐发展的，开始表现轻微，随时间延长和条件加大而逐步加重至完全不能工作。例如，限时器的时间控制不准确，最初较长，逐渐发展变得更长，最后到不能控时为止。

总之，X线机故障现象特征是多样的，在检修时要抓住特征性的现象，去分析、判断，就可以避免、阻止故障的扩大，并能准确及时地排除。

(三)X线机检修时的注意事项

1. 检修原则

(1)检修者必须具有检修X线机的专门知识和一定的检修经验，态度要严肃认真、一丝不苟。

(2)检修者应对所检修的X线机的说明书及有关资料数据进行认真的阅读和了解，掌握操作程序，并弄懂机械的结构原理、电路工作原理和各电路元件的工作程序，熟悉有关数据，如X线管、高压整流管的型号、规格，电子元件及其电路参数，稳定范围，变压器的变压比等。

①全面详细地了解故障发生时的情况和现象。如故障发生的时间，发生故障时所使用的技术条件，有无响声、气味，各仪表的指示状况。

②综合分析，制订检修计划，切忌无计划地"盲动"检修。检修完毕应对机器进行试验和必要的调整，并填写检修记录。

2. 检修主要事项

(1)要按照检修计划，逐步进行检查，并根据具体情况灵活掌握，如发现新的情况，应根据电路原理，先进行分析，然后修订检修计划，继续进行检查。

(2)检修中用的仪表精度要高，至少不低于机器所用仪表的等级，以免测量误差大，干扰检修工作。各种检修工具如螺丝刀、钳子、扳手等的规格要尽量多一些，避免被拆机件损坏。在带电情况下检查电路时，使用的工具，如仪表测试笔、架子线、螺丝刀等，暴露的金属部分应尽量少，以免造成短路。没有专用工具，可用普通工具加套塑料管或橡胶管自制。

(3)检修中凡拆卸的导线应记录对应编号，编号不清者要重写，以免复原时接线错位，造成新故障。对拆下的零件、螺丝、螺母等，都要分别放置，不可乱丢，检修之后应及时装上，特别是高压发生装置。X线管头内不得有螺丝、垫圈、面纱等任何异物存留其中，以免高压放电，损坏X线管和其他部件。

在检修低压电路和进行高压电路的检查测量时，必须将高压初级连接线拆下，并将高压发生器两端高压初级接线柱短路，以防发生电击事故。当高压发生时，不允许在高压电路内进行检查。除有专用高压测试设备外，不得进行高压电路测量。

(4)带高压电缆的X线机或有高压电容的X线机，当高压通电后，由于电容充电的作用，高压电缆插头上的金属插脚的电位很高，因此需将芯线(插脚)对地放电后，方可接触，否则会发生电击事故，甚至危及生命。

(5)检修中应注意防护，必须进行透视或摄影试验时，应将遮光器全部关闭，或用铅皮、铅围裙将X线管头窗口遮盖。

(6)当遇到短路故障时，如高压击穿、机器漏电、电流过大等情况，应避免进行重复实验，非试不可者，应选择低条件，一次将故障现象观察清楚。若反复试验，将使故障扩大或造成元件的完全损坏。

(7)当元件损坏时，重要元件如X线管、电子管、高压整流管、晶体管等，应以同规格的更换。电阻，只要阻值相同，功率等于或大于原电阻的同类产品都可以。电容只要容量相同而耐压值等于或大于原电容的同类产品都可以。

3. X 线机故障检查方法

在 X 线机检修中,会遇到性质、现象不同的故障,有大有小,有简有繁,有明显的亦有隐藏的。检查者应根据不同情况,采取有效的检查手段,方能"准而快"地找出故障所在。常用的检查方法有以下几种:

(1)直观法,又称感触法,是利用人的感觉器官,即眼、耳、鼻和手,直接发现故障所在。这种方法适用于表面故障的检查,如用眼睛可以观察 X 线管、高压整流管、电子管灯丝是否亮,电路中有无打火、放电现象,元件接线有无脱落、损坏等;用耳朵可以检查机器工作时的异常声音,旋转阳极启动运转是否正常,接触器、继电器、高压交换闸是否工作,高压发生器、X 线管头内有无放电声;用鼻子闻气味可以判断某些机件是否因电流过大而烧焦,如导线和线包、高压电缆的击穿及其部位等;在机器断电后,用手触摸这些元件如电阻、变压器、球管头看有无升温,判断电路工作是否正常。

(2)短接法是指用导线把有电器控制通断的电路直接接通的方法。这种方法适用于控制电路中断路故障的检查,特点是所用工具只需一条夹子线,简单易行。只要将怀疑点逐点短路即可找出故障所在。如某 X 线机,透视时,踩下脚闸,透视高压接触器不工作、无 X 线产生,其他工作皆正常,稍加分析即可判断是透视控制电路有故障,检查电路如图 1-31 所示。很明显,在 A、B 两端有电压的情况下故障只有三种可能:脚闸 JK 接点不闭合、WC 常闭接点接触不上、JC 线圈断路。此时就可以用短接法依次将 JK、WC 常闭接点短路,若 JK 短接后透视恢复正常,则 JK 断路;若短接 WC 常闭接点后透视恢复正常,则为 WC 常闭接点开路;若短接 JK、WC 常闭接点 JC 仍不工作,则 JC 线圈断路,或保险丝烧断。

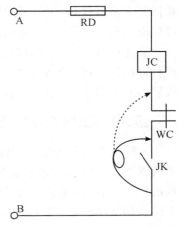

图 1-31　短路法示意

(3)切除法,又称隔离法,是指将电路分段,即断开一部分电路,检查另一部分电路,逐步缩小电路范围,找出故障所在的方法。这种方法一般适用于控制电路或高压电路中短路故障的检查。对于某些难以判断所在的故障也是一种比较快而准的方法。如图 1-32 所示,某 X 线机 X 线管灯丝初级电路中的熔断器 RD_4 在机器电源接通后烧掉,X 线管灯丝不亮。由现象可以断定,灯丝电路发生了短路故障,但故障在什么地方,就要用切除法查寻。

首先将 203、223 导线分别从 RD_4 和 F_0 接线柱上拆开,将电路分为两部分,换上 RD_4,若机器通电,而故障仍然存在,即 RD_4 仍然烧掉,

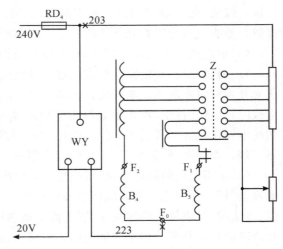

图 1-32　切除法示意

则故障在稳压器;若现象消失,则故障在 203、223 之后,继续分段检查即可查出故障。

又如,某 X 线机曝光时,毫安表有超过正常值的闪冲现象,X 线微弱。这种现象,从 X 线机结构学可知是高压电路内有短路或击穿故障。但高压部件甚多,难以判断故障所在,此

时就用切除法,首先切除高压电缆和 X 线管头,对高压发生器进行空载检查,若现象消失,则故障在高压电缆或 X 线管头;接上高压电缆,切除 X 线管头再试,若现象消失,则故障必在 X 线管头中;若现象重新出现,则故障在高压电缆。

(4)代替法,也称置换法,是指用人工驱动电器动作,如继电器、接触器等,以及用相同型号或数值相近的元件取代可疑元件进行检查的方法。这种方法适合在对电路中某一元件的质量有怀疑,但又无其他条件鉴别好坏的情况下使用。代替元件可以用同样规格备用件,也可以用机器上同型号的元件临时代替进行实验。如高压发生器内,怀疑 4 只高压硅堆中有一只被击穿,就可以用置换的方法,确定哪一只是坏的。再如,F30-ⅡB 型 X 线机限时器的稳压管,就可用高压安全保护电路中的稳压管代替,其他如电路中的晶体三极管、二极管都可以按其型号代替。

这里要着重指出的是,在进行代替之前,必须对电路中的电参数进行测定,在电参数正常情况下才可代替,不可冒险进行代替实验,避免将代替件损坏,如电子管的代换,必须测其灯丝电压有无变化;晶体管的代换,必须测其各极间电压是否正常等。

上述四种检查故障的方法,不是孤立的,只是为了叙述方便而分开。在检修 X 线机时,四种方法几乎皆要用到,为检查某一故障往往同时采用几种方法。因此,实际工作中要结合机器所发生的故障现象,从实际出发,以准而快为原则灵活运用。

四、电路故障的判断及检查程序

X 线机是由各种电气元件按一定电路组合而成的。任一电气元件或电路发生故障,都将使 X 线机的工作出现异常现象。在复杂的电路结构中,异常现象与元件故障之间并非简单的一一对应,往往是不同元件发生的故障,或相同元件发生的不同故障,其异常现象完全不同。如脚闸断路、透视高压接触器接点损坏和高压变压器初级断路等这些不同元件的故障,都会出现透视无 X 线、荧光屏不亮的相同现象。再如,高压接触器线圈断路、短路或接点接触不良,这些同一元件的不同故障也会出现高压变压器初级无输入电压的相同现象。由于这一缘故,在 X 线机出现异常现象后,必须进行认真的分析推理,采用恰当的检查程序,才能较快地查出故障所在和将故障排除。在判断检查过程中,应掌握以下要点:

(1)根据所发生的异常现象,对照电路结构,将能产生该异常现象的元件及电路标出。

(2)通过比较,确定重点检查元件及其电路。一般情况下,机电元件与电子元件相比,电子元件容易发生故障。电子元件中电阻、电容、电感、晶体管等相比较,电容与晶体管容易发生故障;机电元件中,动作频繁的元件和元件的动作部分易发生故障,如脚闸、手闸、接触器和继电器接点等就属这种元件。电路中连接线的断路,往往发生于活动导线或受震导线的固定端。而短路,除某些元件击穿外,则多发生在导线与机壳之间。

(3)采用正确的测试方法,逐一检查。如用万用表测量电路是否良好、电阻的阻值大小、电容是否漏电时,除应断开机器电源和拆除分路导线外,还必须恰当地选择倍率。而测量电压、电流时,除表的正确连接外,还需恰当地选择量程;否则,都将造成过大的测量误差,干扰对故障的正确判断。倍率和量程的选择原则,应使指针达到满刻度的 2/3。

(4)若异常现象涉及全机电路,如曝光时无 X 线产生,则应首先检查判断出是高压电路故障,还是低压电路故障,然后再逐一检查。

(一)电源电路故障现象及分析

电源电路的结构比较简单,元件不多,大多数故障通过观察或简单的测量即可查出。

图 1-33 为一般机器的电源电路,常见的故障现象有以下几种:

1. 按下控制台"通"按钮,电源指示灯不亮,自耦变压器无声

(1)分析:由自耦变压器无声和电源指示灯不亮,可以判定,是电路发生断路故障使自耦变压器无输入电压所致,而断路故障往往发生在电源保险丝熔断、电源接触器接点损坏和"通"按钮接触不良等情况中。

(2)检查程序:

①用电压表或试电笔测量电源闸输出端有无电压,若无电压,则是电源闸保险丝熔断,若有电压,则故障在控制台内。

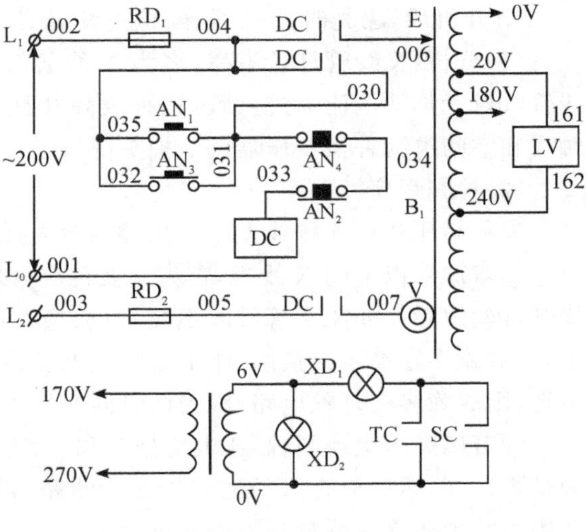

②打开控制台,观察有关连接线有无松脱或接触不良。在开机状态下,观察电源接触器是否吸合,若不吸合,故障在电源保险、"通"按钮、"断"按钮和接触器线圈,可逐一排除。若吸合,则故障在接触器接点或碳轮接触不良。

图 1-33　X 线机电源电路

2. 按下"通"按钮,自耦变压器有电,电源指示灯亮;松开"通"按钮,自耦变压器断电,指示灯熄灭

(1)分析:电源接触器吸合后,靠自控接点维持吸合线圈的电压,若自控电路断路,或自控接点接触不良,就会出现上述现象。

(2)检查程序:

①检查自控电路连接线是否松脱。

②检查自控接点是否良好。

(二)X 线管灯丝故障及分析

X 线管灯丝加热电路的结构有较大差异,中型 X 线机灯丝加热电路多在机器电源接通后即开始工作,大型 X 线机多在曝光前 1～2s 开始工作。图 1-34 是大、中型 X 线管灯丝加热电路。

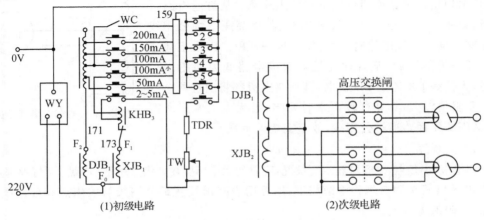

(1)初级电路　　　　　　　　(2)次级电路

图 1-34　大、中型 X 线管灯丝加热电路

1. 开机后,曝光时无 X 线,经检查发现 X 线管灯丝不亮

(1)分析:X 线管灯丝不亮,多为 X 线管灯丝加热电路发生了断路或者接触不良,是 X 线管灯丝无加热电流通过所致,这种故障往往发生在高压电缆插头、高压交换闸、mA 调节触头和空间电荷补偿变压器调节抽头等可动接线处。

(2)检查程序:

①将高压初级连接线 P_1、P_2 从控制台内拆下。

②双球管以上的 X 线机,首先交换台次,以判断是灯丝电路故障,还是高压交换闸或 X 线管灯丝故障。如床下管灯丝不亮,可交换到床上管,若床上管灯丝亮,则说明灯丝电路正常,其故障多在高压交换闸、床下管阴极电缆接触不良或床下管灯丝断路。若床上管灯丝也不亮,则故障多在灯丝电路,因为两管同时发生灯丝断路的故障极少。

③若属高压交换闸、高压电缆插头和 X 线管灯丝故障,则首先检查阴极高压电缆插头接触是否良好,然后检查 X 线管灯丝是否断路,最后检查高压交换闸。其方法是关闭电源,用万用表欧姆挡逐一测量其阻值即可判断。

④若属灯丝电路故障,对于双焦点 X 线管,可切换焦点,判断是大焦点灯丝电路故障还是小焦点灯丝电路故障,从而缩小故障范围。

⑤将灯丝变压器初级连接线 F_0、F_1、F_2 拆下换接 220V、100W 灯泡,接通机器电源,若灯泡亮,则故障在灯丝变压器,若不亮,则故障在灯丝变压器初级电路;或用电压表测量 F_0 与 F_1、F_0 与 F_2 之间有无输出电压,若电压正常,则是灯丝变压器故障,若无输出电压,则故障在灯丝变压器初级电路。

⑥逐一改变毫安选择,若灯泡始终未亮,则断路发生在各公用连接线上,如毫安调节电阻公用线 159,空间电荷抵偿变压器公用线 171、173 或稳压器公用线。若只在某一毫安挡灯泡不亮,则故障多为该毫安挡对应的毫安调节电阻的调节触头和毫安选择器接触不良。

X 线管灯丝电路局部发生短路也会使 X 线管灯丝不亮,但此种情况下会伴有保险丝熔断、元件发热等现象,容易与断路故障区别。采用切除法逐段检查即可查出故障所在。

2. 开机后 X 线管大、小焦点灯丝都亮,但比正常暗,曝光时,毫安表无示数

(1)分析:在正常状态下,除大焦点灯丝在小焦点透视时预热的 X 线机外,绝大多数 X 线机中,大、小焦点灯丝不能同时亮,一旦出现这种现象说明灯丝电路发生故障。从灯丝电路可以分析,只有当灯丝变压器次级公用线、阴极高压电缆公用线或高压交换闸公用线断路时,才会发生这一现象。因为上述连接线中任一根断路后,某灯丝变压器次级电路变为如图 1-35 所示时,无论是 BX 还是 BD 得电,其加热电流都将通过两个灯丝。由于阻值增大,其亮度较正常时要暗,且无电子发射所需温度,又因高压回路通过公用线,故毫安表无示数。

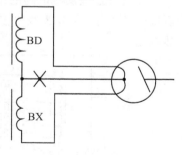

图 1-35　灯丝公共线断路

(2)检查程序:

①切换大、小焦点,观察灯丝点亮情况,应看到无论切换在大焦点还是小焦点,两灯丝都点亮。

②从 X 线管头阴极端将电缆拔下,用万用表欧姆挡测量公用线与大焦点和公用线与小焦点插脚,阻值无穷大。

③拔下阴极电缆另一端,测量阴极电缆公用线是否断路,若无断路,其断路在灯丝加热

变压器和高压交换闸,应卸下高压发生器封盖螺丝,抬起顶盖,检查高压交换闸和灯丝加热变压器,故障多为高压交换闸公用引线脱落或触头接触不良。

3. 透视或摄片时,管电流不稳,忽高忽低

(1)分析:管电流的大小,主要受灯丝温度的控制,而灯丝温度的高低受灯丝电流的控制,由此可知,管电流不稳是灯丝加热电流不稳所造成的。在灯丝电路中,影响灯丝加热电流不稳的主要因素是稳压器输出不稳和各种接触不良,如可调元件的触头接触不良、高压交换闸阴极端接触不良,以及高压电缆插头接触不良等,其中以后两种因素为多见。

(2)检查程序:

①拆下稳压器"出"上的连接线,在公用线与"出"上并联 220V、100W 灯泡作负载,灯泡两端并以 250V 交流电压表或万用表,调节稳压器输入电压,看其输出是否稳定在 220V,若不稳定,则稳压器有故障,应重点检查稳压器谐振电容的质量;若稳定,则电路中有接触不良现象。

②将拆下的连接线复位,机器通电,摇动阴极电缆,观察灯丝亮度是否随电缆摇动而变化,若变化,是电缆插脚接触不良,应关机拔下电缆,将插脚槽口分开得大一些,重新插上插头,并拧紧电缆紧圈。

③逐一检查其他接触处,若都无接触不良现象,最后再抬出高压交换闸,检查其阴极触点,并加以修复。

在毫安值不稳定的现象中,有一种毫安值随 kV 的增减而变化的现象,这是由于空间电荷抵偿没有调好的缘故。只要重新调整空间电荷抵偿变压器的抽头即可恢复正常。

(三)透视及胃肠摄影控制电路故障现象及分析

控制电路是 X 线机电路结构中元件最多、结构最复杂的一部分,也是各种 X 线机电路结构差别最大的部分。控制电路主要包括高压控制、限时控制、毫安控制及各种安全控制和 X 线管容量控制。它的主要作用是控制高压接触器触点的闭合和断开或可控硅的导通和截止,从而控制高压的发生和停止,按需要产生符合要求的 X 线。

图 1-36 是透视及胃肠摄影控制电路。以此为例说明其常见故障现象及其分析检查方法。

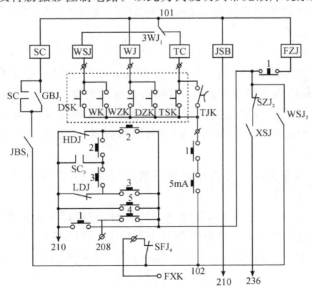

图 1-36　透视及胃肠摄影控制电路

1. 各种技术选择正确,踩上脚闸,透视高压接触器不工作

(1)分析:如上面所述,高压接触器不工作,是控制电路发生故障的反映。从 X 线机控制电路结构中,可知透视控制电路都比较简单,多数是用脚闸直接控制透视高压接触器的工作线圈,使其接点闭合和断开,从而控制高压变压器初级的通断。在电路中一般都串有毫安选择接点,如图 1-36 中的 5mA 按钮;技术选择接点如图 1-36 中的"1"号按钮和胃肠摄影预备继电器接点,如图 1-36 中的 3WJ₁。因此,出现透视高压接触器不工作现象时,应首先检查上述各元件是否有接触不良现象,最后检查透视高压接触器线圈是否断路或短路。

(2)检查程序:

①检查控制电路电源是否正常,电源保险丝是否良好。

②若电源正常,应首先检查脚闸是否良好。一般中型以上 X 线机都设有与脚闸并联的透视手开关,如图 1-36 中的 TSK,可用该开关试验,若按动该开关透视高压接触器工作,则证明脚闸接触不良或断线。

③若按动手开关高压接触器仍不工作,则故障不在脚闸。应用短路法,逐一将有关接点短路,即可找出接触不良的接点,如将毫安选择触点短路后,透视高压接触器恢复工作,则该触点接触不良。

④最后检查透视高压接触器 TC 线圈是否断路或短路。

2. 透视正常,胃肠摄影时,摄影高压接触器不工作

(1)分析:目前中型以上的 X 线机,多采用半自动或全自动胃肠摄影装置,国产 X 线机则多为半自动装置,即在透视过程中进行胃肠摄影时,只要将送片架推至摄影位置,电路自动由透视切换至摄影并自动曝光。连续完成这些动作的主要机件是各触点开关,如图 1-36 中的 WZK、WK。胃肠摄影预备继电器,也就是胃肠透视摄影切换继电器,如图 1-36 中的 WJ。胃肠摄影继电器,如图 1-36 中的 WSJ。各种型号的 X 线机,其胃肠摄影控制电路虽各有特点,但上述过程和所用元件是类同的。

从上述分析不难看出,引起该现象的可能故障或在普通摄影控制电路,即胃肠摄影继电器工作正常而摄影高压接触器不工作,或在胃肠摄影控制电路,即胃肠摄影继电器不工作引起摄影高压接触器不工作。

(2)检查程序:

①将技术选择置普通摄影位,做一次曝光,若摄影高压接触器不工作,则故障在普通摄影电路(后述),若摄影高压接触器工作正常,则故障在胃肠摄影控制电路。

②查胃肠摄影预备开关接触是否良好和透视摄影切换继电器线圈是否断路。可抬起送片架送片,观察预备继电器是否工作,若不工作,则该元件有故障,用万用表即可查出,若工作,则两元件无故障。

③查胃肠摄影曝光开关接触是否良好和胃肠摄影继电器线圈是否断路。方法同②,只是须将送片架推至曝光位置。

3. 透视中,进行一次胃肠摄影后,继续进行透视时,透视高压接触器不工作

(1)分析:该现象比较明显,是胃肠摄影后,预备继电器没断电,使电路仍处在胃肠摄影状态而未切换透视状态。其原因多为送片架没有复位,预备开关未压开。

(2)检查程序:

①将送片架复位,一般即可恢复正常。

②若仍不能透视,需查胃肠摄影预备继电器常闭接点是否闭合。

4. 胃肠摄影过程中,电磁铁制动突然失灵,胃肠摄影装置中的指示灯全部熄灭。

(1)分析:这种现象是胃肠摄影装置的电路突然断电之故。通常胃肠摄影装置的制动电磁铁和各指示灯的电源是由变压器降压、整流后提供的直流电,由于通过电磁铁的电流比较大,长时间的制动刹车使整流器过热而击穿,造成短路将电源保险丝熔断,或者有导线碰地将电源短路。

(2)检查程序:

①查保险丝 RD 是否熔断,若已熔断,更换新品。

②更换保险丝后,若继续熔断,应检查整流器是否击穿和有无碰地短路导线。方法是:断开整流器的输出端"3",用万用表欧姆挡测负载电阻,若其值等于零或很小,则负载有短路;若其值正常,故障在整流器且多为整流器被击穿。卸下整流器,用万用表欧姆挡测量,即可鉴别。

(四)摄影控制电路故障现象及分析

摄影控制电路,是控制电路中最复杂的部分,其复杂程度与 X 线机使用何种形式的 X 线管以及高压初级通断的控制方式有关。使用旋转阳极 X 线管的控制电路比使用固定阳极 X 线管的控制电路复杂。使用可控硅控制高压初级的通断,比使用接触器控制高压初级的通断复杂。因此,在机器出现异常现象后,应根据机器的结构特点和电路工作程序,认真分析,逐级检查,逐步缩小故障范围,查出故障所在。现以几种不同类型的摄影控制电路常见的故障现象为例说明分析方法和检查程序。

以 F78-Ⅲ型 X 线机为例,透视正常,普通摄影时预置条件正确,但按下手开关,松手后,摄影高压接触器不工作。

F78-Ⅲ型 X 线机摄影控制电路的工作程序是:普通摄影在Ⅱ台进行。按下控制台上的开机按钮 AN1、JCⅡA、JCⅡB 工作,将电路自动切换至Ⅱ台。按下技术选择开关 AJ 第一按键(普通摄影),其接点 210、211 接通后,若摄影条件预置恰当,则 X 线管安全保护继电器 J_3 不工作,其常闭触点闭合,然后将摄影床锁止,摄影预备就绪。

当按下手闸 AN_{10} 后,JC_8 得电工作,如图 1-37 所示,其得电电路为 $JX_{11\text{-}1}(0V) \rightarrow RD_3 \rightarrow JC_8$(线圈)$\rightarrow AN_{10} \rightarrow JCⅡB$(常开)$\rightarrow JX_{10\text{-}8}(240V)$。

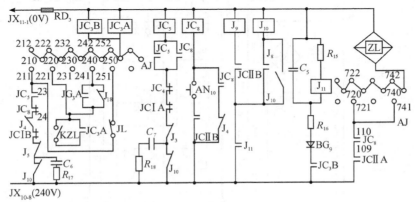

图 1-37　X 线管灯丝加热电路

同时 JC_6 得电,X 线管阳极启动运转,经 1.2s 后,J_4 工作,触点闭合,电路完成摄影预备工作。松开手闸 AN_{10},JC_8 失电,其常闭触点(23、24)闭合,JC_3A、JC_3B 得电工作,在高压初级电路的常开触点闭合，为曝光提供条件。JC_3A、JC_3B 的得电电路为 $JX_{11-1}(0V) \rightarrow RD_3 \rightarrow JC_3A(线圈)//JC_3B(线圈) \rightarrow AJ(210\sim211) \rightarrow JC_5(常开) \rightarrow JC_8(常闭) \rightarrow J_4(常开) \rightarrow JCIB(常闭) \rightarrow J_5(常闭) \rightarrow J_{10}(常闭) \rightarrow JX_{10-8}(240V)$。

JC_3B 常开触点闭合后，延时继电器 J_{11} 得电工作，其得电电路为 $JX_{11-1}(0V) \rightarrow RD_3 \rightarrow R_{15} \rightarrow J_{11}(线圈) \rightarrow R_{16} \rightarrow BG_9 \rightarrow JC_3B(常开) \rightarrow JX_{10-8}(240V)$。

J_{11} 常开触点闭合导致 J_9、J_{13} 相继工作，当电源电压过零点时，J_6A、J_6B 工作，产生触发信号，主晶闸管 BG_{17}、NG_{18} 在阳极电压过零点时截止，曝光结束。稍后，J_8 工作，导致 J_{10} 工作，其常闭触点打开，切断 JC_3A、JC_3B 和 JC_5 电路，X线管阳极停转，一切恢复到起始状态。J_{10} 的得电电路为 $JX_{11-1}(0V) \rightarrow RD_3 \rightarrow J_{10}(线圈) \rightarrow J_8(常开)//J_{10}(自锁) \rightarrow J_{11}(常开) \rightarrow JX_{10-8}(240V)$。

(五)高压电路故障现象及分析

高压电路发生的故障，基本上可分为断路和击穿两种，其故障现象也截然不同。断路故障的现象是：各电压表预示正常，曝光时指针无变化，机器无异常声音，但无 X 线产生，毫安表无指示。短路的故障现象是：各电压表预示正常，曝光时指针数值大幅度下跌，毫安表指针将因高压电路形式和短路位置不同而出现上冲、颤抖、不稳，机器有异常声音，保护元件动作或烧坏。

故障现象因 X 线机高压电路结构的不同而不同，如 X 线管真空度严重降低，在全波整流的高压电路中毫安表指针冲满度，而在自整流高压电路中毫安表将无指示，指针在零位颤动或倒退、跳动。本部分主要以四管全波整流的双球管高压电路为例，如图 1-38 所示，说明其常见故障现象和检查方法，以期达到举一反三之目的。

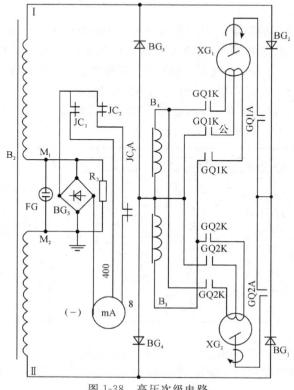

图 1-38　高压次级电路

1. 各种技术选择正确,电压表预示正常,曝光时,毫安表无指示,无 X 线产生

（1）分析：X 线管两端有一定的直流高压,灯丝有一定的加热温度,是 X 线产生的必备条件。由故障现象可以判断,其故障只能是 X 线管两端无高压或 X 线管灯丝未加热,两者必具其一。

（2）检查程序：

①首先检查 X 线管灯丝亮度是否正常和受控,若发现灯丝不亮或亮度极弱且不受控等,则故障在 X 线管灯丝电路,应按 X 线管灯丝电路故障的检查程序排除故障;若无异常,则故障在高压电路。

②拆下高压变压器初级连线,在 P1、P2 连续柱上并接 220V、100W 灯泡和 450V 交流电压表,进行一次曝光,观察灯泡亮度和电压表的示数,若灯泡不亮,电压表无示数,则是高压变压器初级有断路,应重点检查高压接触器的常开接点接触是否良好,或主可控硅是否导通。若灯泡亮、电压表示数正常,则故障在高压变压器次级。

③把高压变压器初级连接线接回 P1、P2。将高压电缆从 X 线管头顶拔下并架在空中,在插头上系一细棉纱,进行一次曝光,若棉纱轻轻飘起,则证明高压发生器有高压输出;若棉纱无飘动现象,则说明高压发生器内因有断路故障而无高压输出。此时,应抬起高压发生器顶盖进行检查,最常见的故障是高压交换闸阳极引线松脱。

若该项故障现象发生在高压发生器维修后的通电试验中,则有可能是高压硅堆极性方向反了。

2. 各种技术选择正确,曝光时电压表指针数值大幅度下跌,毫安表指针上冲,高压发生器内有超负荷声

（1）分析：这种现象说明是高压元件击穿而造成的短路故障。但高压元件比较多,要较快而准确地找出故障部位,必须用切除法逐一进行试验。

（2）检查程序：

①首先检查 X 线管真空度是否降低,即是否有通常所称的漏气现象。可将两根高压电缆从 X 线管头端拔出,用木凳或绝缘架架空固定,并注意两电缆间的距离不小于 1m,用透视脚闸控制,以最低 kV 瞬时曝光一次,如故障现象消失,可证明故障在 X 线管头内,绝大多数原因是 X 线管真空度降低。拆出 X 线管,单独进行冷高压试验,可进一步证实。若故障现象仍然出现,应对高压电缆进行检验。

②将两根高压电缆逐根自高压发生器端拔出,每拔一根,仍用脚闸控制,瞬间曝光一次,如拔出那根电缆,故障现象就消失,则证明该电缆击穿,进一步检查,可发现击穿位置。若两根电缆都拔出后,故障现象依然存在,应对高压整流元件进行检验。

③先在高压发生器的高压插座内注入少量变压器油,以免进一步试验时,引起高压插座内高压放电。然后按照高压真空整流管漏气或高压硅堆击穿的检查方法,对整流元件进行检查,若四只整流元件皆无漏气或击穿现象,则应对高压变压器次级进行检验。

④从油箱内将高压变压器抬出,进行外观检查或仪表测量,如不能发现故障,可将变压器次级输出线自 X 线管高压整流管与灯丝变压器的接线处焊开,并置于适当位置。在高压变压器初级串入 0～20A 的交流电流表,以最低 kV 对高压变压器进行空载实验。若电流表示数较规定空载电流值高出较多,说明高压次级线圈有击穿或短路故障。若初级空载电流正常,应检查灯丝变压器。

⑤将 X 线管高压整流管、灯丝变压器逐一接上原连接线,每接一个试一次,当故障现象

重新出现时,则该灯丝变压器击穿。

（3）注意事项：

①试验时,高压初级所加电压,应是机器的最低电压,接通高压的时间应尽量短,次数尽量少,以防故障扩大。

②在油箱内操作时,要注意清洁手臂和工具,不得将水分、杂物带入油内,更不能将物件如螺丝、垫圈等遗留油箱中。高压变压器在空气中暴露时间要短。

③上述检查程序在实际检查中应灵活运用。如双球管 X 线机,床下管透视出现高压击穿现象时,可将台次交换至床上管,以最低条件进行一次摄影,如故障现象消失,则证明故障在床下管高压电缆或管头内,直接对高压电缆和管头进行检查即可。若故障现象仍存在,则是高压发生器内的故障,而不必对高压电缆和管头进行检查。再如,当故障现象出现时已有橡胶击穿的异常气味,则应直接检查高压电缆而不必逐一检查其他元件。

3. 床下管透视时,温升过快,管套过热

（1）分析：X 线管温升过快,一般是透视管电流过大所致。因此,应观察毫安表示数是否过高,若示数并不高,就应考虑到毫安表的示数与实际管电流数值不相符这一因素。此时可观察荧光屏亮度,若毫安表示数不高,但荧光屏很亮,可进一步证实上述判断。从电路中分析,毫安表分流电阻阻值变小、整流器质量不佳和电容电流抵偿电位器阻值过小,都可使毫安表的示数低于实际管电流值,其中以整流器漏电和电容电流抵偿电位器阻值过小为多见。

（2）检查程序：

①将机器调在 50kV、3mA 透视位。

②在毫安表电路上串一只 5mA 量程的直流毫安表或用万用表直流 5mA 挡代替,透视时,看两表示数是否一致,若相差较大,是毫安表的故障,若示数接近,说明毫安表无故障。

③在 M 与 411 之间串一只量程为 20mA 的交流毫安表,透视时看两表的示数,若分流过大,应重调电容电流抵偿电位器 DBR 的阻值,并对整流器 Z 进行质量检查。

（六）保险丝熔断故障检查程序举例

X 线机的电路故障,有的比较容易判断和检查,有的则比较困难,除经验之外,需要对电路结构进行分析和多方面检查,才能将故障排除。当故障发生后,根据工作程序顺次检查下去,就可找出故障。现以 XG-500 型 X 线机部分故障为例,说明其检查程序。

1. 按动机器通按钮,JLC 接触器吸合,电源保险丝 1-2RD 就立即熔断,检查程序如图1-39所示

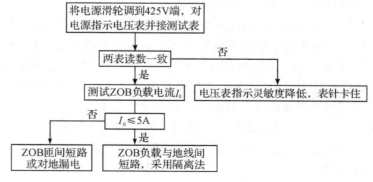

图 1-39　开机保险丝即熔断的检查程序

2. 按曝光手闸 PA 时,保险丝 1-2RD 熔断,检查程序如图 1-40 所示

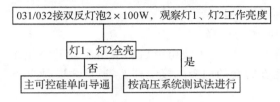

图 1-40　按下手闸保险丝即熔断的检查程序

3. 踩下脚闸后,保险丝熔断,预置 60kV、3mA 后,检查程序如图 1-41 所示

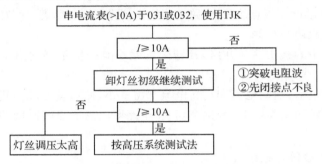

图 1-41　踩下脚闸保险丝即熔断的检查程序

第八节　X 线机整机故障分析

一、故障分类与检测方法

工频 X 线机故障可分为机械故障和电路故障两大类。机械故障是指 X 线机的各种部件所发生的故障,一般对症处理即可。电路故障是指 X 线机各种电路中线路及元件所发生的故障。电路故障分为短路故障、断路故障两种。断路故障是指电路中电流被完全切断或电流远低于正常值的现象。短路故障是指连接线和元件的绝缘强度下降而被击穿,电流直接通地,令电流短路。元件损坏或老化是指电器元件失去应有的性能而无法使用。

(一)低压电路的故障与检修

1. 限时器的故障与检修

限时器的基本电路是 RC 电路,主要故障有以下几种可能:

(1)电容被击穿或开路:导致 RC 回路短路或开路,晶体管不能正常工作,限时器无法限时或限时不停止。

(2)电容漏电:漏电后的电容两端冲至工作电压的时间延长,不能冲到工作电压,使限时不准或不停止。

(3)电阻开路或烧毁:切断 RC 回路,使充放电不能进行,不能正常限时。

(4)电阻值改变:使 RC 常数发生改变,引起限时延长或缩短,使限时不准确。

2. 高灵敏继电器的故障及维修

(1)线圈开路或烧毁:继电器不能工作,将其拆下测量,若线圈电流电阻为无穷大,则为开路;若电阻过小,为局部短路或烧毁。

(2)接点故障:高灵敏继电器的接点间隙很小,可出现间隙改变,产生接点打火使其粘在

一起等故障。仔细观察时可发现常开接点合不上、常闭接点断不开等现象,相应的控制电路也就出现应通不通、应断不断的现象。

3. 旋转阳极启动的故障与检修

(1)定子绕组的故障与检修:定子绕组由启动绕组和运转绕组组成,封装于 X 线管管套内,绕组的 3 根引线固定在管套的阳极端接线柱上,通过 3 根引线经高压发生器接线柱与控制台的启动电路相连。

①开路:连接线断路或连接线和定子绕组引线在接线柱松脱所致。

②短路:第一种是 X 线管套上的定子线圈接线柱对地局部短路;第二种是绝缘破坏而短路。通常短路是由于继电器接点故障,电路未能切换到降压运行状态,导致线圈过热而造成。

(2)剖相电容的故障与检修

①击穿或开路:电容被击穿或开路,旋转磁场就不能产生足够的启动力矩,X 线管阳极便不能转动。

②漏电:电容漏电后,启动电流和运转电流都将减小,使启动运转力矩减小,X 线管阳极转速降低,如果阳极转速明显降低,摩擦声增大,电路断电后的自转时间明显缩短,应对电容进行检查。

(二)X 线管常见故障与检修

1. X 线管的灯丝开路

故障现象:

(1)曝光时无 X 线产生,毫安表无指示。

(2)通过 X 线管窗口可见灯丝不亮。

(3)测量 X 线管灯丝,阻值为无穷大。

(4)灯丝变压器初级线圈局部短路和毫安调节电阻短路都会造成灯丝电压升高,也可能烧断灯丝。

2. 管套内高压放电

故障现象:管套内高压放电时,可以听到"吱吱啪啪"的放电声,管电压越高,放电声越大,毫安表指针冲至满刻度或出现不稳定现象。

原因及修理:

(1)绝缘油耐压过低或油内有纤维等杂质。更换绝缘强度高于 30kV/2.5mm 的绝缘油。

(2)管头内有既不接地又不带电的悬空导体离高压过近,高压发生时产生感应电荷,当电荷累积到一定程度时,发生间断性的静电放电。

(3)灯丝接线柱松脱或在更换新管时引线过长而靠近管套,在高压电场的作用下,即可引起放电。必须拆开管头,将灯丝引线固定,引线过长时应适当剪短。

(4)管套漏油,使管套内出现气泡,导致管套内发生放电。应消除漏油并注满油。

(三)高压电缆故障与检修

高压电缆故障主要是高压电缆芯线短路。

故障现象:芯线短路的高压电缆,在阳极端仍可继续使用,在阴极端则根据短路情况不同有不同的现象。

(1)轻微短路能使灯丝加热电压降低,曝光时毫安表示数偏低或不稳,严重时损坏毫安表,能使 X 线管灯丝不亮,无 X 线产生。

（2）用万用表测量时，可见灯丝变压器初级电压比正常值低，毫安调节电阻温度常常升高。

（3）拔出高压电缆两端插头，用万用表测量，可见短路芯线的两个插脚导通或只有很小电阻。

（4）用摇表测定高压电缆是否短路。

（四）高压整流器故障

1. 整流器击穿

故障现象：对于全波整流的 X 线机，毫安表将冲至满刻度或极不稳，最终均导致主电路保险丝熔断。

2. 整流器断路

故障现象：毫安表读数约为正常值的一半或没有数值。

二、工频 X 线机单元电路

（一）电源电路

电源电路通过自耦变压器的 X 线机各部分电路供电，其置于控制装置内，作用是使输入电压变为数值不同或可调的电压以满足 X 线机各部分电路对电源的不同要求。电源电路多制成抽头式电压、滑动式调节电压的形式。它的工作原理与普通变压器相同。

（二）高压初级电路

高压初级电路的作用是向高压变压器提供初级电压，一般采用初级调节电压的控制方法。

1. 用接触器控制

在高压初级供电电路中串接一组以上高压控制接触器的控制接头，高压控制接触器受限时器、容量保护等控制。

2. 用可控硅控制

接触器闭合的动作时间一般都在 10ms 以上，不能满足在 1s 以内多次闭合与断开的要求，同时不具备对时序和状态作出判断的能力，在断负载时会产生较强的电弧放电。

3. 管电压补偿电路

根据高压变压器的初级所预调的空载电压来间接求得负载的实际管电压。因为存在电源内阻和各种元器件阻抗，负载时要产生电压降，电压降随管电流的提高而增大。通常采用预先提高高压初级电压的方法，使得提高的电压数值与电压降数值相等。

4. 管电流调节电路

灯丝加热电路，包括 X 线管灯丝变压器初级和次级两部分，主要元件有稳压器、空间电荷补偿器、X 线管灯丝变压器、大功率电阻和可调电位器。

5. 曝光限时电路

用来控制 X 线摄影的曝光时间。

三、工频 X 线机故障综合分析与检修

（一）工频 X 线机故障综合分析与检修

产生 X 线的基本条件：X 线管是真空球管，X 线管灯丝加热发射电子，X 线管两端加高压，使电子加速轰击阳极靶面而产生 X 线。对于无 X 线产生的电路的故障检查可按如图 1-42 所示流程处理。

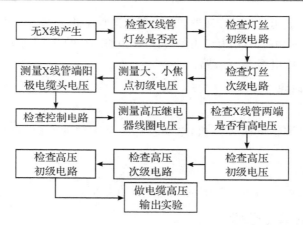

图 1-42　无 X 线产生电路故障检查流程

故障可能发生在上述电路中,应排除无故障电路。确认故障可能发生电路后再进一步详细检查。

1. 毫安表无指示、无 X 线产生

(1)检查 X 线管灯丝是否亮,同时检查 X 线管灯丝变压器初、次级电路。初级电压低或无电压大多为稳压器、空间电荷抵偿器、灯丝加热元件、灯丝变压器初级线圈、保险丝等出现了故障。分别检查以上各元件,如初级电压正常,检查次级电路,常见故障有灯丝变压器次级线圈故障、高压电缆短路、高压电缆插座插头接触不良。X 线管灯丝变压器初、次级电路均正常,检查 X 线管灯丝是否断路,如正常,按下述方法检查。

(2)检查控制电路,按下曝光开关后,高压继电器接触不上,可能原因有机器过载,透视摄影交换闸未选择,手闸故障、滤线器、限时器、旋转阳极启动电路故障,同时检查高压继电器线圈是否断路,如正常按下述方法检查。

(3)检查高压变压器初、次级电路,初级电路有故障时,高压初级无电压输出,可能的故障有高压继电器触点故障、初级电路断路、熔断点损坏、初级无输入电压等,可逐一检查。次级电路故障时,初级电压正常,但仍无 X 线产生,可能原因有高压整流电路有故障、高压电缆插头插座接触不良、高压变压器次级引线或线圈断路、高压交换闸引线脱落等,逐一检查可排除故障所在,使机器正常工作。

2. 毫安表指示满刻度

X 线机曝光时,毫安表指针冲到满刻度,说明机器内有很大电流,可能是短路造成,可能原因有整流电路硅元件击穿,高压电缆或插头插座击穿,高压变压器、灯丝变压器及其绝缘物击穿,X 线球管真空不良等造成的击穿断路,逐一检查可排除故障。X 线机发生毫安表冲至满刻度,多数与 X 线机高压部分发生故障有关,应确定控制部分有无故障后按以下步骤检查:

(1)检查电缆两端插头、插座有无击穿、异味。

(2)拆下 X 线管灯丝加热初级接线,使之不加热,低管电压测试。观察 X 线管是否有辉光,若有辉光,为 X 线管真空不良所致;如无辉光而毫安表满刻度,应检查管头端插座有无击穿现象。

(3)拔出高压发生器端电缆,在插座内注入变压器油,用低管电压测试,若故障消失可判断高压电缆击穿,可分别插入电缆以判断哪一根击穿,若故障仍存在,则可判断故障发生在高压发生器内,做进一步检查。高压发生器内有硅元件整流器、灯丝变压器、高压变压器、绝缘架、引线等,以上部件击穿都可使毫安表冲至满刻度,首先应确定硅元件整流器是否击穿,然后逐一排除灯丝变压器、高压变压器等故障。

(二)岛津 800mA X 线机检修实例

1. 故障现象

透视时毫安表无指示,自耦变压器有严重的过载"嗡嗡"声,保险丝 F-FL 熔断。

2. 故障分析

有保险丝熔断,说明电路中有短路故障,包括一般性短路和高压击穿。当短路现象发生在透视曝光时,可能为高压击穿,要排除 X 线管真空度不良和阴极高压电缆击穿,因为毫安表不应该无指示,而应指示满刻度并进行过电流保护。可能的故障是阳极高压电缆击穿、高压整流器击穿及高压变压器击穿等。

3. 试验及故障定位

(1)拔下高压发生器上的高压电缆,用最低条件透视,若故障现象不变,说明不是电压电缆(阳极)击穿故障,因为若为阳极电缆击穿,此时故障应消失。

(2)吊出高压发生器,如图 1-43 所示,拆下整流器 D_1、D_2、D_3、D_4 及 D_1'、D_2'、D_3'、D_4',用 1000V 摇表逐一测量其反相电阻,正常者的测量值为无穷大,否则为击穿。由于整流器较多,不宜采

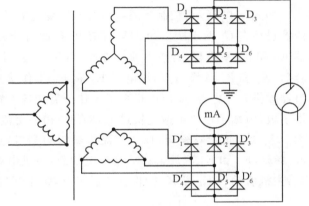

图 1-43　高压整流及 mA 检测

用前面所介绍的方法逐一拆下试验,以免试验次数过多,造成新的故障现象。

修理:用同型号高压整流管替换被击穿的整流管,并经加工固定装入高压发生器,经高压试验台耐压试验,检验是否正常。再将发生器与原主机连接做试验,若在最低千伏时又出现前述故障,重测 D_1、D_2、D_3、D_4,表明又被击穿。

4. 分析及测试

(1)分析:由于高压试验台耐压试验时一切正常,而介入原主机后即出现整流器击穿现象,说明主机电路有故障,可能为高压初级(T_1、T_2)电压过高。

(2)测试:拆下高压初级接线,该机透视时高压初级的电压为正弦波的某导通角,近似于三角波,不宜用电压表直接测量,故将 T_1、T_2 接入示波器观察,从波形可以看出,其正半周 U 正 V 负时为完整的正弦波,负半周为正常的三角波,由此可见,该机的高压初级电压有问题。

5. 测量与检查

当 U 相为正电压时,高压初级全周导通,可控硅 SCR1、SCR2 被击穿,其正半周 U 正 V 负时为完整的正弦波,用示波器观察 4GBK2,是规律的间隔为 $36°$ 的触发脉冲,则正常,故可排除 SCR 全周导通。考虑到防突波组件,SCR2 等与 SCR4 并联,当 SCR2 在 U 相为正时,立即被触发也能得到上面所示的高压波形,测量 SCR 触发极与阴极间有 4V 的直流电压,所以 SCR 受触发而导通,观察透视继电器常闭接点动作,但关机后测量 1GA、1GB 间始终处于短路状态,说明这两常闭接点的上端过近造成短路。

排除时,既要弄清各单元电路的原理,更要弄清其互相的联系与影响。从该故障的排除中可以看到,对于高压击穿故障,应考虑是器件老化、性能下降所致,还是控制出现故障所

致。对透视高压初级电压波形进行观察,即可避免整流器的二次击穿,更重要的是可避免多次试验可能造成的其他高压器件的损坏。

四、变频 X 线机电路组成与故障维修

(一)变频 X 线机电路分析

1. 变频 X 线机的组成电路

变频 X 线机主要由触发电路板、电源及开关电路板、CPU 微机板、灯丝电路板、显示电路板、闸流管及逆变器电路、高压部分组成。

2. 电源及开关机电路

如图 1-44 所示,控制台通电后,开机,变压器 T_1 开始工作,T_1 次级输出交流 18V,经整流滤过后在 C_1 两端产生约 24V 直流电压,此时开关 T_0 处于断开状态,V_3 截止。此时,继电器 K_1 和 K_2 不吸合,若按下 T_0,则 K_1 和 K_2 线圈得电,K_1 和 K_2 吸合,K_1 的按点自持,K_2 吸合后,K_3 和 K_6 线圈得点,继电器 K_3 和 K_6 工作按点吸合,220V 交流电经 XS_4 通过噪声滤过器提供开关电源,输出微机系统工作所需的各种直流低压电流。220V 交流电经 XS_6 送去端子板,由端子板给主逆变桥送电,同时 220V 交流电经 XS_5 使电源变压器 T_2 得电,T_2 提供 10V 交流电给灯丝板,12V 交流电给限束器等电源。若按下开关 T_0,则 V_3 截止,K_1 和 K_2 释放,K_3 和 K_6 释放,220V 交流电切断,主机电源关闭,工作结束。R_3 是限流电阻,作用是:主机启动后 K_5 断开,微机自检后吸合,防止开机瞬间电流过冲。

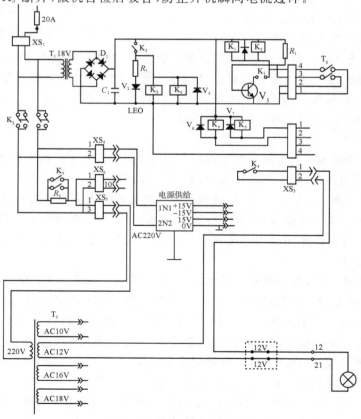

图 1-44　电源及开关机电路

3. 计算机控制电路

计算机控制芯片用单片机 8031,产生主机工作频率、产生上电复位信号、完成地址数据分离。PI 口为输出口,用于对整个系统的控制。如图 1-45 所示,D_5 为译码器、D_3 为存储器,用于控制程序、运算及固定数据。8031 的两个外中断 INT0 用于故障中断,INT1 用于键盘中断,减少程序使用时间,加强对管电压、管电流检测与故障保护反应速度。D_9 是 A/D 电路,有 8 个输入口检测管电压、管电流的变化及灯丝增温时间。计算机控制电路芯片功能可查随机资料。

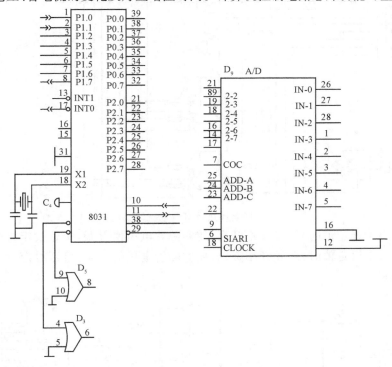

图 1-45　8031 芯片与 D_9 芯片

4. 灯丝加热及灯丝电流调整电路

如图 1-46 所示,电流变压器 T_1 经 XF_1 将交流 40V 输入灯丝板,经 V_1 整流后为灯丝逆变电路提供电源,交流输入电压 10V 经 V_4 整流后为灯丝逆变触发电路提供电源。

经 V_3 和 V_{11} 放大驱动后触发信号分别送至触发脉冲变压器 TR1 和 TR2 的输入端,每只触发脉冲变压器输出两路同相位的触发信号,同时触发逆变桥对角的场效应管,而两只触发脉冲变压器输出的触发信号有 180° 相差,这样就可以保证任意单边的两只场效应管不会同时导通而出现短路。由于逆变器触发频率高低不同,逆变器向负载灯丝变压器输出的能量也会随之变化,所有灯丝电流大小可以通过触发频率的高低而改变。

如图 1-47 所示,管电压调整电路测试点"KV-SET"处的模拟电压值为实际管电压的采样值,采样值与实际管电压之间的关系同样为 $1V \approx 20kV$,设定值与采样值经运算放大器 N_1:C 比较放大后产生误差电压,送至压控振荡器 D_{15} 转换成频率值输出,输出电压的振荡频率与 D_{15} 的 9 脚输入的误差电压的大小变化成正比。在摄影状态,CPU 板输出管电压预置的数值,经 D/A 转变后经 N_1:A、N_1:B 输出管电压设定值,D_{15} 输出电压占空比为 1:1 的振荡方波。实际管电压大小受逆变桥高频晶闸管触发频率控制,频率越高,管电压越高。当管

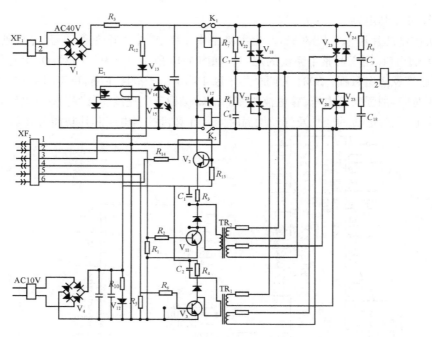

图 1-46　灯丝加热及灯丝电流调整电路

电压的突变值小于设定值时,触发频率升高,使实际管电压值上调,接近设定管电压值;当管电压的实际值大于设定值时,触发频率降低,使实际管电压值下调,接近设定管电压值,完成管电压的闭环调整。

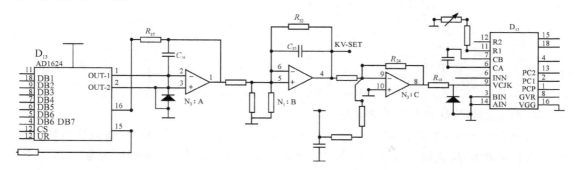

图 1-47　管电压调整电路

5. 管电流调整电路

如图 1-48 所示,在摄影状态时,CPU 输出管电流预置数字量,经 D/A 转换后经 N_1:D、N_2:A 输出,测试点 MA-SET 处模拟电压值与实际管电流之间关系为 1V≈5mA。而在测试点 MA-SAMP 处模拟电压值与实际管电流采样值摄影时,N_3:C 输出的倍量与 MA-SAMP 点的倍量一致,1V≈5mA。设定值与采样值经运算放大器 N_2:C 比较放大后产生电压送至压控振荡器 D_{15} 转换成频率值输出,D_{16} 输出电压占空比为 1∶1 的振荡方波,经 D_{17}:E、触发器 D_{20}:A 和单稳态触发器 D_{19}:A 整形变为适用于可控硅触发的脉冲电压波形。由于双单稳态触发器 D_{19}:B 两部分触发脉冲将触发灯丝板可控硅逆变桥工作,实际管电流大小受逆变桥晶闸管触发频率控制,频率越高,管电流越高。当管电流的实际值大于设定值时,触发频率降低,使实际管电流值下调,接近设定管电流值,完成管电流的闭环调整。

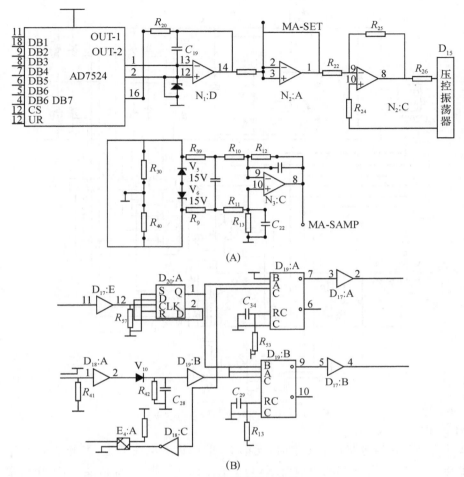

图 1-48　管电流调整电路

6. 高频晶闸管触发及逆变电路

如图 1-49 所示,交流 10V 电压输入触发板后,经整流滤波提供触发信号驱动电路电源,主逆变触发信号经光耦隔离后由 CPU 板输出至逆变触发板上,经驱动级三极管 V_{21} 和 V_{12} 驱动放大后加至触发脉冲变压器 T_1 和 T_2 初级,多只触发脉冲变压器输出两路同相位的触发信号,同时触发逆变桥,对角的晶闸管触发信号有 180°相差,确保任意单边两只晶闸管不同时导通而短路。

交流 200V 电源经整流滤过 V_{20} 后,直流 310V 再经 L_1、L_2 加在由高频晶闸管 V_{10}、V_{11}、V_9、V_8 组成的逆变桥上,曝光时经驱动的触发脉冲信号交替触发,使 V_8、V_{11} 和 V_{10}、V_9 轮流导通,从而产生与触发信号频率相同的交流输出。

7. 摄影控制电路

摄影控制电路采用一挡手闸信号控制摄影,手闸 SV 闭合,CPU 收到手闸信号,微机重新检测手闸信号,确定曝光指令后灯丝增温,主逆变触发指令开始工作进入负载工作状态。负载过程中 CPU 对管电压、管电流进行采样,一方面做软件检测,另一方面硬件参与进行闭环控制,确保管电流、管电压输出量准确稳定。摄影过程中,CPU 定时采样管电流并对电流时间及曝光量进行累加计算,当积累量达到设定的曝光量后,CPU 停止主逆变和灯丝逆变的触发,结束曝光工作。

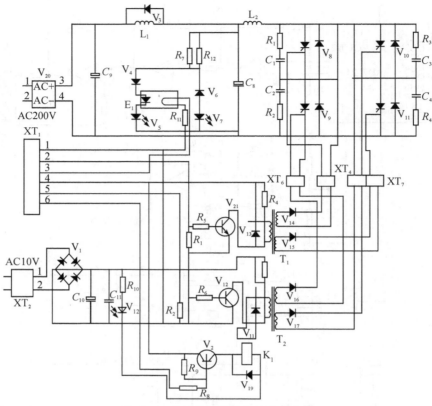

图 1-49　高频晶闸管触发及逆变电路

8. 保护电路

如图 1-49 所示,当电路正常工作时,光耦 E_1 的原边有电流流过,发光二极管 V_5 亮,表示逆变器电源工作,同时光耦副边输出 KVON 信号到计算机板,确认逆变,工作正常。当逆变发生短路时,由于 L_1 电压较大,限制了电流上升速率,短路使 C_8、L_2 构成一个 LC 并联谐振回路,当谐振电压反向时,将可控硅关断,使 E_1 副边给出短路信号至 CPU,通过硬件控制关断主逆变触发信号,CPU 接收到短路信号后关闭触发,停止曝光。同样原理可以控制保护灯丝逆变电路工作的同时对多种信号进行控制检测,对各部分工作状态进行监控,确保整机正常工作,如出现故障应及时停止工作,并提供错误信息。

9. 灯丝初级电路

灯丝初级电路如图 1-50 所示。采用变频技术,CPU 设定管电流值(MA-SET)和管电流采样信号(MA-SAMP),经误差放大形成 VFC(压逆变换)输入信号,进而形成触发电路频率信号。灯丝逆变器件采用 MOS 管,经灯丝变压器初级形成回路。管电流采样为双边采样。

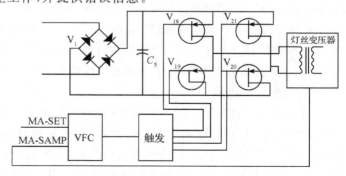

图 1-50　灯丝初级电路

10. 高压初级电路

高压初级电路如图1-51所示。采用变频技术,CPU设定管电压值(kV-SET)和高压采样信号(kV-SAMP),经误差放大形成VFC(压频变换)输入信号,从而形成触发电路的频率信号。主逆变器件采用的晶闸管经逆变电容和高压逆变器初级形成完整回路。管电压采样为单边采样,经高压采样电阻分压获得。

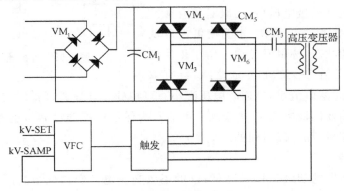

图1-51 高压初级电路

11. 高压变压器组件电路和采样电路

如图1-52所示,高压变压器 T_1、T_2 的初级并联接在主逆变器输出端,T_1 的初级输出电压经 V_2、V_1、C_1、C_2 倍压整流滤波后输出端点 X_5 为负,T_2 的次级输出电压经 V_4、V_3、C_3、C_4 倍压整流滤波后输出管电压为正,R_3 为管电压采样电阻。当电源正半周时,i_1 对 C_1 充电,C_1 电压为 U_1,i_1' 对 C_3 充电,C_3 电压为 U_2;当电源负半周时,i_2 对 C_2 充电,C_2 电压为 U_3,i_2' 对 C_4 充电,C_4 电压为 U_4,输出管电压为 $U_1+U_2+U_3+U_4$。管电流 i_m 经 R_{38}、R_{40} 时产生压降,此电压经过放大送计算机检测,用于曝光量积分。管电压经 R_3、R_{29}、R_{27} 分压将高压转换为低电压,经放大后送管电压调整电路参与主逆变闭环控制,稳定管电压的输出,同时送CPU检测口用于管电压检测。

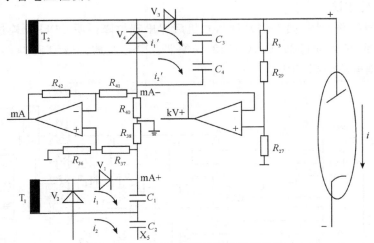

图1-52 高压变压器组件和采样电路

(二)变频X线机元件

1. 可控硅

(1)功能:可控整流、交流调压与调动、逆变、斩波调压。可控硅正向伏安特性与理想开关特性十分接近,是一种无触点功能工作开关。

(2)工作原理:如图 1-53 所示,当门极断开时,可控硅的正向漏电流比一般硅二极管反向漏电流大,并随管子正向阳极电压升高而增大,当阳极电压升到足够大时,可控硅导通,称正向转折或硬开通。可控硅加上正常阳极电压后,门级必须有触发电压 U_g 产生足够的触发电流 I_g 才能使可控硅从阻断状态转为导通状态,称触发导通。由于正反馈作用,可控硅只能工作在关断和导通之间,具有双

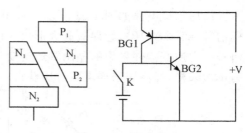

图 1-53　可控硅工作原理

稳开关特性,阻断时漏电流小,导通时电压降小。可控硅一旦导通,门极失去作用,要关断已导通的可控硅必须使阳极电流 I_a 小于维持电流。为保证可控硅可靠与迅速关断,通常在管子阳极电压降为零后,加一段时间的反向电压。

2.高压变压器

工频高压变压器的初级是频率为 50Hz 的正弦交流电。变频机组高压变压器初级及变压器正绕组加的是频率较高的交流电,往往采用变频逆变技术得到频率可调或脉宽可调的初级电压,提供逆变的直流电压。根据机组功率,一般小型机组 5kW 以下,用单相 220V 逆变整流得到约 310V 直流电压;大型机组 10kW 以上,用三相 380V 逆变整流得到 530V 直流电压。同样,灯丝变压也采用变频逆变技术,只不过初级电压要小些。变频机组采用逆变技术,使微机技术得到应用,实现精度较高的控制。

(三)变频 X 线机故障分析与检修

1. 故障一

(1)开机后出现报警错误提示:E050。根据错误代码表可知:kVist is read by the analog port7 during standby the value of kVist read should be zero。由提示可知 kVist 电压此时没有到零,发生报警错误。

分析 X 线机线路框图(图 1-54)可知,开机后即出现故障说明 CPU 自检过程没有完成。CPU 自检过程是:信号通过 J17D/A(7528)转换器、J13 运算放大器(TL084)、J9 运算放大器(LM324)及周围电路回到 CPU。

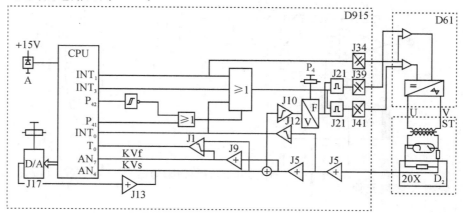

图 1-54　X 线机线路框图

（2）故障分析：分析 D915 电路图 1-55 可知开机后即出现故障报错提示，说明 CPU 自检过程没有完成。kVist 自检过程是：kVist 经过跟随器 J5（TL084）由 PKV 和 NKV 传递到电压比较器 J12（LM339），输出为高电压，再传递到施密特触发器 J15（4584），输出为低电压，经达林顿驱动器 J22（ULN2004）驱动为高电压，信号回到 P32CPU 的 26 脚端完成自检过程。

（3）故障检修：如图 1-55 所示，测 kVist X8 的 2 端为 2.1V，J5 输入端 3 脚为 8.2V，高电压属异常电压，J5 跟随器 1 端为高电压。J22 输出为低电压信号，到 CPU 26 脚时也为低电压信号，没有回归 CPU，此时怀疑 V_5 1N4148 二极管损坏，拆下测量发现该二极管正常，但电路中有 8.2V 电压，考虑为漏电现象所致，更换 1N4148 后 kVist 测试点电压为 0V，正常，但是开机后故障仍存在，测量 CPU 26 脚时仍为低电压信号，再测试 J5 端 NKV 和 PKV，为低电压。J12 输出端为高电压 5V，测 J15 输出端仍为 5V，没有改变为低电压信号，使 J22 输出为低电压，考虑 J15 损坏，更换同型号施密特触发器后，J15 输出低电压，J22 输出为高电压信号后回到 CPU 26 脚，完成自检过程，故障消失。

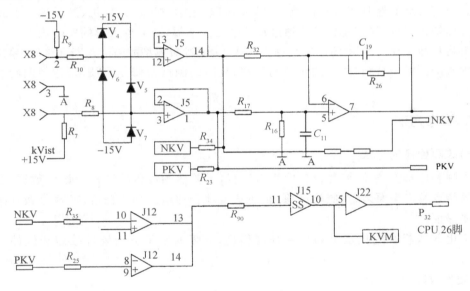

图 1-55　X 线机电路

2. 故障二

（1）故障现象：开机正常，但不能曝光，提示 VOL.271。

（2）故障分析：开机正常，说明 CPU 自检过程已经正常，只是曝光指令没有完成。曝光指令下达，是通过曝光开关和达林顿驱动器 J36（ULN2004）送到 CPU P1.5 脚处完成的。

（3）故障检修：检查曝光开关，按通正常，仔细检查发现曝光开关导线是由 3 根线 X27.1、2、3 组成的，到 X10.23 端有 15V，经 R_{120} 后在达林顿驱动器 J36（ULN2004）2 脚处形成高电压信号，而输出为低电压信号，因此 CPU 没有收到曝光指令，造成虽然按下曝光开关，但 CPU P1.5 脚曝光指令没有下达。去除 X10.23.25 短路后，J36 2 脚为 0V 低电压，P1.5 脚输出呈 5V 高电压信号，完成 CPU 曝光信号，故障消失，曝光正常。

第二章　数字 X 线设备维护

第一节　数字化 X 线机的故障与维修

　　数字化 X 线机是放射设备中的重要组成部分。由于数字化 X 线机有其自身特点,所以其维修也不同于常规 X 线设备,这是临床工程技术人员亟需掌握的维修技术。为了有效、快捷地进行故障的检修,临床工程技术人员需要具备一套通用故障寻找和维修的思想方法与手段。虽然数字化 CR、DR 具有智能自测系统,使检测工作简单并程序化,但仍需要临床工程技术人员有具体问题具体分析的能力,掌握物理、化学、机械、计算机、测量理论及仪器操作等多方面知识,这些知识不仅需要通过理论学习来掌握,还需要大量的实践积累。

　　本节将从数字化 X 线机的通用维修方法入手,通过对典型故障的诊断和维修,系统地阐述故障现象的判断与分析、故障的定位与隔离、故障的测试及修复等技术,达到抛砖引玉的效果。

一、维修方法

(一)故障检修的方法

　　为了顺利地排除故障,恢复设备的正常运行,需要熟悉设备的结构及设计数据,熟悉各类故障的特点及产生原因,按照检修原则、注意事项合理地运用检修方法,这是做好维修工作的重要保证。

　　数字化 X 线机智能化水平和精密程度很高,故障通常可分为硬件故障和软件故障两大类。

　　1. 硬件故障

　　硬件故障分为两类:机械故障和电气故障。

　　(1)机械故障:是指机械部件所发生的故障。由该类机型的活动性质所决定,通常有四种情况。

　　①机械转动件失灵或卡死。这是一种常见故障,大多是由于机件受潮而生锈、润滑不及时、杂物侵入未及时处理等原因造成。轻者增加摩擦,降低灵活度,使操作变得笨重,重者致使机件锈蚀或卡死而不能活动。

　　②机械精度改变。由于机械磨损,机件在长期使用后会出现机械稳定度降低、运动过程中晃摆等现象。

　　③机件弯曲、变形、破碎及断裂,主要由受力不均及位置不正而引起。

　　④机械连接固定件松动或脱落,如连续件、螺钉、螺母等在机械活动中受力松动或脱落。

　　后两种故障不仅影响机械的正常运行,而且可能导致严重后果,造成机器损坏,甚至出现危险,应特别注意及时维修。

（2）电气故障：指电气线路所发生的故障，同时要注意的是由于数字化 X 线机中采用了计算机及网络技术，因此硬件所导致的故障也归类为电路故障，按故障性质可分为开路故障、短路故障和损坏故障，按故障所在系统部分可分为低压电路故障和高压电路故障。

①开路故障：开路有完全与不完全之分。完全开路是指电路中没有电流，不过这种故障多半是某些部件损坏导致的。不完全开路包括因接触不良、元件变质等引起的电路中电流明显低于正常值的现象。开路故障将会造成所控电路工作不正常，进而使某一局部甚至全部电路停止工作。

②短路故障：由于导线绝缘被破坏或因绝缘性降低而被击穿造成不该连接的导线、元件间的碰接，元件变质漏电使电路中电流大大超过正常值等。这类故障危害极大，不仅会使局部电路工作不正常，而且会使导线、元件过热甚至烧毁或保险丝熔断，造成局部或整机停止工作。

③损坏故障：元件在长期使用中，由于质量和自然寿命所致会发生损坏，造成开路或短路等现象，如电阻烧断、集成电路损坏、计算机软件被破坏、电容或晶体管击穿等。此外，也要注意元件老化的问题，即器件并没有完全损坏，可能只是表现为电阻的增大或减小、电容漏电、晶体管参数发生变化等。这种故障使电路参数发生不同程度的变化，造成某电路或整机工作异常，具有较强的隐蔽性，不太容易判断，只有通过细心检查、逐级测量、分析比较方能找出故障所在。

④低压电路故障：发生在电源电路、灯丝初级电路、高压初级电路、控制电路等电路中各元件上的故障，如电源变压器、集成电路、旋转阳极启动器、继电器等工作在低电压部分的部件。

⑤高压电路故障：发生在高压次级侧的电路或元件上的故障，如高压逆变器、组合 X 线机头或球管等工作在高电压部分的部件。

在检修时，应先根据故障现象判断是开路还是短路故障，是高压电路故障，还是低压电路故障，而后进行逐级检查，以减少试验次数，缩短检查时间。实践证明，这是一种行之有效的方法。

这类故障在数字化 X 线机中通常由计算机软件检测完成，按照代码进行检修。如果是电路板故障，通常无法修复，这是因为所有的电路集成度很高，电路板多为多层板，一旦损坏通常需更换。

（二）软件故障

数字化 X 线机最重要的部分是软件部分，软件分为基础软件和图像处理软件。

基础软件是常规 X 线机的控制软件，主要由计算机处理器或工作站完成，它能完成 X 线的检查、所有功能和所有软件的故障自检。图像处理软件是数字化的最重要的标志，该软件能完成数字图像处理，并能数字化输出、数字化存储及传输。

二、故障产生的原因及故障特征

（一）故障产生的原因

1. 正常损耗

正常损耗是由机械和电气元件的使用寿命所决定的。比如，X 线球管长期使用后，灯丝发射电子的能力会逐渐降低,阳极会由于老化而产生龟裂,使X线输出量大幅度下降。平板探测器使用到一定的次数后就会老化,图像质量降低。这些机械部件或电子元件的使用寿命难以用一确切的时间来衡量,主要取决于使用是否正确和维护是否得当,正确使用和合理维护就能延缓它们的老化过程,也就延长了使用寿命。

2. 使用不当

使用不当会造成X线机直接损坏或间接损坏,从而影响工作。比如,当X线机选择的曝光条件超过了其能够承受的最大容量时,就会导致一次性过载而损坏机器,或机械运动过程中机械损坏,或在移动中将脚踏开关的连接线压断等。当连续工作造成的阳极累积热量超过其能够承受的最大值时,会导致灯丝烧断或机器过负荷而损坏,因此正确地使用X线机是设备安全的重要保证。

3. 维护不当和维修不及时

日常的维护和定期的检修能及时地发现隐患,防患于未然。数字化X线机的机架没有定期润滑或检查,导致其锈蚀或失灵。组合机头定期检查是否漏油等。检查机房是否潮湿。电机变速器、轴承等均需定期维护,进行清洗,并添加润滑剂,否则就可能会影响活动的灵活度,甚至不能正常工作。

4. 调整不当

数字化X线机的调整参数很多,因此无论是在常规模式,还是在服务模式下,正确的设置和调整都至关重要,如果机器调整不当就投入使用,不但不能充分发挥效用,甚至会造成机器的损坏。

5. 机器质量不佳

机器质量不佳可能是某些元器件工艺不良或质量不佳导致使用时损坏,也可能是设计不合理或元器件的电性能及机械性能不符合使用要求而损坏。是否因质量问题引起元件的损坏应根据具体情况作细致的分析,因为有时是机器内部潜在故障未能及时被发现所引起,对这一点应特别加以注意,以防止故障进一步扩大。

6. 软件系统影响

数字化X线机中采用的计算机操作系统是基于UNIX或Windows,在使用过程中会有大量的数据运行,由于各种原因系统会出现错误或死机。该类型错误是该类设备最常见的。

(二)故障特征

X线机发生故障的程度不同,其特征也就不同。硬件故障表现得比较绝对,故障特征明显,比如短路、开路及损坏等;而软件故障表现得比较模糊,故障特征不是很明显,比如元件老化、变质但未完全失效、接触不良等。熟悉故障的特征及表现形式,对于故障的判断和查找是很有帮助的。

1. 突发并且现象持续的

有些故障突然发生后,现象明显。例如,当图像中出现波浪形条纹,或机械电机不能工作,或X线机高压部分绝缘材料被击穿时,会出现电流显著增大,并始终持续,只是程度会逐渐加重。对这类故障,应尽可能少做实验,以免扩大故障,造成更大损失。此类故障多为损坏性故障。

2. 偶发并且时有时无的

有些故障是偶然发生的,表现为时有时无,没有规律性,这类故障是最难判断和维修的,其原因主要是接触不良或软件的不稳定,这经常发生在接插件、开关、接触器、系统软件等器件上,接线或电路板的虚焊也会产生这种现象。软件类故障在数字化 X 线机上经常出现。

3. 规律性的

有些故障是在某些特殊条件下发生的,表现为有一定的规律性。例如,X 线机低千伏工作正常,但到某千伏以上时球管就发生放电,降低条件后又能正常工作,这表明管套内的绝缘油耐压不够,需要更换。还有些在透视时工作正常,但切换到摄影时不产生射线;还有正常工作几个小时后,系统死机,重新启动正常,主要是软件原因导致的;还有遇热或受潮时出现故障现象等。

4. 渐变性的

有些故障现象的程度随着时间延长和条件加大而加剧,直至完全不能工作。这主要是器件的老化、系统软件受到计算机病毒的感染所致,尤其是在电子器件或导线的绝缘能力降低时出现。

总之,数字化 X 线机的故障特征有多种,抓住这一表面现象,从电路的原理去分析判断、检查、测量,就能找出问题的实质,从而避免故障的扩大并使故障得到及时检修。

(三)检修原则

(1)检修人员应具有维修的专门知识和一定的维修经验,应能有效地利用数字化 X 线机的相关技术资料和数据,并应具有严肃认真的工作作风。

(2)应注意仔细观察,全面详细地弄清发生故障时的表现和工作状态,并能根据故障特征进行综合分析,制订出合理的检修计划,切忌盲目检修。

(3)检修后对机器进行必要的调整和实验,并填写比较详细的维修记录,记录中应包括检修对象、故障现象、检查结果及处理方法等。

(4)要按检修计划进行检查并视具体情况灵活掌握,遇新的情况,应先从电路原理上认真分析,修订计划,而后继续检查。

(5)检修时应注意拆卸的顺序,记录编号,以避免复原时增加不必要的麻烦,甚至造成新的故障。卸下的东西应分别放置,检修后及时装上,以免遗留机内引起电路故障,甚至高压放电,损坏 X 线球管和其他部件。

(6)在检修相对精度较高的电路时,必须注意接地,以防发生电击事故。在测试高压时,除使用专用的测试设备外,决不允许在高压电路内进行测试或检查。

(7)在解决软件问题时,应按照严格的程序进行,并且不能修改系统参数,以防损坏软件的完整性,同时要对程序和相关数据及时进行备份。

(8)重视防护,当必须进行曝光实验时,要有应有的防护措施。

(9)发生短路故障时,应避免重复实验,如高压击穿、机器漏电、电流过大等,如非试不可应选择低条件,一次将故障现象观察清楚,若反复实验,则会造成故障扩大或损坏器件。

(四)X 线机故障检查的常用方法

当数字化 X 线机出现故障时,检修时首先要做到的就是明确机器的哪部分出现故障,是什么类型的故障以及引起的原因。要迅速地明确故障并加以排除,需要有合理有效的检查手段,切忌只顾分析线路图,纯理论地寻找故障,也要避免盲目进行测试,而应从系统的、全面的角度分析和维修故障。

1. 直观法

直观法也称感触法,即利用人的感官通过看、听、嗅及触摸等手段来确定故障所在。这种方法适用于表面故障的检查,如用眼观察 X 线管灯丝是否点燃,电路中有无打火与放电,元件及连接线有无损坏或脱落等;听系统工作有无异常声响,旋转阳极启动运转是否正常,高频发生器或球管内有无异常等;闻有无烧焦时的糊味。在机器断电后,用手触摸某些元件,如电阻、变压器、X 线球管,应从其温升可以判断出电路是否正常。事实表明,绝大部分故障可以通过直观法,并用一般知识初步分析确定。

2. 短接法

当断定某些控制回路应通但未导通时,可以用导线短接某段线路或某些控制接点,借以判断故障所在。此法只需要一条夹子,即可通过逐点短路的方法查出故障,是检查数字化 X 线机这类设备开路故障的有效手段。该法的运用应当注意,必须是在对整个系统的工作原理非常清楚的前提下,由有经验的工程人员采用,否则可能会导致故障扩大。

3. 隔离法

隔离法即将电路分段,分成几部分逐个检查,排除相互影响。该法是对短路故障的检查,也是对疑难故障进行定位的有效方法。现在许多数字化 X 线系统是计算机控制的系统,所以故障的排除方法可从计算机显示屏中获取。因此,智能化、数字化 X 线系统的故障完全可采用隔离法迅速加以查明。

4. 替代法

替代法又称置换法,一般只用型号相同、数字相近的元器件及电路板替代损坏的元器件及电路板进行检查的方法。这种方法适合在对电路中的某些元件或电路有怀疑,又无其他更好的替代方法鉴别其好坏的情况下使用。注意,在进行替换之前,必须对电路中的电路参数进行测定,只有在电路参数正常的情况下才能进行替代,避免损坏替代件,甚至扩大故障。本方法是几种方法中最有效的维修方法。

5. 测量法

测量法也称为仪器仪表法,是借用测试仪器仪表、示波器等进行故障的检查。因为人的感觉器官只适用于检查具有比较明显表面现象的故障,而无法确定故障原因、性质位置,更无法对故障作出测量判断,所以要通过测试仪器仪表来检查。即使是有计算机自检功能的 X 线机也需借助仪器仪表。作为维修人员必须熟悉常用测量仪器仪表的使用,测试中正确测试数据,并根据测试结果作出分析,判断故障。测量法在现实维修中是必要手段,图像处理的测试和维修必须在数字式双踪示波器的测量下才能进行。

上述五种故障检查方法只是许多维修方法的一部分,还有许多其他维修方法。所有方法并非孤立,一个故障的检修,可能用到其中的一种或几种甚至全部,只有在实际中运用,理论结合实际,才能准确快捷地排除故障。

三、数字化 X 线机的故障分析和维修

数字化 X 线机的故障分析和维修与其他设备有很大的不同,由于其计算机化程度高,因此在使用的过程中,出现一些故障都有错误代码显示或错误指示信息,可根据代码或错误指示信息作相应的处理,甚至有些还有解决方案或程序。许多故障可能是由于简单的原因或错误操作造成的,另外,重要的故障可能是软件类故障,因此处理该类故障时可重新安装软

件。当出现故障时可对照故障现象及处理方法进行检修,对于自己无法处理的问题,请与维修工程师联系。

常见的故障主要是操作性故障、X线安全和自动增益系统故障、高压系统及电源系统故障、探测器和开关故障、计算机系统故障等。不同的生产厂商的机型或相同厂商的不同版本会有不同的错误代码,显示不同的错误信息,而且维修的具体步骤也不相同,本部分以岛津公司 CXDI-50G 为例,详细讨论数字化 X 线机的维修步骤,从而学习数字化 X 线设备的维修方法和过程。

(一)CXDI-50G 数字探测器的拆装

1. 探测器的把手拆卸

松开把手两边的两颗螺丝,将把手拆下,注意在操作时要细心,这里有许多小的垫圈。

2. 侧板的拆卸

(1)松开固定侧板左侧和右侧的螺丝,小心地将盖板取下,这是因为盖板在卡槽内。

(2)左边的侧板稍微活动取下。

(3)松开螺丝将压板取下,然后将红色的振动探测器取下。

3. 探测器外壳的拆卸

(1)松开螺丝上的盖板。

(2)松开螺丝 M3×8mm 和 M3×12mm。

(3)取下绝缘板。

4. 传感器线缆的更换

(1)松开并取下固定线缆的 2 个螺丝 M3×10mm。

(2)松开并取下固定线缆压片的 2 个螺丝 M3×6mm。

(3)松开并取下线缆夹子的 2 个螺丝 M3×6mm,注意不要丢失垫片。

(4)取下与 PCB-40LED 和 CB-50Di 的连接端子。

(5)取下 50G 传感器线缆单元,取下时注意将来安装时的合适位置。

5. PCB-50LED 板的拆卸

(1)断开 PCB-50LED 板的连接器后,松开并取下固定滤线栅传感器的固定螺丝。

(2)松开固定 PCB-50LED 板的螺丝,取下 PCB 板。

6. PCB-50Di 的拆卸

(1)轻轻地将平板线缆取下,取时要注意连接端子的方向。

(2)松开固定 PCB-50Di 的 12 个螺丝,将电路板取下。

7. PCB-50AD 的拆卸

(1)轻轻地将平板线缆取下,取时要注意连接端子的方向。

(2)松开固定 PCB-50AD 的 16 个螺丝,将电路板取下。

8. PCB-50 的拆卸

(1)断开每个线缆的连接传感器线(J002/CN2)、X 射线 I/F 线(J004)、遥控开关线(CN4)、PCB-50/50 电缆线(J001/CN3)。

(2)松开固定 PCB-50 的螺丝,将电路板取下。

(二)故障分析和维修

在 CXDI 系统中,所有的错误信息在计算机内以日志形式存放,并存在下面的文件内:C:\

Documents and Settings\All users\Application data\Microsoft\Drwatson\drwts32. log。

事件日志存于 C:\WINDOWS\system32\config\SysEvent. evt。

全部信息存于 D:\Ccr folder(实时错误信息产生时图像及相关信息存入该文件夹下)。

当错误产生时,采用不同操作模式会获得不同的需求信息(被采用或弃用),如 DMW、高压发生器、通信模式等系统会显示不同的错误代码。

故障 1　错误代码:100

错误性质:致命性错误(Fatal)

Reply Keys 状态:OK

故障分析:♯1 致命性错误,不可恢复;♯2 传感器单元自检错误(selfcheck error);♯3 探测器单元错误;♯4 错误代码形式:ER(n)(××××)(其中 n 为传感器序列 1 到 4,××××为错误代码)。

故障原因:主要来自传感器 A/D 板不明原因的错误。

操作 Reply Key:无变化。

解决方案:必须由专业人员对探测器、传感器单元及传感器 A/D 板进行检查,或更换相关部件。

故障 2　错误代码:102

错误性质:致命性错误(Fatal)

Reply Keys 状态:−14、−15、−95、−98

故障分析:−14 表示 DLL 动态链接库启动异常,不可恢复;−15 表示 DLL 动态链接库没有驱动;−95 表示传感器编码异常或传感器单元未连接;−98 表示探测器驱动异常。

故障原因:主要来自探测器或相关数据库异常。

操作 Reply Key:无变化。

解决方案:必须由专业人员对探测器、传感器单元及软件进行测试和检查,或更换相关部件,或重装系统软件。

故障 3　错误代码:103

错误性质:致命性错误(Fatal)

Reply Keys 状态:Shut Down

故障分析:♯1 致命性错误,不可恢复;♯2 读取时间输出(read time out)错误;♯3 数据传输失败。

故障原因:图像在网络中传输失败。

操作 Reply Key:该键无显示,但系统自动关闭。

解决方案:必须由专业人员对网络及系统软件进行测试和检查,或更换相关部件,或重装系统软件。

故障 4　错误代码:105

错误性质:致命性错误(Fatal)

Reply Keys 状态:OK、−97

故障分析:♯1 致命性错误,不可恢复;♯2 CXDCAP. INI 打开错误;♯3 安装CXDCAP. INI 文件。

故障原因:处于 OK 状态时,CXDCAP. INI 文件没有安装或已损坏;−97 表示 CXDCAP.

INI 没有被发现。

操作 Reply Key：系统登入错误系统环境，所有传感器工作异常。

解决方案：必须由专业人员对网络及系统软件进行测试和检查，注意须备份相关的图像数据或信息，重装系统软件。

故障 5　错误代码：522

错误性质：致命性错误（Fatal）

Reply Keys 状态：OK

故障分析：♯1 致命性错误，不可恢复；♯2 CXDCAP. INI 打开错误：filename；♯3 文件未被发现。

故障原因：主要原因是××××. BIN 和××××. DCM 文件不存在或不能被读取。

操作 Reply Key：系统会关闭重启，虽然可以通过服务程序解决，但用户可能无法使用服务程序工具（因为是付费服务），必须根据服务工程师的指导完成。

解决方案：必须由专业人员对系统软件进行测试和检查，必要时重装系统软件。

故障 6　错误代码：6

错误性质：警示性错误（Alert）

Reply Keys 状态：OK

故障分析：♯1 警示性错误；♯2 系统信息错误；♯3A/D 板信息更新。

故障原因：当 A/D 板信息不同于以前的信息时出现该提示信息，主要出现在数据信息或连接单元更新后。如果因软件或硬件的更新而出现该提示信息，那么意味着出现其他问题，须由专业人员对 A/D 板和软件进行测试与检查。

操作 Reply Key：A/D 板信息自动更新。

解决方案：必须由专业人员对系统软件进行测试和检查，必要时更新系统软件。

故障 7　错误代码：8

错误性质：警示性错误（Alert）

Reply Keys 状态：OK

故障分析：♯1 警示性错误；♯2 系统自测错误；♯3 专业人员获取错误代码。

故障原因：主要通过自检程序获取。

操作 Reply Key：图像信息可能显示，但质量会很差，需由专业人员进行调试。

解决方案：必须由专业人员对系统软件进行测试和检查，必要时更新系统软件。

故障 8　错误代码：116

错误性质：警示性错误（Alert）

Reply Keys 状态：OK

故障分析：♯1 警示性错误；♯2 传感器单元自检错误；♯3 探测器单元错误；♯4 错误代码形式：ER(n)(××××)（其中 n 为传感器序列 1 到 4，××××为错误代码）。

故障原因：主要来自传感器 A/D 板不明原因的错误。

操作 Reply Key：无变化。

解决方案：必须由专业人员对探测器、传感器单元及传感器 A/D 板进行检查，或更换相关部件。

故障 9　错误代码：5002

错误性质:警示性错误(Alert)

Reply Keys 状态:OK

故障分析:♯1 警示性错误;♯2 OPUCCR RPC 错误。

故障原因:有许多原因,主要是 CCR 软件没有运行。

操作 Reply Key:无变化。

解决方案:必须由专业人员对系统软件进行测试和检查,必要时更新系统软件。

故障 10　错误代码:00

错误性质:错误提示(Error)

Reply Keys 状态:OK

故障分析:♯1 错误提示;♯2 文件打开错误:filename;♯3 文件未被发现。

故障原因:主要原因是文件不存在或被破坏。

操作 Reply Key:无变化。

解决方案:必须由专业人员对系统软件进行测试和检查,必要时重装系统软件。

故障 11　错误代码:1

错误性质:错误提示(Error)

Reply Keys 状态:OK

故障分析:错误提示。

故障原因:未知错误,该错误表示 CCR 管理器没有被定义。CCR 管理器管理许多进程,如果进程出现而未被定义则错误代码显示为"－1",这个错误很少发生的原因是几乎所有错误都被定义了。在 CCR 中,一个进程会有一个系统文件 log 相对应,OPU 较少的未被定义的错误也在操作系统的管理文件中被定义。

操作 Reply Key:确认后,点 OK。

解决方案:必须由专业人员对系统软件进行测试和检查,必要时更新系统软件。

故障 12　错误代码:2

错误性质:错误提示(Error)

Reply Keys 状态:OK

故障分析:♯1 错误提示;♯2 硬盘空间不足,临时存储程序(tmp)无法运行。

故障原因:临时存储空间小于文件运行所需的最小空间。

操作 Reply Key:确认后,点 OK。

解决方案:对系统软件进行测试和检查,将数据存储于其他存储器或将数据删除,必要时更新系统软件。

故障 13　错误代码:3

错误性质:错误提示(Error)

Reply Keys 状态:OK

故障分析:♯1 错误提示;♯2 硬盘空间不足,队列请求程序(que)无法运行。

故障原因:存储空间小于临时存储文件运行所需的最小空间。该错误代码很少出现,原因是临时存储空间错误先发生。

操作 Reply Key:确定后,点 OK。

解决方案:对系统软件进行测试和检查,将数据存储于其他存储器或将数据删除,必要时更新系统软件。

故障 14 错误代码:120

错误性质:错误提示(Error)

Reply Keys 状态:OK

故障分析:♯1 错误提示;♯2 硬盘空间不足,临时存储程序(tmp)无法运行。

故障原因:存储空间小于临时存储文件运行所需的最小空间。该错误代码很少出现,原因是临时存储空间错误先发生。

操作 Reply Key:确定后,点 OK。

解决方案:对系统软件进行测试和检查,将数据存储于其他存储器或将数据删除,必要时更新系统软件。

故障 15 错误代码:121

错误性质:错误提示(Error)

Reply Keys 状态:OK

故障分析:♯1 错误提示;♯2 传感器单元自检错误;♯3 探测器单元错误;♯4 错误代码形式:ER(n)(××××)(其中 n 为传感器序列 1 到 4,×××× 为错误代码)。

故障原因:主要来自传感器 A/D 板不明原因的错误。

操作 Reply Key:无变化。

解决方案:必须由专业人员对探测器、传感器单元及传感器 A/D 板进行检修,或更换相应部件。

故障 16 错误代码:122

错误性质:错误提示(Error)

Reply Keys 状态:OK、oXeff3、oXeff4

故障分析:♯1 错误提示;♯2 传感器单元的控制(control)错误;♯3 探测器控制错误。

故障原因:OK 状态显示错误主要来源于传感器 A/D 板控制队列;oXeff3、oXeff4 显示主要探测器单元——电源(n)(eff3 or eff4);oXeff3 表示电源到 X 射线控制板电缆线长度的选择错误;oXeff4 表示探测器电源线缆开路;n 表示传感器序列。

操作 Reply Key:当 OK 时确认,传感器为分离状态(如果没有此模式,系统状态为"abnormal")。

解决方案:必须由专业人员对探测器、传感器单元及传感器 A/D 板进行检修,或更换相应部件。

故障 17 错误代码:123

错误性质:错误提示(Error)

Reply Keys 状态:OK、oXeff8、oXeff7

故障分析:♯1 错误提示;♯2 传感器单元的 PLD 错误;♯3 探测器 PLD 错误。

故障原因:OK 状态显示错误主要来自传感器 A/D 板 PLD;oXeff8 表示 PLD 错误,其格式为"PLD err(n) (eff8)";oXeff7 表示 PLD 设置错误,其格式为"PLD Confing err(n) (eff7)";n 为传感器序列(1~4)。

操作 Reply Key:当 OK 时确认,传感器为分离状态(如果没有此模式,系统状态为"abnormal")。

解决方案:必须由专业人员对探测器、传感器单元及传感器 A/D 板进行检修,或更换相应部件,或重装系统。

故障 18　错误代码:125

错误性质:错误提示(Error)

Reply Keys 状态:OK、oXeffb

故障分析:♯1 错误提示;♯2 传感器单元的滤线栅错误;♯3 滤线栅错误导致图像质量问题。

故障原因:OK 表示滤线栅有错误,但传感器 A/D 板仍然有图像获得,但图像质量没有保障;oXeffb 表示曝光期间滤线栅有变动,其格式为"Grid was changed during exposure(n)(effb)",n 为传感器序列(1~4)。

操作 Reply Key:当 OK 时确认,则屏幕回到"normal"状态。

解决方案:必须由专业人员对探测器、传感器单元及滤线栅进行检测,或更换相应部件。

故障 19　错误代码:126

错误性质:错误提示(Error)

Reply Keys 状态:OK

故障分析:♯1 错误提示;♯2 传感器单元的温度测量错误;♯3 当探测器温度高于设置值时,曝光不能进行,直到温度降低到设置值时;♯4 测试超范围,其格式为"TEMP OVRR(n)(effa)",n 为传感器序列(1~4)。

故障原因:探测器的传感器温度设置为 49℃,当温度超过 49℃时系统停止曝光,直到温度降低到该温度以下,曝光才有可能进行。

操作 Reply Key:传感器自动进入睡眠程序,主机没有什么异常,当系统检测到温度超过设置温度时,错误代码会重新出现,当 OK 时确认,系统则自动重启,同时注意当环境温度降低时该类故障也会相应减少。

解决方案:必须由专业人员对探测器、温度传感器单元进行检测,或更换相应部件。

故障 20　错误代码:129

错误性质:错误提示(Error)

Reply Keys 状态:OK、O×EFFO、O×EFEF

故障分析:♯1 错误提示;♯2 传感器单元的数据传输错误;♯3 数据传输失败。

故障原因:当 DMA 在数据存取和读写时超时,或全幅图像传输被中断时出现该错误代码。

操作 Reply Key:无变化。

解决方案:必须由专业人员对探测器、传感器单元进行检测,或更换相关部件。

故障 21　错误代码:143

错误性质:错误提示(Error)

Reply Keys 状态:OK

故障分析:♯1 错误提示;♯2 校准表错误;♯3 校准执行失败。

故障原因:校准表没有准备好,或连接传感器单元的系列编码不一一对应。

操作 Reply Key:系统重新对校准表进行校准。

解决方案:由专业人员对系统进行重启或重新安装。

故障 22　错误代码:144

错误性质:错误提示(Error)

Reply Keys 状态:OK

故障分析:♯1 错误提示;♯2 传感器单元配置;♯3 传感器单元配置不正确;♯4 序列号 No. (n)(Oeff5 或 Oeff6),n 为传感器序列(1～4)。

故障原因:oXeff5,原因是具有不同的序列号和 DP 序列号;oXeff6,原因是写入了错误的序列号。

操作 Reply Key:当 OK 时确认,传感器序列不连续。

解决方案:必须由专业人员对探测器、传感器单元进行测试,更换相应部件,或重装系统。

故障 23 错误代码:302

错误性质:错误提示(Error)

Reply Keys 状态:OK

故障分析:♯1 错误提示;♯2 校准错误;♯3 剂量太高或采用准直器。

故障原因:曝光修正时剂量超过正常值。

操作 Reply Key:图像重新获取。

解决方案:必须由专业人员对探测器及准直器、剂量进行重新设置,或重装系统。

故障 24 错误代码:303

错误性质:错误提示(Error)

Reply Keys 状态:OK

故障分析:♯1 错误提示;♯2 校准错误;♯3 剂量太低或采用准直器。

故障原因:曝光修正时剂量低于正常值。

操作 Reply Key:图像重新获取。

解决方案:必须由专业人员对探测器及准直器、剂量进行重新设置,或重装系统。

故障 25 错误代码:304

错误性质:错误提示(Error)

Reply Keys 状态:OK

故障分析:♯1 错误提示;♯2 校准错误;♯3 无效数据或采用准直器。

故障原因:曝光时获得剂量与实际正常值差别太大。

操作 Reply Key:图像重新获取。

解决方案:重启或重装系统。

故障 26 错误代码:305

错误性质:错误提示(Error)

Reply Keys 状态:OK

故障分析:♯1 错误提示;♯2 校准错误;♯3 采用准直器。

故障原因:该故障很少出现。

操作 Reply Key:图像重新获取。

解决方案:重启或重装系统。

故障 27 错误代码:306

错误性质:错误提示(Error)

Reply Keys 状态:OK

故障分析:♯1 错误提示;♯2 程序错误;♯3 图像分析错误。

故障原因:图像数据分析失败。

操作 Reply Key:用户手动处理图像。

解决方案:重启或重装系统,调整图像参数。

故障 28　错误代码:310

错误性质:错误提示(Error)

Reply Keys 状态:OK

故障分析:♯1 错误提示;♯2 REX 临界值;♯3 REX 值为 9999,最小限定值为 999,确定高压发生器曝光条件,如果条件正确,则调整图像参数。

故障原因:REX 获得值不在图像限定值范围内,则出现该错误代码。

操作 Reply Key:无变化。

解决方案:重启或重装系统,调整 REX 参数在 999~9999。

故障 29　错误代码:311

错误性质:错误提示(Error)

Reply Keys 状态:OK

故障分析:♯1 错误提示;♯2 REX 临界值;♯3 REX 值是 9999,最小限定值是 999,确定高压发生器曝光条件,如果条件正确,则调整图像参数。

故障原因:REX 获得值不在图像限定值范围内,则出现该错误代码。

操作 Reply Key:无变化。

解决方案:重启或重装系统,调整 REX 参数在 999~9999。

故障 30　错误代码:402

错误性质:错误提示(Error)

Reply Keys 状态:OK

故障分析:♯1 错误提示;♯2 不完整结束错误;♯3 错误的图像没有完整地记录下来。

故障原因:最后图像在读写时失效,或图像不完整,出现该错误代码。

操作 Reply Key:此前的图像没有保存好将重新存储。

解决方案:重启或重装系统软件。

故障 31　错误代码:403

错误性质:错误提示(Error)

Reply Keys 状态:OK

故障分析:♯1 错误提示;♯2 不完整结束错误;♯3 存储获取的图像到内存中,以便存取最后的图像。

故障原因:最后图像在读写时失效,或最后图像不完整,出现该错误代码。

操作 Reply Key:选择 OK 时恢复程序启动,选择 cancel 选中最后一幅图像,在 cancel 状态下选择确认删除此图像。

解决方案:重曝光、重启或重新安装系统软件。

故障 32　错误代码:511

错误性质:错误提示(Error)

Reply Keys 状态:OK

故障分析:♯1 错误提示;♯2 外部存储错误;♯3 存储图像路径或硬盘异常。

故障原因：储存器存储属性为只读导致出现该错误代码。

操作 Reply Key：系统回到问题出现前的状态。

解决方案：重新设置存储属性为可读写或重装系统软件。

故障 33　错误代码：512

错误性质：错误提示（Error）

Reply Keys 状态：OK

故障分析：♯1 错误提示；♯2 外部存储错误；♯3 不认可移动存储器。

故障原因：没有发现移动存储器。

操作 Reply Key：系统回到问题出现前的状态。

解决方案：重试或检查移动存储器是否连接，更新设置存储器属性为可读或重装系统软件。

故障 34　错误代码：513

错误性质：错误提示（Error）

Reply Keys 状态：OK

故障分析：♯1 错误提示；♯2 媒体控制错误；♯3 因外部存储器忙而取消所有操作。

故障原因：主要是由于外部存储器的控制器出错或读写忙。

操作 Reply Key：确认后点击 OK。

解决方案：重启系统，或检查移动存储器，必要时更换。

故障 35　错误代码：514

错误性质：错误提示（Error）

Reply Keys 状态：OK

故障分析：♯1 错误提示；♯2 是外部存储错误；♯3 由于存储器存储空间小而使曝光图像存储失败。

故障原因：当图像大于存储器的存储空间时导致图像存储失败。

操作 Reply Key：选择 reply，图像重新存储，选择 cancel，取消图像存储到外部存储器，如在 cancel 状态下选择确认删除此图像。

解决方案：重启系统，必要时更换存储器。

故障 36　错误代码：517

错误性质：错误提示（Error）

Reply Keys 状态：OK

故障分析：♯1 错误提示；♯2 内存错误；♯3 由于内存不足而使图像存储失败。

故障原因：内存损坏或内存不足。

操作 Reply Key：系统返回到错误出现之前的状态。

解决方案：重启系统，或更换内存。

故障 37　错误代码：518

错误性质：错误提示（Error）

Reply Keys 状态：OK

故障分析：♯1 错误提示；♯2 内存错误；♯3 由于内存不足而使 DICOM 图像存储失败。

故障原因：内存损坏或内存不足导致 DICOM 图像不能存储。

操作 Reply Key：系统返回到错误出现之前的状态。

解决方案:重启系统,或更换内存。

故障 38 错误代码:519

错误性质:错误提示(Error)

Reply Keys 状态:OK

故障分析:♯1 错误提示;♯2 存储错误;♯3 存储空间不足。

故障原因:存储空间不足,导致图像不能存储。

操作 Reply Key:系统返回到错误出现之前的状态。

解决方案:重启系统,或更换大容量存储器。

故障 39 错误代码:520

错误性质:错误提示(Error)

Reply Keys 状态:OK

故障分析:♯1 错误提示;♯2 内存错误;♯3 由于内存不足而使曝光图像存储失败。

故障原因:存储空间不足,导致曝光图像不能存储。

操作 Reply Key:系统返回到错误出现之前的状态。

解决方案:重启系统,或更换大容量存储器。

故障 40 错误代码:521

错误性质:错误提示(Error)

Reply Keys 状态:OK

故障分析:♯1 错误提示;♯2 队列打开错误;♯3 队列中没有发现文件。

故障原因:队列文件打开失败或系统中没有此文件。

操作 Reply Key:无变化。

解决方案:重启系统,重新拷贝文件或更换硬盘。

故障 41 错误代码:599

错误性质:错误提示(Error)

Reply Keys 状态:OK

故障分析:♯1 错误提示;♯2 文件打开错误;♯3 没有发现文件。

故障原因:文件传送时,打开失败或系统中没有此文件。

操作 Reply Key:系统返回到错误出现之前的状态。

解决方案:重启系统,重新拷贝文件或更换硬盘。

故障 42 错误代码:601

错误性质:错误提示(Error)

Reply Keys 状态:OK

故障分析:♯1 错误提示;♯2 文件传送错误;♯3 文件自动删除。

故障原因:文件传送时,因通信原因文件被删除而传送失败。

操作 Reply Key:因长时间传输使图像重新显示失败。

解决方案:重启系统,重新拷贝文件或更换硬盘。

故障 43 错误代码:5100

错误性质:错误提示(Error)

Reply Keys 状态:OK

故障分析:♯1 错误提示;♯2 传感器单元的检测错误;♯3 传感器电源部件或线缆的连接错误。

故障原因:图像电源设置为 OFF,或线缆接触不良或故障。

操作 Reply Key:按系统要求设置系统,点击 OK,有问题的传感器单元失效。

解决方案:专业人员检查,重启系统,重新拷贝文件或更换相关部件。

故障 44 错误代码:5101

错误性质:错误提示(Error)

Reply Keys 状态:OK

故障分析:♯1 错误提示;♯2 传感器单元的检测错误;♯3 检查传感器单元连接错误。

故障原因:传感器的线缆处于断开状态。

操作 Reply Key:按系统要求设置系统,点击 OK,有问题的传感器单元失效。

解决方案:专业人员检查,重启系统,重新拷贝文件或更换相关部件。

故障 45 错误代码:5102

错误性质:错误提示(Error)

Reply Keys 状态:OK

故障分析:♯1 错误提示;♯2 滤线栅错误;♯3 曝光时滤线栅被移开。

故障原因:当曝光时滤线栅没有被检测到或滤线栅没有正常工作。

操作 Reply Key:检查后,点击 OK。

解决方案:专业人员检查滤线栅,更换相关部件或重启系统。

故障 46 错误代码:150

错误性质:警告提示(Warning)

Reply Keys 状态:OK

故障分析:♯1 警告;♯2 传感器单元自检错误;♯3 探测器错误;♯4 ER(n)(×××);♯5 FIRM PLD err(n)(eff1 or eff2);oXeff1:探测器接收存放在 FIRM/PLD/DP 文件中的十六进制文件失败;oXeff2:探测器接收存放在 FIRM/PLD 文件中的十六进制文件失败;n:传感器序列(1~4);×××:错误代码。

故障原因:传感器 A/D 板有未知原因的错误。

操作 Reply Key:无变化。

解决方案:专业人员检测探测器及相关部件,必要时更换相关部件或重装系统。

故障 47 错误代码:151

错误性质:警告(Warning)

Reply Keys 状态:OK、oXeffc、oXeffd、oXeffe

故障分析:♯1 警告;♯2 传感器单元闪存(flash rom)错误;♯3 探测器闪存(flash rom)错误。

故障原因:传感器 A/D 板上存取异常。

操作 Reply Key:选择 OK,屏幕返回正常状态,点击曝光键(exposure)重新获取图像,无图像则出现故障代码,其格式为 oXeffe"flash rom ID Error(N)(effe)";oXeffd"flash rom write err(n)(effd)"(写错误);oXeffe"flash rom erase err(n)(effe)"(摘除错误);n:传感器序列号(1~4)。

解决方案:专业人员重启或重装系统,检测探测器及相关部件,必要时更换相关部件。

故障 48 错误代码:153

错误性质:警告提示(Warning)

Reply Keys 状态:OK、oXeffc、oXeffd、oXeffe

故障分析:♯1 警告;♯2 传感器单元的重度警告;♯3 当探测器内温度接近临界温度时警告;♯4 显示格式 TEMP OVER(n)(eff9),n 为传感器序列号(1～4)。

故障原因:传感器内部温度接近图像设置上限值。

操作 Reply Key:设备不工作时,传感器可自动进入休眠状态,当设备启动而传感器没准备好时(ready),会出现该警告提示,在这种情况下,选择 OK 则系统关闭,内部温度降低到设置值以下时,系统会重新启动,以缩短启动时间(ready state time)。

解决方案:专业人员重新启动系统或重装系统,检测探测器及相关部件,必要时更换部件。

故障 49 错误代码:502

错误性质:警告提示(Warning)

Reply Keys 状态:retry、cancel、retransfer

故障分析:♯1 警告;♯2 DICOM 连接错误;♯3 不能连接目标文件。

故障原因:网络不能正确连接和传输。

操作 Reply Key:选择 retry,图像重新传送;选择 cancel,确认传输的信息被取消;选择 retransfer,将传送过的图像重新传送。

解决方案:专业人员重新启动系统或重装系统,检测探测器及相关部件,必要时更换部件。

故障 50 错误代码:503

错误性质:警告提示(Warning)

Reply Keys 状态:retry、cancel、retransfer

故障分析:♯1 警告;♯2 DICOM 传输错误;♯3 DICOM 传输过程中出现错误。

故障原因:信息传输时网络中断。

操作 Reply Key:选择 retry,图像重新传送;选择 cancel,确认传输的信息被取消;选择 retransfer,将传送过的图像重新传送。

解决方案:专业人员重新启动系统或重装系统,检测探测器及相关部件,必要时更换部件。

故障 51 错误代码:504

错误性质:警告提示(Warning)

Reply Keys 状态:retry、cancel、retransfer

故障分析:♯1 警告;♯2 DICOM 参数错误;♯3 DICOM 传输参数错误。

故障原因:DICOM 传输参数不正确。

操作 Reply Key:选择 retry,图像重新传送;选择 cancel,确认传输的信息被取消;选择 retransfer,将传送过的图像重新传送。

解决方案:专业人员重新启动系统或重装系统,检测网络或相关设置,检测或更新相关部件,重新设置 DICOM 参数和图像相关设置值。

故障 52　错误代码：505

错误性质：警告提示（Warning）

Reply Keys 状态：retry、cancel

故障分析：♯1 警告；♯2 DICOM 响应错误；♯3 DICOM 响应时接收装置错误。

故障原因：DICOM 响应传输参数不正确。

操作 Reply Key：选择 retry，图像重新传送；选择 cancel，确认传输的信息被取消。

解决方案：专业人员重新启动系统或重装系统，检测相关设置，必要时更换相关部件，重新设置 DICOM 参数和图像相关设置值。

故障 53　错误代码：507

错误性质：警告提示（Warning）

Reply Keys 状态：retry、cancel

故障分析：♯1 警告；♯2 DICOM 打印状态错误；♯3 DICOM 传输打印失败。

故障原因：DICOM 传输参数正确，但打印状态异常，因此传送的图像被取消。

操作 Reply Key：选择 retry，图像重新传送；选择 cancel，确认传输的信息被取消。

解决方案：专业人员重新启动系统或重装系统，检测相关设置，必要时更换相关部件，重新设置 DICOM 打印参数和图像相关设置值。

故障 54　错误代码：509

错误性质：警告提示（Warning）

Reply Keys 状态：retry、cancel

故障分析：♯1 警告；♯2 外部存储错误；♯3 读取时选择路径或盘不存在或没有设置。

故障原因：外部存储器处于只读状态。

操作 Reply Key：选择 retry，图像将被存储；选择 cancel，存储到外部存储器的图像信息将被取消。

解决方案：专业人员重新启动系统或重装系统，检测接收相关设置，必要时更换相关部件。

故障 55　错误代码：510

错误性质：警告提示（Warning）

Reply Keys 状态：retry、cancel

故障分析：♯1 警告；♯2 外部存储错误；♯3 读取时选择路径或盘错误。

故障原因：目标单元中没有外部存储器盘符或相关路径。记录不能完成或使系统相关功能失效。

操作 Reply Key：选择 retry，图像将被存储；选择 cancel，存储到外部存储器的图像将被取消。

解决方案：专业人员重新启动系统或重装系统，检测并设置存储器的相关文件参数，必要时更换存储器。

故障 56　错误代码：512

错误性质：警告提示（Warning）

Reply Keys 状态：retry、cancel

故障分析：♯1 警告；♯2 外部存储错误；♯3 不认可移动存储盘。

故障原因：移动硬盘没安装或驱动未装。

操作 Reply Key:选择 retry,图像将被存储;选择 cancel,存储到外部存储器的图像将被取消。

解决方案:专业人员重新启动或重装系统,检测并安装存储器驱动,必要时更换存储器。

故障 57　错误代码:514

错误性质:警告提示(Warning)

Reply Keys 状态:retry、cancel

故障分析:♯1 警告;♯2 外部存储错误;♯3 不能正常存取曝光获取的图像。

故障原因:图像数据大于硬盘分区。

操作 Reply Key:选择 retry,图像将被存储;选择 cancel,存储到外部存储器的图像将被取消。

解决方案:专业人员重新启动系统或重装系统,检测存储器,必要时更换存储器,将硬盘按照图像大小重新分区。

故障 58　错误代码:515

错误性质:警告提示(Warning)

Reply Keys 状态:retry、cancel

故障分析:♯1 警告;♯2 内存错误;♯3 读取时选择路径错误。

故障原因:存储器设置成了只读方式,执行写程序导致。

操作 Reply Key:选择 retry,图像将被存储;选择 cancel,存储到外部存储器的图像将被取消。

解决方案:专业人员重新启动系统或重装系统,检测并安装存储器驱动,必要时更换存储器。

故障 59　错误代码:516

错误性质:警告提示(Warning)

Reply Keys 状态:retry、cancel

故障分析:♯1 警告;♯2 内存错误;♯3 读取时选择路径不存在,或归类不正确。

故障原因:文件路径设置错误或不存在,系统执行错误。

操作 Reply Key:选择 retry,图像将被存储;选择 cancel,存储到存储器的图像将被取消。

解决方案:专业人员重新启动系统或重装系统,检测内存,必要时更换内存。

故障 60　错误代码:517

错误性质:警告提示(Warning)

Reply Keys 状态:retry

故障分析:♯1 警告;♯2 内存错误;♯3 处理图像不能正常存取。

故障原因:内存不足,磁盘容量太小。

操作 Reply Key:重新执行 QA 自检。

解决方案:重新启动系统或重装系统,检测内存,必要时更换内存。

故障 61　错误代码:518

错误性质:警告提示(Warning)

Reply Keys 状态:retry、cancel

故障分析:♯1 警告;♯2 内存错误;♯3 DICOM 图像不能正常存储。

故障原因:没有足够内存来存取 DICOM 图像。

操作 Reply Key:选择 retry,图像将被存储;选择 cancel,存储到存储器的图像将被取消。

解决方案:重新启动系统或重装系统,检测内存,必要时更换内存。

故障 62　错误代码：519

错误性质：警告提示（Warning）

Reply Keys 状态：retry、cancel

故障分析：♯1 警告；♯2 存储器错误；♯3 DICOM 存储器不能正常存储图像。

故障原因：没有足够内存来存取图像。

操作 Reply Key：选择 retry，图像将被存储；选择 cancel，存储到外部存储器的图像信息将被取消。

解决方案：重新启动系统或重装系统，删除不用的数据以增加存储空间，必要时更换存储器。

故障 63　错误代码：520

错误性质：警告提示（Warning）

Reply Keys 状态：retry、cancel

故障分析：♯1 警告；♯2 内存错误；♯3 不能正常存储曝光获取的图像。

故障原因：没有足够内存。

操作 Reply Key：选择 retry，图像将被存储；选择 cancel，存储到外部存储器的图像信息将被取消。

解决方案：重新启动系统或重装系统，必要时更换或增加内存。

故障 64　错误代码：6000

错误性质：警告提示（Warning）

Reply Keys 状态：OK

故障分析：♯1 警告；♯2 校准错误；♯3 校准格式 STAND（SENSOR-ID：×××），最后校准时间。

故障原因：没有在校准设置时间内校准。

操作 Reply Key：屏幕出现提示校准信息。

解决方案：运行校准程序，重启系统。

故障 65　错误代码：506

错误性质：注意提示（Attention）

Reply Keys 状态：OK

故障分析：♯1 注意；♯2 DICOM 响应注意；♯3 虽然完成数据交换但接收时发出 DICOM 响应提示。

故障原因：DICOM 响应正确但要发出响应信号注意提示。

操作 Reply Key：系统显示正确信息。

解决方案：检测接收装置，检测网络及设置，重启系统。

故障 66　错误代码：508

错误性质：注意提示（Attention）

Reply Keys 状态：OK

故障分析：♯1 注意；♯2 DICOM 打印状态注意；♯3 虽然数据传输正确，但 DICOM 要发出打印状态注意提示。

故障原因：DICOM 打印状态正确，但要发出注意信号。

操作 Reply Key：系统显示正确信息。

解决方案:检测接收装置,检测网络及设置,重启系统。

故障 67　错误代码:511

错误性质:注意提示(Attention)

Reply Keys 状态:OK

故障分析:♯1 注意;♯2 存储器注意信号;♯3 存储器空间信息显示其格式×××%。

故障原因:可用空间/总空间容量为存储器可用比例(×××%)。

操作 Reply Key:系统显示正确信息。

解决方案:删除系统内曝光图像,以释放存储空间。

第二节　医用数字胃肠 X 线机维修

本节将从数字 X 线机的通用维修方法入手,通过对数字胃肠 X 线机常见故障的分析和检修,再结合典型故障的诊断和维修,系统阐述 X 线机故障现象的判断与分析、故障的定位与隔离、故障的测试技术及修复技术。

一、维修方法

同本章第一节。

二、NAX 系列数字胃肠 X 线机故障维修和设备维护

(一)故障分析与维修

1. 故障和处理

设备在使用中,可能会出现一些故障,其中许多故障可能是由于简单的原因或误操作造成的,可以对照以下故障现象处理方法检查。常见故障是控制系统故障、计算机系统故障、影像系统故障、高压系统故障及其他部分故障。

2. 床体控制系统故障分析和维修

(1)床体运动故障排除流程(图 2-1)

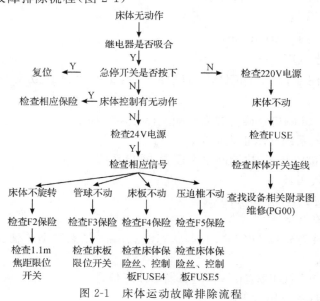

图 2-1　床体运动故障排除流程

(2)床体系统故障信息提示和处理(表 2-1)

表 2-1　床体系统故障信息提示和处理

序号	故障信息提示	可能出现故障的原因	解决办法
1	在操作软件启动后,显示板各指示灯不亮	连接电缆松动	检查显示板与计算机相连的 DB37 电缆是否连接无误,有无损坏的地方
2	操作台上的按键全无反应	连接电缆松动	检查面板与显示板的连接电缆是否连接牢固,电缆有无断裂、划坏现象
3	选取透视有效后,踩下右侧脚闸,但无透视信号发出,没有 X 线产生	透视开关信号无效	检查脚闸开关是否有效,检查多功能板接插件是否松动
4	拉下曝光手柄进行电子点片,但无效	—	确认电子点片按键有效,绿色指示灯亮。若指示灯有效,仍不正常,切断电源,打开操作台上盖,检查曝光手柄与多功能接口板的连接线是否正常,检查手柄的两个到位开关
5	在拍片时,按下手柄,但载体无动作	—	确认电子点片按键处于无效状态,检查计算机与点片控制板的 DB37 电缆,拉下手柄时,观察点片控制板的继电器是否有动作,结合电路图查看
6	在拍片时按 F 手柄有预备动作,但是不曝光	—	检查多功能接口板与高压控制板的连接电缆,即 J1 的 3、4、5、6
7	在拍片分格时,出现胶片重复曝光现象,例如出现分格板铅条图像	—	高压断电,执行分格拍片操作,手柄拉到预备,看限束器工作状态,如无动作:(1)检查限束器是否在自动状态,钥匙是否在自动状态;(2)检查多功能接口板的 J6 和 J7,如果仍不能解决,参考限束器章节
8	显示板灯亮,但个别按键无响应	—	程序正常启动后,在此状态下,按键处于无效状态。如在无片盒时,分格板按键无效属于正常现象
9	按透视键无效		检查显示板与限束器按键板的连接电缆
10	床体旋转或控制继电器动作有效,但电机无动作	过负载或负载急剧变化导致变频器自动保护	检查床体的机械运动情况,然后断电,重新开机。注:立位时,球管位于 150cm 处时,床体旋转无效,属于正常现象
11	分格板不动作	常为机械故障	检查电机运行是否正常和电机传动齿轮是否连接良好
12	床面板移动不动作	行程开关未压到位	检查床面板限位开关是否失效
13	压迫器控制失效	压迫器未接到控制信号	打开后罩,检查滑动变阻器连接是否正常
14	床体的所有动作失效	急停开关被按下	检查操作台和床前控制面板上红色急停开关,按其上箭头所示的方向旋转,开关自动复位

(3)点片故障信息提示和处理

点片系统是胃肠 X 线机故障率较高的系统,主要是点片分格不准、点片载体运动保护、点片载体震荡、伺服放大板调整等。点片系统组织结构如图 2-2 所示,点片故障信息提示及处理如表 2-2 所示。

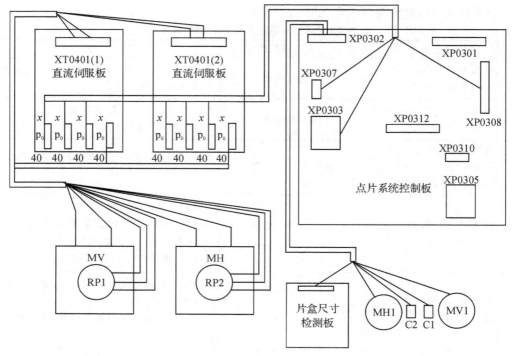

图 2-2　点片系统组织结构

表 2-2　点片故障信息提示及处理

序号	故障信息提示	可能出现故障的原因	解决办法
1	点片装置载体不动作	控制指令有效，但载体不运动，伺服板过载，继电器指示灯亮，过载保护	关闭床体电源，重新开机，检查能否正常运行，如果不运行，打开后罩：(1)检查载体的机械运动情况，包括点片电机；(2)检查设定电压是否存在
2	载体到达设定位后产生震荡	载体的惯性太大，改变了电机的停止电压	减小电机的刹车电压，调整电位器 VR3 和 VR4
3	载体未到达设定位即停止	载体太重，没有运行到位	增大电机的驱动电压，调整 VR7，增加运动速度
4	透视时看不到正常的圆形视野，图像显示乱	片盒处在装载位	按动退片开关，将片盒退回原始位
5	装片盒后，检测不到片盒尺寸	片盒不在中心位，片盒检测的干簧管不吸合	调整片盒的中心位，调整点片控制板上的电位器 V-center，使片盒中心位与载体中心位对齐，把床面板和床体挡板拿下，检查干簧管是否需要更换
6	片盒判断有误	—	检查传感开关盒磁铁是否损坏
7	退片时，暗盒自动脱出	暗盒挡块位置偏低	将暗盒挡块侧面的两个螺钉松开，将暗盒挡块稍稍往上调整，然后拧紧螺钉

3. 限束器常见故障及处理方法

限束器是 X 线摄影装置的关键部件之一，承担着规范 X 线照射野的作用。如果按下限束器面板上的灯开关后,无光野投照到床面,请将床体后罩内延时板上的 XP1101 接插件与板断开,测量接插件 1、2 脚和 5、6 脚是否导通,如果导通则检查限束器延时板;如果断路,说明里面的灯泡已坏,请按以下方法更换限束器内的灯泡:

(1)首先,断开床体电源;

(2)拆下外罩、前罩的固定螺钉,取下外罩、前罩;

(3)通过旋转前面板上的两个调整旋钮,将纵向铅门调整到闭合状态,横向铅门打开到最大位置;

(4)通过前面板后侧空隙拆除遮光罩固定螺钉,取下遮光罩;

(5)用细的长柄一字形螺丝刀松开灯座上的两个灯泡固定螺钉,取下灯泡;

(6)按取出的灯泡尾线长度,将新灯泡的尾部铜导线剪短;

(7)将新灯泡装到灯座内,拧紧灯泡固定螺钉;

(8)按上述(2)(4)两步相反的操作顺序,依次将遮光罩、前罩、外罩安装回原位。

注意:

(1)在整体操作过程中,禁止徒手触及新灯泡的玻璃罩;

(2)在恢复装配的过程中,紧固各连接件。

4. 计算机软件和硬件故障及处理

计算机系统属于医疗设备专用设备,若操作失误,最易引起故障,常见故障分为硬件故障(计算机启动异常)和软件故障[软件设置(字体、分辨率、刷新频率)、DICOM 设置、病毒影响]。计算机系统故障信息及处理详见表 2-3。

表 2-3　计算机系统故障信息及处理

序号	故障信息提示	可能出现故障的原因	解决办法
1	计算机无法正常启动	由于非正常关机而丢失 Windows 系统文件或者误删除了 C 盘里的文件	系统启动时,按下键盘上的 F8,一段时间后,出现 Windows2000 高级选项菜单。(1)用上下键选择第一项"安全模式"后回车,随即机器进入到安全模式状态下运行(有提示),等安全模式启动完毕后,点击"开始"菜单,选择"关闭……",选择"重新启动计算机";(2)选择"最后一次正确的配置"后回车,重新启动
2	计算机启动时出现蓝色 ScanDisk 画面,开始扫描错误	由非正常关闭计算机所引起	等待直至扫描结束,计算机会自动进入正常的界面
3	开机时没有直接进入 X 线机软件操作界面	"启动"菜单里的可执行文件 NEUPD 丢失	(1)双击桌面上的操作软件 NEUPD 图标即可进入;(2)把桌面上的文件 NEUPD 拷贝到"启动"菜单中,再重新启动计算机
4	显示器屏幕闪动,颜色不正常	显示器周围可能有强磁场,例如,附近有另一台显示器在工作	消除磁场干扰后,用显示器自带的消磁功能进行消磁
5	启动时无法进入 NEUDP 操作软件,而进入的是 Windows2000 界面,双击桌面上的软件图标也无法进入	支持软件运行的文件丢失	先重新启动计算机,若还不行,则必须重新安装操作软件 NEUPD

续表

序号	故障信息提示	可能出现故障的原因	解决办法
6	程序运行过程中死机（鼠标和键盘均无反应，无法操作）	误操作引起	在确保高压和床电关闭的情况下，关闭计算机，重新启动即可
7	计算机显示图像，只有16色，或者16和256色	显卡的驱动程序丢失	重新安装显卡驱动程序
8	激光打印机无法打印	打印机本身故障；打印机驱动程序丢失	(1)检查打印机机械故障；(2)重新安装打印机驱动程序
9	无法连接网络	网络线路连接不好；网卡驱动程序丢失	(1)检查网络连接线连接是否正确；(2)重新安装网卡的驱动程序
10	踩下脚闸时，提示无视频信号，屏幕反白	采集卡问题	(1)先检查近台监视器是否有图像，如果有图像输出，再检查计算机后面的图像采集卡的输入视频线是否插紧；(2)更换采集卡

5. 高压系统常见故障信息及解决方法

当高压发生器工作时，操作面板上的摄影部位（APR）显示窗口将显示的工作状态信息见表2-4、表2-5。

表 2-4　APR 显示窗口显示的信息及处理

序号	错误编码	信息	可能出现故障的原因	解决办法
1	E001	GEN EPROM ERR	发生器 EPROM 数据错	重新安装 EPROM
2	E003	GEN NVRAM ERR	—	—
3	E004	GEN RTC ERROR	高压发生器 CPU 时钟未运行	重设时间和日期
4	E005	PS CONTACT ERR	—	检查系统电源
5	E006	ROTOR FAULT	旋转阳极故障	关闭电源，重新启动阳极
6	E007	FILAMENT FAULT	灯丝电压供给故障	检查灯丝板、高压 Tank、CPU 板
7	E008	mA FAULT	mA 故障	检查控制板 1、逆变板、高压 Tank、CPU 板
8	E009	PS NOT READY	曝光预备功能未起作用	重新曝光
9	E011	HIGH mA FAULT	mA 过高	检查灯丝电流设置
10	E012	LOW mA FAULT	mA 过低	检查灯丝电流设置
11	E013	MANUAL TERMIN	功能设置错误	检查手动功能设置
12	E014	AEC BUT ERROR	限束器关闭	检查曝光条件设置
13	E015	AEC BUT mAs ERROR	限束器关闭	检查曝光条件设置
14	E016	TOMO BUT ERROR	—	(1)检查曝光条件设置；(2)若需要，则增加 TOMO 时间
15	E017	NOT CALIBRATED	训管参数丢失	重新训管
16	E018	PREP TIMEOUT	高压发生器预备时间过长	减少曝光预备时间
17	E019	ANODE HEAT LIMIT	参数过高，阳极热容量超限	降低参数或等待阳极冷却

序号	错误编码	信息	可能出现故障的原因	解决办法
18	E020	THERMAL INT 1	1 管过热温控开关动作	等待 X 线管冷却
19	E021	THERMAL INT 2	2 管过热温控开关动作	等待 X 线管冷却
20	E022	DOOR INTERLOCK	门控开关没有合上	检查关门
21	E023	COLLIMATOR ERR	COLLIMATOR 关闭	检查限束器
22	E024	CASSETTE ERROR	—	检查暗盒
23	E025	Ⅱ SAFETY INT	—	检查影像增强器
24	E026	SPARE INT	门控开关没合上	关闭扫描间门
25	E028	PREP SW CLOSED	PREP 开关闭合	检查曝光手柄开关
26	E029	X-RAY SW CLOSED	EXP 开关闭合	检查曝光手柄开关
27	E030	FLUORO SW CLOSED	脚闸开关闭合	检查脚闸开关
28	E031	REMOTE COMM ERR	—	切断电源,重新启动高压发生器
29	E032	CONCOLE COMM ERR	高压柜和控制台通信出错	切断电源,重新启动高压发生器
30	E033	GEN BATTERY LOW	CPU 板电池电压过低	更换电池或电源开路
31	E034	+12VDC ERROR	电源故障	检查电源、变压器、辅助驱动板、CPU 板
32	E035	−12VDC ERROR	电源故障	检查电源、变压器、辅助驱动板、CPU 板
33	E036	+15VDC ERROR	电源故障	检查电源、变压器、辅助驱动板、CPU 板
34	E037	−15VDC ERROR	电源故障	检查电源、变压器、辅助驱动板、CPU 板
35	E038	CAL DATA ERROR	—	重新训管
36	E039	AEC DATA ERROR	—	检查系统 AEC 部分
37	E040	FLUORO DATA ERROR	—	检查系统透视部分
38	E041	AEC DATA ERROR	—	检查 AEC 通道
39	E042	TUBE DATA ERR	—	重新训练
40	E043	KV ERROR	kV 错	关闭高压发生器,防止进一步使用
41	E044	COMM ERROR	通信错误	重新设置
42	E045	NOT SUPPORTED		重新设置
43	E046	MODE INHIBITED		重新设置
44	E047	FL TIMER LIMIT	透视超时	重新设置透视计时
45	E048	FOCUS MISMATCH	焦点不匹配	检查高压灯丝板连线
46	E049	NOT ENABLED		(未启用的错误代码)
47	E050	GEN DATA ERROR		检查 CONSOLE 与高压发生器连线
48	E051	AEC DEBICE ERR	高压发生器未接收到 AEC 反馈信号	检查 AEC 通道
49	E052	HIGH SF CURRNT	小焦点电流过高	检查高压逆变板、控制板 1、接口板、CPU 板

续表

序号	错误编码	信息	可能出现故障的原因	解决办法
50	E053	HIGH LF CURRNT	大焦点电流过高	检查高压逆变板、控制板1、接口板、CPU板
51	E054	AEC OUT OF RANGE	AEC超出范围	检查系统AEC部分
52	E055	NO FIELDS ACTIVE	未选择AEC的field	选择AEC的field
53	E056	NO TUBE SELECTED	未选择X线管	检查APR设置
54	E057	AEC STOP ERROR	AEC停止错误	检查系统AEC部分
55	E058	CONSOLE BUT ERR	CONSOLE板载电池电压过低	需要更换电池或修理
56	E059	HOUSE HEAT LIMIT	X线管壁过热	等待X线管冷却
57	E060	EXP kV HIGH	曝光高压过高	检查高压逆变板、控制板1、接口板、CPU板
58	E061	EXP kV LOW	曝光高压过低	检查高压逆变板、控制板1、接口板、CPU板
59	E062	EXP-SW ERROR	—	检查手柄
60	E063	FACTORY DEFAULTS	—	重新设置编码开关

表 2-5　高压系统典型故障及处理

序号	故障现象	造成原因	解决办法
1	高压无法开机（无任何提示）	电源问题	(1)检查380V交流电源 (2)检查数字系统电源(2A保险) (3)检查发生器和控制台的电缆连接 (4)检查相应开关电路
2	提示"PS CONTACTOR ERROR"	电源问题	检查自耦变压器的380V交流电压和25V交流电压；检查相应保险丝
		预充电电路故障,开机后D_{43}不亮,限流电阻R_{33}、二极管D_{39}易损坏	更换相应元件
		辅助驱动板故障(12V电压低,定时电路问题)	更换辅助驱动板或损坏原件
3	提示"PS NOT READY"	旋转阳极的维持电压低	调整电压至55V左右
		辅助驱动板±12V异常	更换辅助板
		电网电压低	提高电网电压
		信号错误	检查接口板rotor fault、under voltage、filament fault、beam fault四个信号,并作相应处理
4	提示"ROTOR FAULT"	旋转阳极的保险丝熔断	更换保险丝
		维持电压低	更换阳极维持电压
		移相电容故障	更换移相电容
5	提示"FILAMENT FAULT"	灯丝板的保险丝熔断	更换保险丝
		灯丝板故障	更换灯丝板
		Tank灯丝变压器初级及次级故障	检修Tank
		球管的大小灯丝故障	更换球管

序号	故障现象	造成原因	解决办法
6	提示"LOW (HIGH)mA ERR"	CPU 板上的灯丝反馈值不准确，反馈值偏离原校正值	(1)确定高压电缆连接 (2)检查灯丝的静态值，调整灯丝板设定值 (3)检查球管与高压电缆连接 (4)重新训管校正
7	提示"COMM ERR(CONSOLE COMM ERR)"	通信问题	(1)检查控制台到发生器之间的连线、发生器的接口板或者接口板与 CPU 板之间的连线 (2)检查 CPU 板的通信，TXD，RXD 之间的通信，DS1、DS2 的闪烁。当 DS1 闪而 DS2 不闪时，说明控制台部分的 CPU 板有问题，反之，说明发生器部分的 CPU 板有问题，更换相应电路板
8	提示"kV/mA ERR"，特别是高千伏	控制板故障	更换控制板
		球管问题	更换球管
		Tank 的电弧打火，主要由 Tank 里的备压整流部分击穿引起	检修 Tank
		控制主回路部分的谐振电容、谐振线圈	处理谐振回路
9	提示"AEC DE-VIC ERR"	由 AEC 板本身引起，跳线的位置或者元器件的损坏	更换 AEC 板
		AEC 信号有问题	调整 AEC 信号
10	提示"AEC BUT ERROR"	在 AEC 曝光过程中超过允许范围	重新进行 AEC 校正，或者重新设置
11	开机总开关跳闸	蓄能电容被击穿，或者正负极接触不好	检查相应元件
		可控硅击穿，产生的原因很多，主要来自干扰；控制部分布线、地线的阻值、过零的检测、电源连线等	更换可控硅及相关器件
		整流桥击穿	更换
12	提示"EXP kV HIGH(LOW)"	电网波动大；变压器容量不够，曝光时，主回路整流电压低	医院安装稳压柜或扩容变压器
		参数调整不当，电压反馈值过高(低)，Tank 里有损坏的元件，多为二极管和电容辅助驱动板	检修 Tank；更换辅助驱动板
13	控制台的电源经常重新启动	控制台+24VDC 电压衰减	从控制台到发生器的电源从 24V 降至 17V 以下，需要更换连线
14	提示"GEN EPRO ERR"	EPROM 故障	换 CPU 板或者只更换 CPU 板的 EPROM
15	提示"GEN RTC ERROR"	程序问题	进入设置模式，重新设置发生器的时间，或者更换 CPU 板

续表

序号	故障现象	造成原因	解决办法
16	提示"PREP TIMEOUT"	旋转超时	重新设置控制台里的旋转延时时间,或者把设置里面的 INTERFACE 设置成为 0
17	提示"GEN BATTERY LOW"	电池没电	最好不关机换电池,否则得重新设置或校正球管
18	提示"±12、±15 ERROR"	数字系统电压故障	检查数字部分电源,如果电源正确,更换 CPU 板
19	提示"CAL DATA ERROR"	校正数据错误	校正球管
20	提示"AEC DATA ERROR"	数据错误	AEC 设置错误,重新设置或者恢复出厂默认设置
21	提示"REC DATA ERROR"	数据错误	恢复工厂默认值
22	提示"TUBE DATA ERR"	数据错误	球管数据丢失,重新输入
23	提示"FLUORO DATA ERROR"	数据错误	球管数据丢失,重新输入
24	提示"HIGH SF CURRENT"	灯丝电流错误	小灯丝电流过大,调整小灯丝板的反馈电位器,或者更换小灯丝板
25	提示"HIGH LF CURRENT"	灯丝电流错误	大灯丝电流过大,调整大灯丝板的反馈电位器,或者更换大灯丝板
26	提示"NO TUBE SELECTED"	设置错误	在设置里没有选中球管
27	提示"CAL_MAX MA ERR"	mA 最大值错误	在校正球管的时候出现,可以降低大灯丝的步进值(STAND BY),或者调整大灯丝板电位器的 R_{31},降低大灯丝的静态输出值
28	提示"CAL_MIN MA ERR"	mA 最大值错误	在校正球管的时候出现,可以降低大灯丝的步进值(STAND BY),或者调整大灯丝板电位器的 R_{31},降低大灯丝的静态输出值
29	提示"CAL_DATA LIMIT"	校正错误	重新校正球管
30	提示"CAL_MAX FIL ERR"	数据错误	检查灯丝板电位器 $R27$ 是否高于 -5.5 V
31	提示"CAL_MAN TERM"	数据错误	在校正球管的时候,保护开关松开
32	提示"CAL_NO MA"	数据错误	(1)检查高压连接更换控制板 1、2 或者 CPU 板 (2)更换控制板 1、2 或者 CPU 板
33	训管无法通过	综合故障	(1)检查球管与高压电缆连接情况 (2)降低大灯丝的步进值(STAND BY) (3)注意球管不要太热 (4)检查电路故障
34	提示"APR NOT AVAILABLE"	APR 数据丢失	控制台 CPU 板复位,读入出厂设置

续表

序号	故障现象	造成原因	解决办法
35	透视时球管过热（异常）	球管旋转阳极维持电压过高	降低旋转阳极维持电压
36	球管损坏	双速启动板拨码开关设置问题；旋转阳极高速运转时立即关电源，造成阳极无制动	检查、调整拨码开关；改善操作方式

（二）整机维护和保养

在使用过程中，经常对系统进行必要的维护和保养有助于系统正常工作。

由于胃肠 X 线机在用户使用一定时间以后普遍存在机械故障问题，而很多问题都是由于机器长期使用得不到维护保养而引起的，所以下面给出维护保养细则。

1. 机械维护保养

（1）球管变焦直线导轨：直线导轨应定期除尘、清洁，避免过多灰尘粘在导轨槽内，影响球管上下运动。除尘清洁以后要拧开滑轨块的注油孔注入适量油脂。

（2）大齿盘上开关板要定期除尘；旋转滚动槽要定期除尘、涂脂，防止灰尘黏结，影响床体运动的灵活性。

（3）大齿盘、小齿轮啮合：大齿盘、小齿轮都要定期清洁、涂脂，因为大齿盘与小齿轮啮合时相互之间有受力，长时间使用会引起大小齿轮之间的中心距变化，从而导致齿轮与齿条啮合不严，转动时产生异常声音，应定期检查调心。调心方法为：松开小齿轮背面连接减速机的螺钉，上下微调小齿轮的位置，直到大齿盘与小齿轮啮合紧密、无异常声音为止。

（4）机械维护，保养后直线导轨：要拧开注油孔注入适量油脂，后直线导轨要定期清洁、涂脂。

（5）点片：点片伸缩滑动架的两对相互啮合的齿轮需要定期清洁除尘，注油脂；点片后面的两对相互啮合的齿轮需要定期清洁除尘，注油脂。

（6）床板横向移动导轨：滑动架横向移动的一对相互啮合的齿轮条需要定期清洁除尘，注油脂。需定期检查四个轴承与滑轨之间的间隙是否合适，判断方法是：让滑动架沿着滑轨纵向移动，若四个轴承同时滚动即为合格，否则就要调整间隙。调整办法：松开轴承座调心螺钉，慢慢调整轴承间隙，直到合格，再将螺钉拧紧。

（7）影像系统移动驱动电机：长时间使用会引起过于松弛，导致张力不足，这时要调整安装板上的上下驱动位置，使皮带松紧适度。

2. 整机维护和保养

（1）计算机使用过程中的注意事项

①未经许可，用户不能自行打开计算机外壳。本计算机严禁做其他用途。

②请不要在计算机内安装其他与机器无关的软件包，以防破坏系统软件及感染计算机病毒，严重者导致软件无法使用而停机。

③不要随意退出操作软件的画面，更不要擅自修改计算机的设置。

④请不要轻易使用 3.5 英寸磁盘，以免带入病毒。

⑤虽然计算机的容量比较大,但是使用一段时间以后还是需要删除部分档案及图像,以释放硬盘的部分空间。在删除前一定要先做适当的处理,比如将一些有用的和比较典型的病例进行备份,以供日后查阅。删除后的图像是无法恢复的。

⑥有时图像的处理功能不能使用时,请首先查看患者的 X 线号,选中后装载,所有的图像只有装载以后才能进行图像处理。

⑦当进行电子点片存储图像时,一定要注意当前的 X 线号是否与当前的患者相一致,以免误诊。

⑧若使用完 MO 盘片,要从驱动器中取出,切勿抹平。驱动器平时应置于关闭状态。

(2)环境

①温度保持:检查室温保持在 15～35℃,在室外温度小于 0℃或者大于 3℃的情况下,建议夜间不要关闭空调。

②湿度保持:检查室相对湿度保持在 45%～75%。当相对湿度超过 75%时,对机体和图像质量都会有影响,要求配备除湿机和湿度表。

在室外的情况下,建议即使在不使用设备的情况下,也将除湿机打开。在开机之前,如果湿度过大,建议先开除湿机,使湿度保持在允许的范围内半小时以上再开机。如果相对湿度低于 45%,建议使室内蓄水池蓄水,湿度达到要求后,再开机。

(3)清洁

①地面清洁:应使用真空吸尘器,清洁时不要扬起灰尘。在需要使用水或液体清洁剂时,不要使水溅入机器内部。

②床体和操作台的清洁:床板应保持清洁,建议每次诊断结束后进行消毒。床体和操作台的清洁可使用中性清洁剂,用布擦去污迹。不可使用强酸性或强碱性的清洁剂清洗。

(4)计算机部分

①显示器:如果屏幕有污迹,请用干净的软布擦拭屏幕。如果用玻璃清洁液,请不要用含有抗静电溶液或类似添加物的任何类型清洁剂,因为可能损伤屏幕的涂覆层。不可用圆珠笔或螺丝刀等尖锐的物体去摩擦、触摸或敲打屏幕表面,因为可能会刮伤显像管。请用软布蘸温和的洗涤剂溶液擦拭清洁机壳、前面板和控制器。不可使用任何类型的砂纸、研磨粉或酒精、苯等溶剂。

②主机箱、键盘及鼠标:主机箱可用软布擦拭外壳,不要让水或其他溶液溅入主机内,键盘可用软布清洁,不要将水或其他液体溅入键盘内。对于鼠标,可定期打开轨迹球,清理内部的脏物。

③电缆:铺设在室内的电缆应定期检查,如果是电缆沟,应注意鼠害。

④特别处理:在给患者做检查时会遇到很多特殊情况,如患者在检查过程中出现呕吐、出血、小便失禁等情况,应立即处理,及时关闭床体电源进行清理,防止脏物进入机体内部,若已进入,应打开相应的部位进行内部清除,防止机器产生故障。

三、HX150ET-A 高频发生器维修和维护

(一)故障诊断

(1)X 线控制系统的诊断:微机控制器可对整个高压发生装置的运行状态进行检测,如遇故障则点亮故障指示灯,同时显示故障代码、故障内容、复位方法及可能的故障原因,如表 2-6 所示。

表 2-6　控制系统故障显示及处理

序号	故障代码	故障内容	复位方法	可能的故障原因
1	E01	逆变器不能工作或管电压超过额定值	按 write 键	(1)逆变器故障 (2)高压油箱故障
2	E02	高压电路异常	按 write 键	(1)高压电缆安装不正确 (2)管电流控制有误
3	E04	X 线管过热	暂停曝光,待 X 线管冷却后再工作	(1)球管冷却风机停转 (2)曝光过于频繁 (3)管壳热,继电器损坏
4	E06	摄影时间超过最长允许曝光时间	按 write 键	(1)摄影时间太长 (2)最长允许曝光时间设定动作有误
5	E11	旋转阳极启动 3s 后,仍未达到规定的转速	按 write 键	(1)阳极启动电压太低 (2)阳极启动时间太短 (3)阳极启动检测电路有故障
6	E21	数据设置有误:管电流设置超过允许范围(00～07)	重新设置管电流代码	—
7	E22	数据设置错误:管电流设置顺序有误	重新排列管电流设置顺序	—
8	E23	数据设置错误:点片技术选择使用了第二管位	将点片技术选择改为使用第一管位	—
9	E33	数据设置错误:透视 mA 分档排列顺序不正确	重新排列透视 mA 分档顺序	—
10	E83	大焦点灯丝未接通	按 write 键	(1)大焦点灯丝烧断 (2)高压电缆未接好 (3)灯丝电源故障
11	E93	小焦点灯丝未接通	按 write 键	(1)小焦点灯丝烧断 (2)高压电缆未接好 (3)灯丝电源故障
12	E32	数据设置错误:同一管电流的灯丝预热电流 40kV ≥ 50kV ≥ 60kV≥80kV≥100kV ≥120kV,否则出错	重新设置灯丝预热电流值	—

（2）CPU 板结构及故障诊断信息：CPU 板是微机控制器的中心，其主要功能有：①球管阳极启动控制，包括阳极启动时间、运行电压的控制及启动过程检测；②机器状态显示，包括技术条件、焦点种类及当前机器运行状态的显示；③故障状态的诊断及显示：对整机运行状态进行检测，如遇故障则中断操作并显示相应故障代码；④透视参数设置、显示：透视 kV、透视 mA、透视累积时间设置、显示；⑤摄影参数设置、显示：摄影 kV、摄影 mA、摄影 mAs 的设置、显示；⑥允许负荷计算：对设置的 RkV、RmA、Rms 进行容量计算，并与球管及发生装置最大容量进行比较，一旦超过最大容量则报警；⑦自动摄影参数计算：根据自动透视条件依关系式 $RkV = aFkV + b$ 计算自动摄影 kV，并设置摄影 mA；⑧输入并存储系统初始化数据及管电流数据。

（3）逆变器结构及故障诊断信息：逆变器单元主要控制透视、摄影 kV 及 mA，逆变器 PC3 板上 LED 状态可用来诊断系统故障。各指示灯的功能如表 2-7 所示。

表 2-7　各指示灯的功能

序号	LED 序号	信号特性	功　　能
1	LED1	输入	VCC 上电信号
2	LED2	输入	系统准备信号
3	LED3	输入	摄影准备信号
4	LED4	输入	焦点选择信号 LED ON（选择大焦点）
5	LED5	输入	透视开始
6	LED6	输入	摄影开始
7	LED7	输入	灯丝开始加热
8	LED9	输入	复位信号，解除报警信号
9	LED10	输入	kV 信号输入
10	LED11	输入	mA 信号输入
11	LED12	输入	灯丝预热数据输入
12	LED13	输入	数据位，LED13 处于数据高位
13	LED14～LED20	输入	LED20 数据低位 kV 基准：1bit＝1kV mA 基准：摄影时 1bit＝1mA 　　　　　透视时 1bit＝0.1mA 灯丝预热基准：1bit≈10mA 以 3A 为基准电流计算
14	LED21	输入	地信号
15	LED29	输出	地信号
16	LED30	输出	VCC15V
17	LED31	输出	系统准备好
18	LED32	输出	摄影准备完成
29	LED33	输出	高压回路故障（高压回路电压不足，回路过电流）
20	LED34	输出	逆变器故障，高压回路过电压
21	LED35	输出	大焦点断路
22	LED36	输出	小焦点断路
23	LED37	输出	kV 检测输出（＋）
24	LED38	输出	kV 检测输出（－）4.5V＝150kV
25	LED39	输出	mA 检测输出（＋）1V＝100mA（摄影）
26	LED40	输出	mA 检测输出（－）1V＝1mA（透视）

(二)维护

关于日常的维护这里不作详细的介绍,但维护对设备的使用具有重要意义,HX150ET-A系统的常规维护主要有以下两方面:保险检查和球管检查,但要注意的是所有的检查都是在断电状态下由工程师完成的。

(1)更换保险丝:主机柜和操作台中使用的保险丝通常在1~2年内要更换一次。

(2)检查球管阳极启动及钨靶:闭合电源开关,设定适当参数,按下手闸第一挡,球管阳极开始运转,确认阳极运转声音是否正常,球管转动速度慢下来后确认阳极靶面是否正常。

四、TH-600 数字系统维修和维护

TH-600 数字系统(简称 DSA 系统)在使用过程中若操作不当,可能引起机器故障。如果 DSA 系统出现故障,需由经过专业培训的工程技术人员进行维修,否则可能会引起系统的更大损坏或人员伤害。对于在使用 DSA 系统过程中的某些不正确操作,系统可能会给予提示或警告。请操作时注意按照操作提示进行操作。

下面是维修流程图,供参考。

1. 维修流程一(图 2-3)

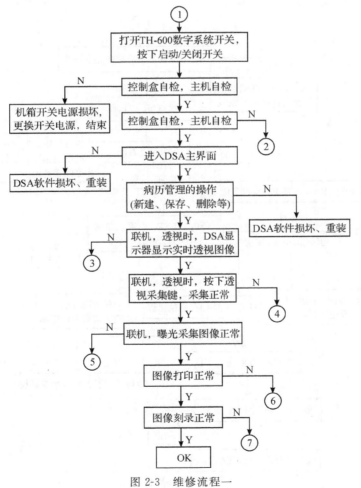

图 2-3　维修流程一

2. 维修流程二（图 2-4）

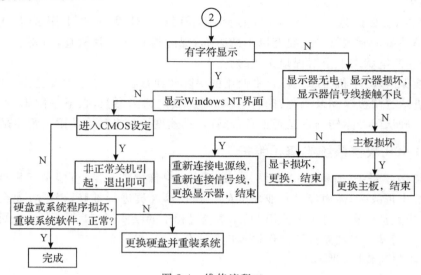

图 2-4　维修流程二

3. 维修流程三（图 2-5）

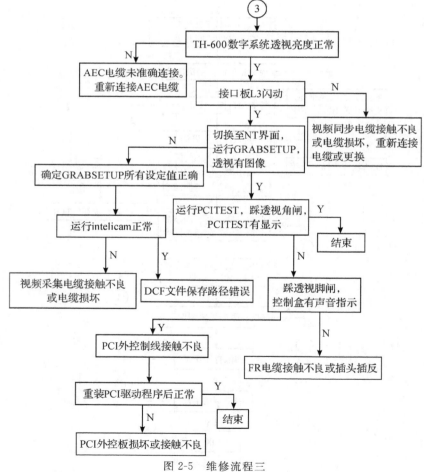

图 2-5　维修流程三

4. 维修流程四(图 2-6)

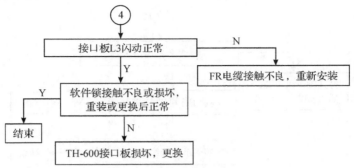

图 2-6 维修流程四

5. 维修流程五(图 2-7)

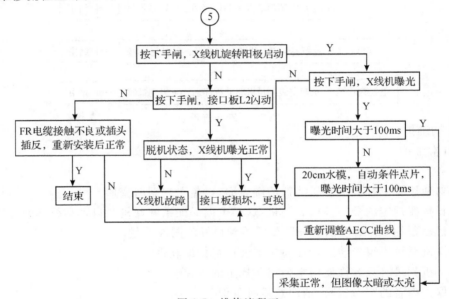

图 2-7 维修流程五

6. 维修流程六(图 2-8)

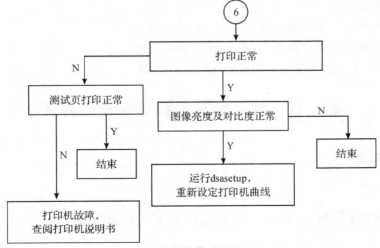

图 2-8 维修流程六

7. 维修流程七(图 2-9)

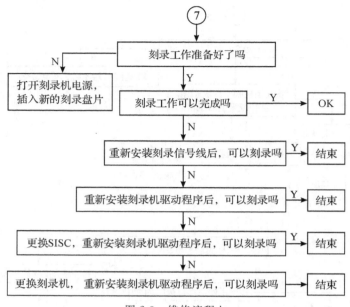

图 2-9　维修流程七

8. 定期维护

(1)日常维护

①注意室内清洁。

②请勿使用香皂和其他有机溶剂清洗表面,以免引起塑料变形。

③每日按照规定的顺序开机和关机,这样可以保证系统开机时自动运行诊断程序。

④开机后预热 5min,可以保证监视器得到最好的图像质量。

⑤计算机系统不得安装运行任何非本公司提供的软件。

⑥刻录机刻录时只允许使用本公司所规定的盘片。

⑦为保护患者的图像资料,请注意适时备份。

(2)年度维护

①检查控制盒按键是否有损害,如有,更换控制盒。

②检查计算机键盘是否有按键失效,如有,更换键盘。

③检查轨迹球是否灵活可靠,如有故障,更换轨迹球。

警告:所有维护需由经过专业训练的人员进行操作。

第三节　　数字乳腺 X 线机安装与调试

一、维修方法

同本章第一节。

二、PLAMED 系列乳腺 X 线机故障维修和设备维护

乳腺 X 线机的故障分析和维修与其他设备有很大不同,由于设备的智能化程度很高,因

此在使用过程中,出现一些故障都有错误代码显示,可根据代码作出相应处理。许多故障可能是由于简单的原因或误操作造成的,另外重要的故障可能是软件故障,因此处理该类故障时可重新安装软件,且出现故障时可以对照以下故障现象及处理方法进行检查,当遇到无法处理的问题时,可与维修工程师联系。常见故障是主要操作性故障、X 线安全和自动增益系统故障、驱动和压迫器系统故障、球管及电源系统故障、探测器和开关故障、温度及特殊探测器故障、计算机系统故障等。

(一)操作性故障分析和维修

这类故障多数是由于操作不当或外部环境因素导致曝光时射线不能产生,用户可以根据显示错误信息代码很快解决。这些故障可能是探测器、电缆、开关或操作程序错误导致的,下面详细介绍相关内容。

故障 1 错误代码:ER00

故障分析:该错误代码显示信息是没有曝光信号。该信号是从曝光手闸到控制电路板、从 BASE PCB 到 REAR CPU。

故障原因:出现这一故障现象的原因主要是曝光期间手闸释放太早;如果在整个曝光期间手闸稳定地压下仍出现此错误代码,则可能是曝光手闸损坏、手闸线缆损坏、连接线缆连接损坏。

解决方案:等待一会,重新曝光,如果有射线产生,则为第一种原因所致;否则必须由专业工程人员对手闸、连接线及接头处进行检查。

故障 2 错误代码:ER01

故障分析:该错误代码显示信息是(压迫器平板已安装)放大倍率信息失效。该控制信号来自 TUBE CPU。

故障原因:从暗盒托架下将压迫器平板控制线缆拆下,没有压迫器平板而故障没有改变,则可能是连接故障。在服务模式下容易断定是否是信号问题,该控制信号由 TUBE CPU 板发出。

解决方案:必须由专业工程人员对手闸、连接线及接头处进行检查,测量连接线或更换 TUBE CPU。

故障 3 错误代码:ER02

故障分析:该错误代码显示信息是压迫器平板未安装,线路连接故障。该控制信号受自开关反馈信号调节,通过 FRONT COLLECTOR PCB 及 REAR COLLECTOR PCB 到 REAR CPU。

故障原因:如果托架上滤线栅下面的检测杆总能下压到孔中,而错误信息相同,那么问题可能在压迫器的后面。有两个微动开关检测压迫器后板的大小以及是否存在,检测或操作该开关,其信号在服务模式下容易检测。多数是微动开关损坏或连接断路。

解决方案:重新安装压迫器后板;对连接线及接头处进行检查,测量连接线或更换微动开关。

故障 4 错误代码:ER03

故障分析:该错误代码显示信息是 AEC 探测器信号微弱或没有,TUBE CPU 没有获得 AEC 探测信号。

故障原因:TUBE CPU 在曝光时没有获得 AEC 探测器的检测信号,或信号很微弱、

CPU 不能正常发出控制信号,要先断定有没有外部的干扰信号。切换焦点测试是否现象相同,使用其他的探测器观察是否有同样的错误,若没有,断定 AEC 探测器损坏;如果 AEC 有信号发出,而 TUBE CPU 未获得 AEC 信号,可能是断路或连接电路有故障。

解决方案:针对上面分析过程,更换 AEC 探测器、TUBE CPU 或 POWER SUPPLY,但多数是 AEC 探测器安装不到位所致。

故障 5　错误代码:ER04

故障分析:该错误代码显示信息是暗盒未到正确位置。该控制信号受自开关反馈信号调节,通过LABELING PCB、SHELF COLLECTOR PCB 及 TUBE CPU。

故障原因:暗盒边沿没有压合标签钮,或没有压合底部行程开关,如果行程开关压合,错误仍然出现,可能是微动开关或线缆损坏;检测微动开关有没有机械损坏或失效,开关信号能否通过服务模式监测到,同时检查暗盒托架的配线。

解决方案:针对上面分析过程,检查微动开关或线缆,最后更换 TUBE CPU,但多数是暗盒未安装到位所致。

故障 6　错误代码:ER05

故障分析:该错误代码显示信息是重复曝光信息。

故障原因:暗盒曝光后未取出。

解决方案:将暗盒取出,如果暗盒取出后仍报错,则按故障 5 的方法检修。

故障 7　错误代码:ER06

故障分析:该错误代码显示信息是暗盒运行不平稳。该控制信号受自开关反馈信号调节,通过 SHELF COLLECTOR PCB 到 TUBE CPU。

故障原因:暗盒托架下有两个微动开关,检查其运行位置是否正确或有无损坏,信号能否通过服务模式监测到,同时检查暗盒托架的配线。

解决方案:针对上面分析过程,调整或更换微动开关或线缆。

故障 8　错误代码:ER07、ER08

故障分析:该错误代码显示信息是暗盒大小识别信息。

故障原因:当暗盒装入托架时,如果托架大小不相称,则错误代码为 ER07,反之 ER08;如果装入正确的暗盒后仍然报错则按故障 1 或故障 5 的方法检修。

解决方案:采用正确的暗盒。

故障 9　错误代码:ER09

故障分析:该错误代码显示信息是没有选择工作模式。

故障原因:当暗盒托架没有安装到位或没有选择工作模式时,曝光不能进行。

解决方案:检查暗盒位置及工作状态。

(二)X 射线安全和自动增益系统故障分析和维修

这类故障关系到设备曝光时电路及球管的安全,所有的错误信息都会使曝光停止工作。

故障 10　错误代码:ER10

故障分析:该错误代码显示信息是 kV 过高。

故障原因:这种情况是通过 TUBE CPU 硬件监测到整个曝光过程中阳极电压超过 40kV(正常为 25～35kV)。可能的原因:X 线球管局部放电(有尖峰电流使电压伺服系统反馈引起电压过高),这种情况多是特殊情况引起的,不能考虑为正常现象。如果逆变器的频率过高也可能引起高压过高。但多数是由于 POWER SUPPLY（电源电路）、TUBE CPU 或 TUBE HEAD 有故障而导致的。

解决方案：主要检测电源电路和高压逆变电路及球管状态。

故障 11　错误代码：ER11

故障分析：该错误代码显示信息是球管 kV 突然降低。

故障原因：这种情况是通过 TUBE CPU 硬件监测到整个曝光过程中阳极电压突然降低至 6kV（正常为 25～35kV）或更低。可能的原因：X 线球管套放电（有时会有声音发出），如果是高压逆变器的问题通常没有声音，检测方法同故障 10。

解决方案：主要检测电源电路和高压逆变电路及球管状态。

故障 12　错误代码：ER12

故障分析：该错误代码显示信息是 X 线球管灯丝预热电压失效。

故障原因：主要原因可能是 TUBE CPU 的存储器 EEPROM 中的灯丝电压信息丢失或 AEC 探测器校准值丢失，或 TUBE CPU 更换后没有重置该数值，或电源电路（POWER SUPPLY）预热电路损坏。

解决方案：工程人员利用测量工具检测电路，通过服务模式检测计算机信息。

故障 13　错误代码：ER13

故障分析：该错误代码显示信息是 X 线球管电流过高（即 mA 过高）。

故障原因：这种情况是通过 TUBE CPU 硬件监测到整个曝光过程中电流超过 180mA（正常为 80～110mA）。可能的原因：逆变器在正常情况下 X 线球管局部放电，如果这种情况发生多次或每次都发生，则是高压电路异常。

解决方案：检测并更换 POWER SUPPLY（电源电路）、TUBE CPU 或 TUBE HEAD。

故障 14　错误代码：ER14

故障分析：该错误代码显示信息是 AEC 探测信号不能校准。

故障原因：TUBE CPU 在曝光时没有获得 AEC 探测器的检测信号，或信号不能校准，重置 TUBE CPU 内存中的 AEC 信号的校准信号或灯丝的预热电压，当 TUBE CPU 更换后必须重设。

解决方案：在 TUBE CPU 中重置检测基准值。

故障 15　错误代码：ER15

故障分析：该错误代码显示信息是 AEC 探测器信号校准失效。

故障原因：在 AEC 探测器的检测信号校准过程中出现，任何方式 TUBE CPU 都不能对 AEC 探测器的检测信号进行校准，并确保该信号在其允许范围内。

解决方案：检查影响到它的部件，如暗盒、压迫器、盖板和探测器的表面清洁度，如果故障信号仍一样，检测线及接头，如果还没有解决，更换 AEC 探测器甚至 TUBE CPU。

故障 16　错误代码：ER16

故障分析：该错误代码显示信息是 AEC 探测器反馈线开路。

故障原因：AEC 探测器的检测信号线到 TUBE CPU 开路，检查所有的接头，特别是暗盒托架侧面的电缆。

解决方案：更换电缆。

故障 17　错误代码：ER17

故障分析:该错误代码显示信息是基本值正常但小焦点不能正常切换。

故障原因:是由于 TUBE CPU 故障所致,并且会引起灯丝预热电压初始化失败。

解决方案:更换 TUBE CPU。

故障 18　错误代码:ER18

故障分析:该错误代码显示信息是 TUBE CPU 与 REAR CPU KV 微调参数不一致。

故障原因:TUBE CPU 与 REAR CPU KV 微调参数应当一致,如果两者参数不一致,可能使程序参数失效。

解决方案:按照 kV 参数微调步骤重新设置该参数。

(三)压迫器系统故障分析与维修

这类故障涉及所有运动部件,关系到设备能否正常运行,电机驱动的停止使驱动电机不能在规定时间内运行到相应位置,所有运动功能故障使机械、电路及探测器等功能失效,不能完成正常的检测。

故障 19　错误代码:ER20

故障分析:该错误代码显示信息是反射镜步进电机不运行。

故障原因:准直器组件上的反射镜的驱动电机不能正常到达限位探测器处或探测器信号错误,当磁条位于探测器位置时,获得探测信号,探测准直器电路板上的指示灯亮,该信号传递给 TUBE CPU,在服务模式下很容易被检测到。如果机械完全不工作,应检查探测器和磁条位置以确定其机械功能。

如果检测探测器及反射镜组件无异常,而当步进电机到达限位时,开机并没有声音而错误信息仍在,则可断定故障出现在 TUBE CPU 板上。按下上升键,启动反射镜电机,若故障出现在 TUBE CPU 上,则其他步进电机(滤线器、准直器、压迫托架、定向电机)不能正常工作,因此测试时首先测试第一个反射镜电机。

解决方案:先检测线缆或电路中有无短路,若问题还不能解决,则更换 TUBE CPU。

故障 20　错误代码:ER21

故障分析:该错误代码显示信息是滤波板电机不运行。

故障原因:准直器组件上的滤波板步进驱动电机不能正常到达限位探测器或探测器信号错误。当磁条位于探测器位置时,获得探测信号,探测准直器电路板上的指示灯亮,该信号传递给 TUBE CPU,在服务模式下很容易被检测到。当机械完全不工作时应检查探测器和磁条位置以确定其机械功能。

解决方案:先检测线缆或电路中有无短路,如问题还不能解决,则检测并更换 TUBE CPU。

故障 21　错误代码:ER22

故障分析:该错误代码显示信息是准直器和窗口步进电机不运行。

故障原因:当准直器组件上的准直器步进驱动电机不能正常到达限位探测器或探测器信号错误时,显示此错误代码;当磁条位于探测器位置时,获得探测信号,探测准直器电路板上的指示灯亮,该信号传递给 COLLIMATOR PCB,在服务模式下很容易被检测到。应检查磁条固定件,防止松动或脱落。

在规定的时间内,窗口步进驱动电机不能正常到达视野狭槽探测器,显示此错误代码;探测器在 COLLIMATOR PCB 上,当电机到达探测器位置时,在 COLLIMATOR PCB 上反射镜指示灯点亮。

解决方案：检测探测器，检测并更换 CUTTER PCB、COLLIMATOR PCB。

故障 22　错误代码：ER23

故障分析：该错误代码显示信息是标签旋转驱动电机不运行。

故障原因：暗盒组件上的标签旋转驱动电机不能正常运行，没有探测信号或信号丢失。探测器安装在旋转盘下，信号传递给 TUBE CPU，在服务模式下很容易被检测到。指示灯 SHELF-PCB 点亮。

解决方案：检测转盘自由度，探测器不能离磁条太远，或更换。

故障 23　错误代码：ER24

故障分析：该错误代码显示信息是滤线栅平向电机不运行。

故障原因：滤线栅组件中的平向栅不能在预定的时间内通过探测器狭槽，探测器信号传递给 TUBE CPU，在服务模式下很容易被检测到。指示灯 SHELF-PCB 点亮。

解决方案：检测滤线栅连接线及接头，如果还有问题应检查整个组件，或更换电机或 TUBE CPU。

故障 24　错误代码：ER25

故障分析：该错误代码显示信息是放大直流（DC）电机不运行。

故障原因：MAG/LOAD 机械电机不运行或探测信号丢失，电机和探测器位于球管组件（TUBE HEAD）中，该信号没有指示灯，但在服务模式下很容易被检测到。

解决方案：检测探测器与电机轴上的磁条是否位置较远，或更换电机。

故障 25　错误代码：ER26

故障分析：该错误代码显示信息是 X 线球管旋转阳极交流电机故障。

故障原因：旋转阳极没有转动、转速异常或旋转驱动系统异常。当曝光预备时，旋转阳极启动电压波形在 TUBE CPU 上或检测到其他电压波形；如果是在曝光时发生异常，多数是因为局部过热或阳极出现其他情况。

如果这种现象出现很少，可能是驱动电路问题，可通过调整 TUBE CPU 参数而改变；如果只是出现在射线产生时，则应调整球管电流来解决问题。

如果旋转阳极启动电容接触不良或失效也会出现此故障，要测量和检查运行的启动电容。

如果球管极间短路或线缆间漏电也会出现上述故障，要检查电源板到球管间的所有线缆和接头；如果阳极不旋转，测量没有电压输出，阳极在启动或停止时出现异常，则一定是电源板故障，要检修电源板。

解决方案：检测并按上面的方式判断是球管问题还是电源电路问题，进行相应的调整或更换。

故障 26　错误代码：ER27

故障分析：该错误代码显示信息是压迫器步进电机故障。

故障原因：压迫器机械驱动没有到达探测限位器或探测信号丢失。压迫器有三个探测器（一个低位，两个高位），并在电路板 FRONT COLLECTOR PCB 上分别有指示灯，当磁条到达探测器位置时指示灯亮。探测信号传递给 ERAR CPU，在服务模式下很容易被探测到。

解决方案：检测并按上面方式断定故障位置，更换电路板或进行相应调整。

故障 27 错误代码：ER28

故障分析：该错误代码显示信息是压迫器压力测量故障。

故障原因：REAR CPU 不能对压迫器压力进行测量和调整；FORCE SENSON PCB 和 STRAIN GAUGE 探测器在压迫器组件下面。检查电缆连接是否正确，先检查压迫板的压力，如果有问题进一步检测探测器，再检查 ERAR CPU 是否有控制电压输出，探测信号传递给 REAR CPU，在服务模式下很容易被检测到。

解决方案：检测并按上面方法断定故障位置，更换压力探测器、FORCE SENSON PCB、STRAIN GAUGE、REAR CPU。

故障 28 错误代码：ER29

故障分析：该错误代码显示信息是键盘短路故障。

故障原因：当设备开启自检时，如果键盘短路则出现此错误代码。在自检时所有的键盘都是开路，由于键盘是矩阵方式，如果一旦有按键短路则整个键盘出现错误，因此这种自检非常重要。

解决方案：更换键盘。

(四)球管和电源电路故障分析与维修

这类故障涉及诊断软件、检测球管、检查电源电路，所有的故障都会导致曝光停止。而这类故障也是这类设备最常见的故障。

故障 29 错误代码：ER30

故障分析：该错误代码显示信息是球管高压(kV)错误或过低故障。

故障原因：TUBE CPU 周期性取样球管电压，当 kV 值低于设定值时，显示错误代码。当在曝光过程中主电压低于 187V 或当高 mA 时高压低于计算机设定值时出现本故障。

解决方案：重新对 CPU 初始化设置，如果故障没有解决，则更换 POWER SUPPLY、TUBE CPU、TURE HEAD 或球管等部件。

故障 30 错误代码：ER31

故障分析：该错误代码显示信息是球管电流(mA)错误或过低故障。

故障原因：TUBE CPU 周期性取样球管电流，当 mA 值低于设定值时，显示错误代码。如果灯丝开路或连接线及接头故障都能导致此故障。

解决方案：首先通过程序对电流进行初始化设置，若故障没有解决，则检查灯丝电阻，正常值≤0.5Ω。

故障 31 错误代码：ER32

故障分析：该错误代码显示信息是球管电流(mA)过高故障。

故障原因：TUBE CPU 周期性取样球管电流，当 mA 值高于设定值时，显示错误代码。首先通过程序对电流进行初始化设置，故障若没有解决，则检查灯丝电阻，正常值应≤0.5Ω。

解决方案：重新对电流进行初始化设置，如果没有解决则更换 POWER SUPPLY、TUBE CPU、TUBE HEAD 或球管等部件。

故障 32 错误代码：ER33、ER34、ER35

故障分析：该错误代码显示信息是球管灯丝电源故障。

故障原因：ER33 表示球管灯丝电压异常或外部没有电源输入；ER34 表示球管基础电

压异常;ER35 表示主电路电源同步脉冲没有到达球管计算机系统(TUBE CPU)。

此类故障的特点是没有给球管提供电源或电源异常,在故障维修时初始化程序,然后从电源入手对 POWER SUPPLY 进行检测,进而对 TUBE CPU 和 TUBE HEAD 电路进行测试。

解决方案:首先检查连接线及接头,重新对参数进行初始化设置,最后更换 POWER SUPPLY、TUBE HEAD 或相关部件。

故障 33　错误代码:ER36

故障分析:该错误代码显示信息是曝光时间超过 10s,被迫中止(REAR CPU)故障。

故障原因:曝光时间是由 TUBE CPU 控制或由曝光手闸控制的,无论是 TUBE CPU 或曝光手闸故障导致曝光不能结束(大于 10s),为保证被测者或设备的安全,则由 REAR CPU 强制中止,并显示上述错误信息。

解决方案:重新对参数进行初始化设置,更换 TUBE CPU。

故障 34　错误代码:ER37、ER38

故障分析:该错误代码显示信息是 kV 反馈信号开路故障。

故障原因:若 TUBE HEAD 到 TUBE CPU 的 kV 反馈信号开路,显示此错误信息代码 ER37,若 mA 反馈信号开路则显示 ER38。在曝光时确保设备及人员的安全,当检测不到 kV/mA 反馈信号时,曝光不能进行。

解决方案:首先检查 TUBE CPU 与 POWER SUPPLY 及 TUBE HEAD 间的连接线及接头是否正常,检测并确认后更换相应部件。

(五) 探测器及开关故障分析与维修

乳腺 X 线设备的自动化程度主要是通过探测器及开关进行控制的。其通过计算机系统进行智能化控制,若某运行部件没有到达相应的位置,则系统显示指示代码,这部分也经常出现问题。

故障 35　错误代码:ER40

故障分析:该错误代码显示信息是压迫器托架向上倾斜故障。

故障原因:MAG/LOAD 组件在乳腺压迫过程中,整个托架向上倾斜,可能是由于机械故障即螺丝松动或机械变形,也可能是驱动电机运行参数或探测器错误所致。探测信号传递给 REAR CPU,在服务模式下很容易被检测到,其微动开关的指示在电路 FRONT COLLIMATOR PCB 上。

解决方案:首先检查是否为机械故障,重新调整其参数或对 REAR CPU 与 FRONT COLLIMATOR PCB 进行检测并确认后更换相应部件。

故障 36　错误代码:ER41

故障分析:该错误代码显示信息是 C 臂升、压迫器位置信息丢失或不正确等故障。

故障原因:C 臂升、压迫器位置信息存储在 REAR CPU 的 RAM 中,如果长时间没有使用,可能会丢失。

解决方案:重新调整设置参数。

故障 37　错误代码:ER42、ER43

故障分析:该错误代码显示信息是 C 臂旋转故障。

故障原因:如果没有操作指令或无探测器驱动脉冲,则 C 臂旋转不止,错误代码为

ER42,这主要是由于 SYNC 或 REAR CPU 故障引起。如果探测器信息没有传递到 REAR CPU,则错误代码为 ER43,这里有两种情况:如果 C 臂不旋转则主要检测机械故障,然后检修 SYNC PCB 或 REAR COLLECTOR PCB;如果 C 臂旋转但不能正常工作,则主要在服务模式下测试 REAR COLLECTOR PCB。

解决方案:重新调整或设置参数,必要时更换 SYNC PCB、REAR COLLECTOR PCB、REAR CPU 等。

故障 38　错误代码:ER44

故障分析:该错误代码显示信息是 MAG 电机旋转故障。

故障原因:如果没有操作指令或无探测器驱动脉冲而 MAG 电机旋转不止,主要原因在于 MAGPCB,并注意检查脉冲探测的线缆及接头。

解决方案:重新调整或设置参数,必要时更换 MAG PCB。

故障 39　错误代码:ER45、ER46

故障分析:该错误代码显示信息是上升(LIFT)电机故障。

故障原因:如果没有操作指令或无探测器驱动脉冲而上升(LIFT)电机工作,则错误代码为 ER45,这主要是 BASE PCB 或 REAR COLLECTOR PCB 故障引起的。

如果上升(LIFT)电机探测器没有产生检测信号,或电机不工作,则错误代码为 ER46,检查 BASE PCB 到 REAR COLLECTOR PCB 连接,会有两种情况:如果上升(LIFT)电机不工作,则先主要检测机械故障,然后检修 BASE PCB、电机启动或运行电容的容量或连接;如果上升(LIFT)电机运行但不能正常工作,则主要检测有关的 REAR COLLECTOR PCB 探测器,或在服务模式下测试 BASE PCB 探测器的信号。

解决方案:重新检查、调整探测器及连接,必要时更换 BASE PCB 到 REAR COLLECTOR PCB。

故障 40　错误代码:ER47

故障分析:该错误代码显示信息是主电源超出正常频率故障。

故障原因:如果测试主电源频率在 47~63 Hz 范围内,主要原因在于 SYNC PCB,并注意检查脉冲电路的线缆及接头。

解决方案:更换 SYNC PCB。

故障 41　错误代码:ER48、ER49

故障分析:该错误代码显示信息是定位(STEREOTACTIC)组件故障。

故障原因:如果定位(STEREOTACTIC)步进电机控制电路或探测器损坏,则错误代码为 ER48,这种情况下电机即使工作也没有安全保障,可能会超载运行,或者是探测器及电路有故障。

检测红外线反射探测器到旋转反射盘间的距离,从一边转到另一边在中间位置时故障消失,说明定位探测器与反射盘距离较远,调整定位中心位置到探测器的最大距离,细心地将探测器靠近圆盘但不能碰到,固定好。

如果定位架(STEREOTACTIC SHELF)没到达终止位,则错误代码为 ER49,为了定位安全和精确,定位架应左、右同时到达终止位。该错误代码表明电机运行后接触到位置探测器。引起该故障的原因可能是探测器没有预先调整,或线路断开。

解决方案:重新检查、调整探测器及连接,必要时更换。

(六)温度、特殊探测器故障

在乳腺检查设备中,各类型的探测器为保证设备及被检者的安全,高压及重要部件对温度要求很高,这也是设备安全的重要保障。

故障 42　错误代码:ER50、ER51

故障分析:该错误代码显示信息是球管温度探测器故障。

故障原因:如果曝光时错误代码为 ER50,表示球管温度探测器开路,首先检查线路是否为 MAG PCB 问题,或者为 TUBE CPU PCB 故障。

如果曝光时错误代码为 ER51,表示球管温度探测器短路,TUBE CPU PCB 接收温度探测器的信号,计算机系统根据预设参数对设备进行控制。探测器的电阻值在 25℃时是 $1k\Omega$,要检查控制器到 MAG PCB 或 MAG PCB 到 POWER SUPPLY 间的线路是否开路或短路。所有线路不能开路。

解决方案:检查探测器及连接线,必要时更换 MAG PCB、POWER SUPPLY。

故障 43　错误代码:ER52

故障分析:该错误代码显示信息是灯丝电压反馈开路。

故障原因:从 TUBE HEAD 到 TUBE CPU 的反馈电压开路,一旦开路,TUBE CPU 发出控制信号,通过不能正常曝光来保护球管安全。检查步骤是首先检查 TUBE CPU 和 POWER SUPPLY 间的连接,断开 POWER SUPPLY 上的反馈线测量其阻值,如果不是线路问题则测试 TUBE CPU、POWER SUPPLY、TUBE HEAD 电路。

解决方案:检查探测器及连接,必要时更换 TUBE CPU、POWER SUPPLY、TUBE HEAD。

故障 44　错误代码:ER53、ER54

故障分析:该错误代码显示信息是电源温度接收器故障。

故障原因:如果曝光时错误代码为 ER53,表示电源温度接收器短路。如果球管温度探测器开路,则电源电路上温度接收器短路,该探测器在 POWER SUPPLY 上不能重新更换,通常更换 TUBE CPU 和 POWER SUPPLY。

如果曝光时错误代码是 ER54,表示电源温度接收器开路。

解决方案:检查探测器及连接,必要时更换 TUBE CPU、POWER SUPPLY。

故障 45　错误代码:ER55

故障分析:该错误代码显示信息是 C 臂垂直位置探测器故障。

故障原因:如果 ROTATION REFERENCE PCB 失去功能或线路出现问题,且垂直探测器失效,则出现该错误代码。应检查 REAR COLLECTOR PCB 到 ROTATION REFERENCE PCB 的连接,在这个电路上有两个指示灯:一个是指示电源,另一个是信号指示。该探测器可以指示服务模式或操作模式下电源的状态或旋转电机的状态。

解决方案:检查探测器及连接,必要时更换 REAR COLLECTOR PCB 到 ROTATION REFERENCE PCB 连线。

故障 46　错误代码:ER56

故障分析:该错误代码显示信息是压迫器释放探测器故障。

故障原因:如果压迫器设备在校准时释放探测器没有信号产生,则出现该错误代码。

解决方案:检查探测器连接线,必要时更换。

故障 47　错误代码:ER57

故障分析:该错误代码显示信息是曝光手闸故障。

故障原因:曝光手闸外部和内部控制盒线出现异常和短路,检查时拆开连接电缆,如果故障仍存在,则故障在内部,要检查 BASE PCB 及 REAR COLLECTOR PCB 的连接。

解决方案:检查连接线,必要时更换 BASE PCB、REAR COLLECTOR PCB、REAR CPU。

故障 48　错误代码:ER58

故障分析:该错误代码显示信息是脚闸故障。

故障原因:在设备自检时,脚闸控制功能失效,其状态在 BASE PCB 上 LED 指示灯亮表示脚闸出现短路。

解决方案:更换连接线,必要时更换脚闸或 BASE PCB。

故障 49　错误代码:ER59

故障分析:该错误代码显示信息是内置紧急开关故障。

故障原因:电路 REAR CPU 不能接收内置紧急开关 STOP 信号,如果 STOP 信号正常,则故障一定在电路 REAR CUP。

解决方案:更换连接线,必要时更换开关或重置 REAR CPU 参数。

(七)计算机故障

计算机方面故障主要有三方面:通信及电源故障、计算机软件故障和硬件故障。通信及电源故障与外围的探测器及相关电路有关,而计算机软硬件故障则更多的是与系统软件有关,所有的程序性保护措施是为了最大限度保证被检测人的安全。

故障 50　错误代码:ER60、ER61、ER62、ER63、ER64、ER68

故障分析:该错误代码显示是通信及电源故障。

故障原因:ER60 表示 TUBE CPU 内±15V 电压异常。电源开关关断 30s 后重开,如果故障仍为此代码,则是 TUBE CPU 问题;如果代码指示消失,则是电源部分电路(POWER SUPPLY)故障。

ER61 表示 TUBE CPU 与 REAR CPU 通信错误。此故障表示两个计算机处理器的通信开路,可能是线路问题,也可能是软件问题,如果将信号短路后仍有故障,则是两处理器硬件故障。

ER62 表示外部驱动部件与 REAR CPU 通信错误。此故障原因主要可能是 REAR CPU 硬件或软件故障,也有可能是通信线路开路。

ER63 表示 TUBE CPU 与 REAR CPU 间 STOP 通信信号错误。此故障表示两个计算机处理器间的通信开路或连接故障,STOP 信号从 REAR CPU 到 TUBE CPU,如果短路后故障存在则是两处理器硬件故障。

ER64 表示 TUBE CPU 与 REAR CPU 间曝光信号错误。此故障表示两个计算机处理器的通信开路或连接故障,曝光信号从 REAR CPU 到 TUBE CPU,如果短路后故障存在则是两处理器硬件故障。

ER68 表示脚闸两开关失效。此故障表示脚闸损坏或连接故障。

解决方案:重点是对 CPU 参数的重设及连接线路的测试,必要时更换。

故障 51　错误代码:ER71、ER72、ER73、ER74、ER75、ER76、ER77、ER78、ER79、ER80

故障分析：该错误代码显示信息是计算机软件故障。

故障原因：ER71 表示 TUBE CPU 软件故障，可能是存储芯片（EPROM）损坏，或者软件需要重新安装。

ER72 表示 REAR CPU 软件故障，可能是存储芯片（EPROM）损坏，或者软件需要重新安装。

ER73 表示 REAR CPU 使用非合法程序或主板损坏，软件需要重新安装或更换主板。

ER74、ER75、ER76、ER77 表示 REAR CPU 程序性错误，软件需要重新安装或更换主板。

ER78、ER79、ER80 表示 TUBE CPU 的堆栈溢出，由厂家解决。

解决方案：重新安装或重置程序，必要时更换主板。

故障 52　错误代码：ER80、ER81、ER82、ER83、ER84、ER85、ER86、ER87、ER88、ER89

故障分析：该错误代码显示信息是计算机硬件故障。

故障原因：ER80 表示 REAR CPU 中存储器 EEPROM 数据丢失或损坏。

ER81 表示 TUBE CPU 中存储器 EEPROM 数据丢失或损坏。

ER82 表示 REAR CPU 中程序设置数据错误。

ER83 表示 TUBE CPU 中程序设置数据错误。

ER84 表示 REAR CPU 中存储器 EEPROM 数据清空或被擦除。

ER85 表示存储器 RAM 启动电池失电。

ER86 表示主板电源电压低于正常工作电压。

ER87 表示国家代码没有设置或设置丢失。

ER88 表示 REAR CPU 中存储器 RAM 启动电池电压数据失效。

ER89 表示 C 臂旋转探测器 EEPROM 类型错误，C 臂旋转探测器有两种型号，HEDS 类型是标准配置。

解决方案：重新安装或设置程序，必要时更换主板。

第三章　CT设备原理与维护

　　1972年,英国工程师 Hounsfield G N 和美国物理学家 Cormack A M 发明了CT。CT的出现在放射医学领域内引起了一场深刻的技术革命,使医学成像技术呈现出崭新的面貌。CT能获得比普通X线透视和摄影更清晰的人体解剖图像,成为自X线在医学领域应用以来,在医学放射诊断学上最重大的成就之一。CT成像技术无论是从成像原理、成像装置和图像重建,还是从图像处理和图像的诊断上都与传统的X线成像技术不同。本章将从成像原理、常见的故障与维修等方面介绍CT。

第一节　CT设备故障分类与检测

一、故障分类

　　CT出现故障后首先判断操作上是否正确,环境温度、湿度是否合适,标准温度(20～30℃)、相对湿度(60%～70%)是否达到,灰尘是否过多,有无异常声音。在显示屏可看到启动过程中程序的运行,多功能板陆续被检,完成初始化。系统若能完成启动过程则初始化正常;如初始化不正常可查找相应的板是否有故障。初始化正常后,可操作运行以查看故障描述及故障诊断程序,查看错误记录,结合故障现象分析确定故障属于下列五大类中的哪一类。

　　第一类:计算机操作控制部分故障。计算机部分查电源、硬件,看指示灯状况,如硬件正常需查系统软件,或重装系统软件。首先要查整机电源和回路控制电源,电源正常但不能完成启动的,在自检过程中会报错误提示,依照错误提示检查计算机硬件和系统软件。

　　第二类:无X线故障。若灯丝预热能完成,则检查准直器、滤过器、限束器。如不能完成灯丝预热,则查看错误提示。查X线控制线路,首先看数据通信是否正常,如不正常,清理滑环、更换碳刷;然后看数据存储板、数据采集板是否有问题,通过指示灯看高压电路是否正常,若不正常,则查高压加载控制回路、滑环及插件、控制开关、光纤、电缆相关电路板,用开环有负载和无负载测试,再结合该部分的详细流程可判断交流电阻块、逆变器、倍增器、系统控制板、灯丝电路、旋转阳极电路、高速启动器有无问题。查CT球管是否损坏,若有提示CT球管损坏,结合开环无负载测试和闭环无负载测试阳极旋转噪音、旋转速度情况、CT球管使用时间、旋转阳极线圈、高速启动情况、灯丝阳极对阴极绝缘情况和CT球管冷却油泄漏情况,排除电缆问题后,可确定CT球管是否损坏。

　　第三类:机械方面故障。检查扫描架动作、前后倾斜角度、按键控制及操作台控制、限位开关、床上下动作、激光定位指示等是否异常,对症处理。

　　第四类:数据采集与重组故障。运行检查程序是否正常,根据提示检查相关内容,扫描水模测CT值,考虑滤过器、准直器、X线束路径障碍、CT球管等。重组问题:运行诊断程序对 CPU 板、SIF 板、MPM 板、AP 板、BP 板进行检查,发现问题并解决后装入原始数据并重组图像,这步不正常则可判断 AP 板和 BP 板故障,这步正常再重装系统软件。有时可通过校准数据消除伪影。

第五类:图像输出障碍。显示异常时,检查接头、连接线、显示器、软件设置。与相机不通时,检查相机接口板、连接头、连接线、软件设置。与工作站不通时,检查联网接口板、连接头、连接线、软件设置。CT 机的性能检测与校准:更换 CT 球管等主要部件后机器必须做校准。更换 CT 球管所需做的校准有:PREHEATS(灯丝预热)、LATCENT(左右中心)、管电流(毫安)、AIR(空气)、PILOT(定标)。在更换阴阳极倍压器、更换高压发生器、移动或更换准直器、移动或更换主板以及升级软件时均需做校准。

二、性能检测

用各种指令查看各项指标,主要内容为管电压、半层值、均匀性、空间分辨力、低对比度分辨力、层厚、图像噪音、剂量等。

在 CT 机检修检测中应用常用程序查找出错信息,分别用指令检查曝光次数,该指令可检查准直器、滤过器、限束器和补偿器,控制系统中各寄存器的运行状况,以及机器的操作运行记录,结合记录信息可分析判断故障所在。

用指令既可检查探测器和通道板、查看机器性能检测结果、做设置条件的曝光灯丝预热校准等,还可查看机器联网情况和各板子运行状况。

第二节　CT 球管故障判断及原因分析

一、灯丝断路

故障现象表现为扫描时有高压加上,但是无管电流或电流不稳定。对于 CT 球管来讲,只要阴极灯丝加热到有电子发射能力,在阴阳两极间加上正向高压,其两极间必定有电流通过。扫描时有高压而无管电流,在查灯丝供电为正常的情况下,多为 CT 球管灯丝断路。这可通过直接测量灯丝电阻确认。如果 CT 球管灯丝断路,开机就会报错提示 CT 球管灯丝处于断路状态。在特殊情况下,如时通时不通、工作时加热引起开路而断电时冷却又连通,往往引起误判。

二、管芯真空度下降或管芯玻壳破损

故障表现为启动扫描就过载报警。造成管芯真空度下降的原因有两种:一是由于 CT 球管自身或机器控制部分因素造成金属靶面受损、气化,引起管内真空度降低;二是 CT 球管长时间不用造成管芯有气体渗入或管芯玻壳有裂纹造成油渗入,油经高温炭化,产生气体,造成管芯内真空度下降。不卸高压电缆,带 CT 球管扫描,40kV 都会报 CT 球管阴阳极打火,再从高压油箱处卸掉阴阳极高压电缆,在两电极槽里倒入 2cm 高压绝缘油进行测试,从低管电压到高管电压,都能正常通过,再将取下的阴阳极高压电缆插回高压油箱,取下 CT 球管一端的阴阳极高压电缆头,分别插入隔离的阴阳极油槽里,从 40kV 开始向上测试,直到 140kV,重复 140kV 几次,如无打火报错,就可以判断为 CT 球管障碍,需要换 CT 球管。

三、旋转阳极不转

故障发生时,CT 机不能执行扫描指令,报警显示旋转阳极故障,属于 CT 球管本身引起的故障。原因有两种:一是旋转阳极定子线圈损坏导致断路或短路;二是旋转阳极转子卡死或轴承磨损后间隙过大,通电后分布磁场不均衡而吸死。判断此种故障可以做旋转阳极运行,刹车听 CT 球管加速、运行、刹车声音,测定两线包之间的电压并结合报错代码进行综合评定。

四、CT 球管过热或油循环停止

CT 球管工作时在靶面产生大量的热量,它是通过冷却循环系统和风扇对油进行散热来保证 CT 机连续工作的可靠性和稳定性。如果油的冷却循环系统出现故障或风扇不能给油散热,则会出现管套内温度升高,引起管壳上温度报警和管套内超高压报警,中止工作。修复油泵循环系统和风冷却系统,温度降下来后,又可继续工作。

五、管套内高压打火

当故障发生时,严重的会中止工作,报警显示过载,与 CT 球管漏气有相似之处,需仔细鉴定;当发生机器能正常工作的轻微故障时,重组图像上会显示有较规则的细条干扰线,并伴有从 CT 球管中发出的“啪、啪”高压打火声。机器虽能工作,但 CT 球管已受到破坏,应停止使用。管套内打火故障在 CT 球管故障中比例较高,打火只发生在管套内,而核心部分管芯却并未损坏。发生打火的情况有两种:一是阳极对地,二是阴极对地。打火发生在单极对地之间,一是由于布线位置不合理,高压线距离外壳过近;二是由于绝缘油质量不佳,出现炭化。常见的是管套内有残余气体或有漏油现象,引起放电。伴随着高压打火可以发现管套内有气体和观察窗口有油的渗漏现象。布线位置不佳可进行调整、修理后再通过换油、抽真空来修复,或者直接更换 CT 球管。

六、CT 球管漏油

CT 球管漏油是由于密封件的损坏造成的,应查找密封件漏油处,更换密封件。

第三节　　CT 设备电路分析

一、CT 设备单元电路

(一)整机供电系统

电源经主电源开关引入电源配电柜后,进入电源变压器,驱动相应的交流接触器工作,以接通相应的触点和抽头,电源经过稳压后通过自动断路器馈送给各子系统。CT 设备采用三相五线制供电,除三相主电源外,还有三相星形连接的中线和地线,中线用专用线引至配电房三相中点接点上,地线按要求单独接地。

(二)扫描架电路

扫描架的运动包括机架的旋转,倾斜角度,控制光栅开口的大小,扫描床的上、下、前、后运动。计算机发出运动指令,控制电路控制电机的运转,通过减速机构完成上述各种运动。为了使运动速度稳定,电机装有测速系统,输出信号反馈至控制电路。机架电路中设有保护电路和误差指示电路,出现故障,则可切断相应的供电电源。

(三)探测器电路

探测器电路主要由前置放大器、对数放大器、模数转换器和数据传输系统组成。

(四)高压发生器电路

电源经主电源变压器稳定后直接输入到三相高压变压器初级,输出后经三相桥式整流后产生正电压和负电压。正、负电压经控制电路后分别加至 CT 球管正、负极上产生高压。

(五)灯丝控制电路

灯丝控制电路主要是在给定高压、焦点的条件下,计算并产生期望的阳极电流。功能发生器的作用是在一定的高压下通过特定的函数使阳极电流 I_a 表示灯丝电流 I_f。灯丝电流处理器分别接收灯丝电流和灯丝电压的反馈信号。

当灯丝电阻增加时,灯丝消耗功率反而会下降,同时引起灯丝温度下降,使阳极电流下降。灯丝电流处理器既接收灯丝电压反馈信号,又接收灯丝电流反馈信号,以达到控制灯丝电流的目的。在实际工作时,通过测量 CT 球管阳极电流值,并将实际测量值与期望的阳极电流值进行比较,将比较结果送到控制器,以进一步调整灯丝电流,使实际测量的阳极电流值等于期望的阳极电流值。

(六)计算机系统

计算机的主要功能是控制 CT 设备进行扫描运动,收集、处理扫描数据并重组图像。扫描装置的扫描运动主要包括控制机器的旋转、倾斜以及扫描床的运动。数据采集主要是指将收集到的来自探测器的扫描数据实现模/数转换并存储。图像重组包括从硬盘中调出原始数据送到阵列处理器,并确定被扫描对象体层上各像素的衰减值。阵列处理器是高速算术运算器,具有强大的运算功能,可将信息存储到硬盘中以备调用。反投影控制器用来完成对反投影的控制,它是专用微处理器,其主要功能是在反向涂抹原始扫描数据进入影像处理器时,对应某一个扫描物体体层中的像素,找出哪些数据会影响该像素及其加权系数,该加权系数取决于距离旋转中心的距离。剖面变换器是把来自阵列处理器的数据进行内插处理,并计算逐次内插和变换数据之间的差异,传到剖面存储器。地址发生器用于定位数据,产生加权系数。

二、单排螺旋 CT 设备电路分析

单排螺旋 CT 设备由控制台、扫描机架、扫描床、电源分配柜组成。

(一)控制台部分

控制台由显示器、键盘、操作台、鼠标、接口系统、重组系统组成。控制台内有 NPRM/NPRS(重组主板/子板)、NPRIF(重组接口板)、DASIFN(DAS 接口板)、DBPCI(缓存板)、RAW DATA DISK(原始数据硬盘)、SYSTEM DISK(系统硬盘)、OPTICAL FIBER(光缆)。(DAS)O2 工作站使用 UNIX 操作系统负责整个系统的管理人机对话、数据通信、重组、机架控制、指令操作、图形操作等,是整个系统核心部分。扫描后得到的原始数据经过缓存板、总线、数据硬盘再到重组板、系统硬盘、计算机、主板、显示器。

1. 重组系统

NPRM 重组主板、DSP 数字信号处理器进行原始数据重组及重组子板和重组接口板管理。NPRS 重组子板扩展 DSP，加快重组速度。NPRIF 重组接口板，从控制台 PCI 总线上读取原始数据，进行缓冲处理并传输到重组系统内部总线上。系统内存多为 32M/64M。

2. DBPCI（缓存板）

发送过来的并行数据在 DBPCI 板上进行缓存，到指定数量后将其传送到系统 PCI 总线上，同时 PCI 执行输入、输出、复位、安全回路等指令。

3. DASIFN（DAS 接口板）

（1）接收光缆传送的原始数据，并将其转换为并行数据格式。

（2）进行数据传输的校验、数据起始终止标志的修正。

（3）传送 16 位的并行原始数据到 DBPCI（缓存板）板上。

4. DAS 数据传输途径

DAS 数据传输途径如图 3-1 所示。

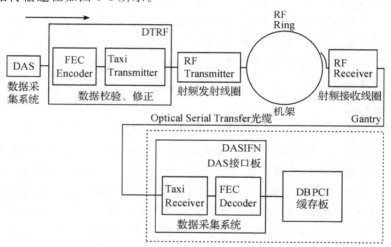

图 3-1　DAS 数据传输途径

5. REANCNI 板

REANCNI 板为主机和外部设备的接口，作用如下：

（1）实现主机和键盘的通信；

（2）实现主机和 TCTP 板、机架控制板的通信；

（3）实现主机和电源分配器的通信；

（4）实现执行语言功能；

（5）实现 DBPCI 板的通信。

6. PCI 及 SCSI 设备

该设备包括 4G 原始数据硬盘、16 速 CD-ROM、MOD（3.5 寸和 5 寸磁光盘驱动器）、PCI Backplane 卡、PCI HOST 卡。

（二）机架部分

机架控制板框图如图 3-2 所示。PS1、PS2 为电源开关，直流供电－12V、5V、12V、24V。

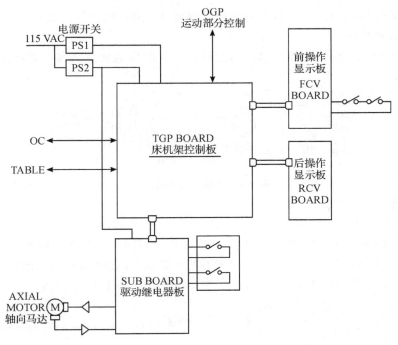

图 3-2　机架控制板框图

机架由以下部分组成:CT 球管 2.0MHU、JETI 高压组件、OBC CONT(光速控制)、HERAER(灯丝)、ROTOR CONT(旋转阳极控制)、STC CONT(转动控制)、DISPBD(显示)、DETECTER(探测器)、SLIP RING(滑环)、数据通信射频发送接收缓存、PDU(电源分配器)、OC(控制台)、STATIONARY(静止板)、ROTATONARY(运动板)、COLLIMATOR(层厚控制器)、DAS(数据采集系统)、XG(高压控制器)、TGP(床机架控制板)、TABLE(扫描机架、扫描床控制板)、OGP(运动部分控制板)、SUB(驱动继电器板)、FCV(前操作显示板)、RCV(后操作显示板)。OGP(ON GANTRY PROGRAM)控制机架的整个运动部分(包含高压系统),功能如下:高压曝光起止控制、DAS 时钟控制、层厚控制、定位灯、扫描流程控制、控制 CT 球管风扇油泵,控制关机后在 30min 内冷却。

1. TGP 板

TGP 板主要有以下功能:机架旋转控制,机架倾斜控制,床进出控制,床升降控制,机架位置、角度,床位置、高度显示,机架及床功能监测。

TGP 板上有 3 个微处理器,即 GP、TP、MP,分别控制机架、床及进行系统管理。MP 与控制台进行所有控制指令的通信,并传递给其他处理器。

2. 检修开关

检修开关可进行自动、手动、手拨固定速度旋转,速度选择,恒速旋转,调整初始位置、90°位置等操作。

3. 滑环

4. 碳刷

5. 滑环信号碳刷信号环(24 刷,6 副)

该设备由 DAS 原始数据、DAS 触发信号、TGP OGP 信号通信、安全回路、电源环、三相

480V AC、115V AC 接地、DAS 数据射频信号传输环和射频接收器组成。

6. 滑环数据传输

从扫描数据经数据传输、校验、修正,通过光缆和滑环送到控制台。滑环数据传输过程如图 3-3 所示。

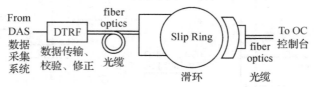

图 3-3　滑环数据传输过程

7. 扫描床电路

扫描床电路如图 3-4 所示。

扫描床电路由 TABLE BOARD(接口板)、TABLE CONN BOARD(连接板)、STEP MOTOR DRIVER(床前进后退步进电机驱动板)、ENCODER(编码器)、POT(位置反馈电位器)、LATCH SWITH(锁定开关)、TOUCH SENSOR(触动开关)组成。

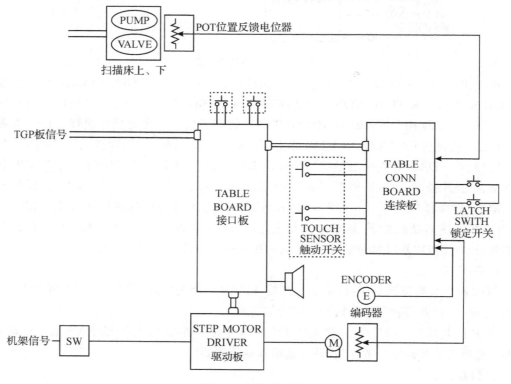

图 3-4　扫描床电路

CT 设备工作过程:CT 球管发出 X 线,通过准直器与物体到达探测器,再经 DAS 接收传送到计算机,如图 3-5 所示。

图像产生过程:CT 球管发出 X 线通过物体被探测器接收,通过光纤滑环到探测器,传送到数据采集系统产生信息数据再传送到数据处理器,最后由计算机处理,如图 3-6 所示。

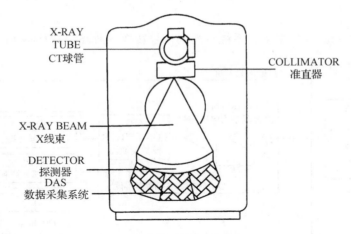

图 3-5 CT 设备工作过程

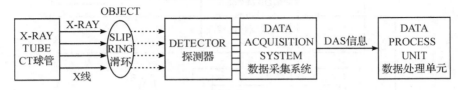

图 3-6 图像产生过程

8. 探测器和数据采集系统

探测器(DETECTOR)和数据采集系统(DAS),将射线的强度和剂量转换为相应的电信号,重组成不同灰阶的图像。探测器内部结构如图 3-7 所示。

数据采集系统(DAS)如图 3-8 所示。

DAS 由 3 个采集盒组成,分左、中、右布置,分别为 LBB、CBB、RBB。LBB 有 7 块多路电荷放大板(CAM),CBB 有 9 块多路电荷放大板(CAM),RBB 有 7 块多路电荷放大板(CAM)、1 块数据补偿板(DDP)和 1 块控制与接口板(CIF)。

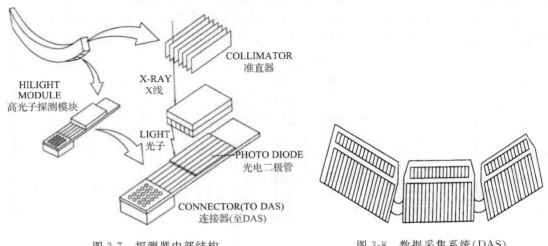

图 3-7 探测器内部结构   图 3-8 数据采集系统(DAS)

9. 信号流程

信号流程为探测器→数据采集系统→光电信号转换→滑环,如图 3-9 所示。

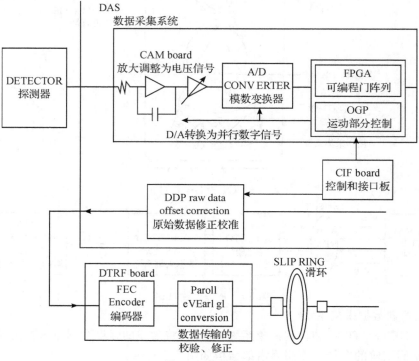

图 3-9　信号流程

　　如图 3-9 所示,CIF 板与 OGP 板(运动部分控制)进行通信,并控制和同步采集数据,产生控制和时钟同步信号提供给采集系统。采集系统从 OGP 板接收到扫描控制信号,CIF 板根据此信号来控制调整整个数据采集系统,主要有如下功能:DAS 采集触发信号、串行通信、设置机架初始位置、高压曝光、初始化和调整数据为有效值或补偿值。

　　如图 3-10 所示,CAM 板的功能为采集从探测器传来的微电流信号并放大调整为电压信号,并将其进行 D/A 转换为并行数字信号。

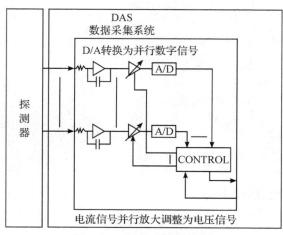

图 3-10　CAM 板功能框图

10. DDP 板

如图 3-11 所示,DDP 板主要用于补偿修正原始数据,并产生测试数据包用于测试数据传输系统的好坏。

11. DTRF 板

DTRF 板的功能为传输校验码的产生、并串信号的转换、VIEW 数据的打包、光电信号的转换等。

12. 数据流程

数据流程如图 3-12 所示。OGP 板(运动部分控制)与 CIF 板进行通信,并控制和同步采集数据从 FPGA 板到 CAM 板,经 D/A 转换回到 FPGA 板得到补偿,修正原始数据到 DDP 板再到 DTRF 板。

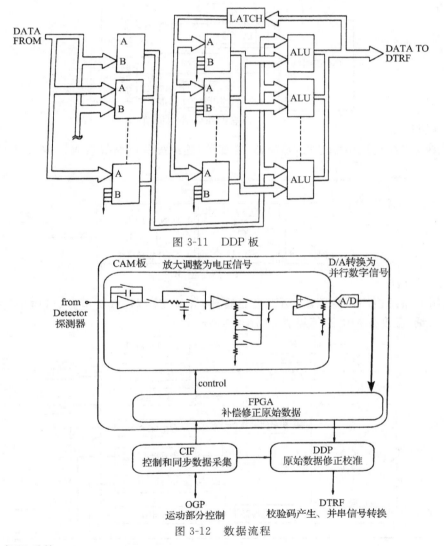

图 3-11　DDP 板

图 3-12　数据流程

13. 高压系统

高压系统由高压变压器、高压链、高压逆变、高压控制、高压监测、阳极旋转控制、灯丝电路控制组件间通信、直流总线、应用软件等组成。

14. 管电压(kV)控制

管电压(kV)控制系统主要由曝光控制板、CPU 控制板、kV 需求板、记录板等组成,如图 3-13所示。

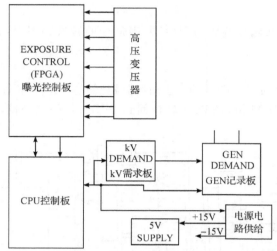

图 3-13　管电压(kV)控制框图

15. 高压逆变

高压逆变系统主要由滤过板,整流器、逆变器,连续振荡电路等组成,如图 3-14 所示。

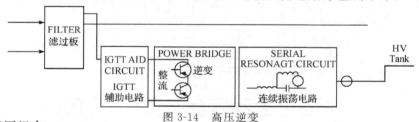

图 3-14　高压逆变

16. 高压组合

高压组成系统由高压变压器、阴阳极滤波器、灯丝变压器、保护电路、管电流测量、阴阳极管电压测量、温度保护电路等组成,如图 3-15 所示。

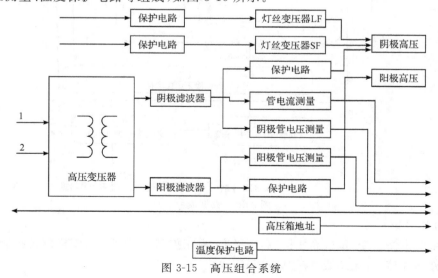

图 3-15　高压组合系统

17. 灯丝电路

灯丝电路由桥式整流滤波、电流和电压测量、焦点选择、电源控制装置、保护电路、散热装置等组成,如图 3-16 所示。

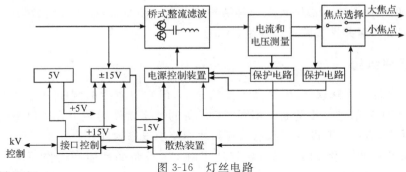

图 3-16 灯丝电路

18. 旋转阳极

旋转阳极由电源、整流、滤波、旋转板、CT 球管、管电压控制等组成,如图 3-17 所示。

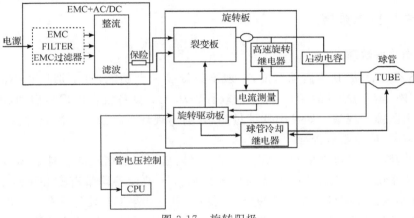

图 3-17 旋转阳极

19. 内部供电系统

电源交流经过整流、滤波后变为直流,再经过滤波后逆变给高压系统。低压电源供给旋转阳极的旋转、球管灯丝加热、管电压控制等,如图 3-18 所示。

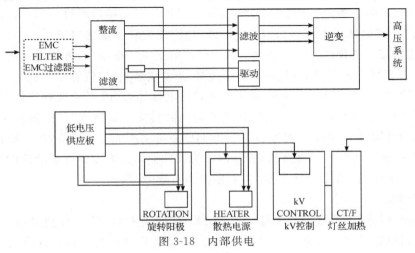

图 3-18 内部供电

第四节　常见的故障与维修

CT 设备的故障种类和故障现象与其结构特点有直接关系,如环形伪影为往复式 CT 设备所特有。本节只对共性故障进行介绍。

一、用软件维修

利用 CT 设备的维修软件,可提高维修的效率,但它对故障的判断只是大概的,不十分准确,还需维修工程师进一步判断。不同 CT 设备的维修软件的使用方法也不同,需要仔细阅读使用说明书,有些 CT 设备还需输入密码才能使用维修软件。

详细地阅读说明书及故障代码可更好地了解 CT 设备的性能和工作原理,对故障分析有很大帮助。通过故障代码可大致判断故障所在。各 CT 设备的故障代码不相同,有的设备可能不提供代码的解释,需要工程师在工作中不断了解、摸索、总结故障代码的含义。

二、计算机故障维修

(一)应用软件故障

CT 设备不能启动,缺少启动功能,一般不只缺少一个功能,极个别只有小的功能缺少(这时不好判断是否为软件故障)。如校准软件损坏,CT 设备就会出现能启动,但不能扫描或扫描后不出图像的现象。如校准软件过期,就会出现环形伪影。校准软件破坏可用备份的校准软件恢复,或重新做校准。

系统软件破坏可通过重新安装系统恢复。因硬盘损坏而造成的软件破坏,须将硬盘格式化后再重装系统。重装系统的方法与计算机相似,CT 设备均带有安装系统的光盘或软盘,可以恢复系统。如果硬盘损坏严重则需更换硬盘。如果 CT 设备只有一个硬盘,则所有图像及校准软件均丢失,所以重装系统要慎重,应在完全排除其他系统故障后,确认是软件损坏时才能重装。

(二)硬件故障

电源故障较多,主板故障较少,多为计算机内外围设备的接口板故障(如 X 线机接口、阵列处理器接口、图像显示系统接口、DAS 接口、扫描架旋转系统接口等)。这些接口板的故障,使计算机与接口管理的外围设备之间的通信中断或不完全中断,外围设备的功能受到影响。如果 X 线机接口故障,则可使计算机不能控制 X 线曝光(X 线管不曝光)。如果阵列处理器接口故障,则可使计算机不能控制阵列处理器处理图像(阵列处理器不处理图像)。如果扫描架旋转系统接口故障,则可使计算机不能控制扫描架旋转(扫描架不旋转)。这类故障易被误诊为外围设备故障,应特别注意。如 GE 公司生产的 CT 设备,计算机内辅助台接口板损坏,开机输入年月日前就死机,容易误诊为软件损坏。可以将怀疑故障的接口板插到相同型号正常工作的 CT 设备上测试,以判断是否有故障。

1. 电源故障

其现象是计算机不能启动或死机。如 MAX 640 CT 扫描,低 mA 挡时正常,高 mA 挡时经常死机,且越来越频繁,毫安表指示正常,过一会儿自动恢复。检查计算机的电路板未发现异常，又检查+5V电源的输入是97V(正常值为100~120V)，将其调整到102V后，CT设备扫描高mA挡时也正常。当CT设备电源的输入电压低于97V，扫描低mA挡时CT设备勉强能工作；当扫描高mA挡时，输入电压降到93V，致使CT设备计算机死机。

2.硬盘部分扇区损坏故障

其表现为软件功能不全，不能存储图像。如岛津4500 CT开机后显示"From SCP power up failed"，计算机不能进入自检程序，经检查是一块硬盘损坏。又如GE prospee AI开机后系统自检报HINV和NPR错，重装系统后正常。不久又出现同样现象，有时也报RAWDATA DISK错，重装系统后正常。根据有时报RAWDATA DISK错，判断RAWDATA硬盘有坏扇区，更换硬盘后，故障再没出现。

3.计算机硬件电路板损坏

其现象是CT设备不能启动。GE公司生产的CT/i系统主机不能正常启动，并且两个监视器一直都是黑屏。CT/i系统的主机是Octane工作站，重新启动此工作站，在自检时发现LED BAR从黄色变成红色(正常工作状态为黄色)。因自检没通过，故考虑可能是硬件故障。打开主机取出主板，物理上观察没有问题。把第一组内存取下，把后一组的内存换到第一组，重新开机发现CT设备可以启动，由此判定第一组内存有问题。更换新的内存后，系统恢复正常。

计算机硬件电路板损坏也有特殊的表现，如GE公司生产的CT，开机进入系统界面时报有3个文件没找到，容易误诊为软件损坏，其实是计算机快速处理单元(FPU板)损坏。

4.计算机内外围设备的接口板损坏

其故障现象类同软件故障。如GE公司生产的CT的计算机内辅助台接口板损坏，开机输入年月日前就死机，容易误诊为软件故障。

三、计算机外围设备故障的维修

有的CT在DAS和计算机或控制台之间用光缆通信，当光缆出现断点(外观正常，内部不能导光)也出现通信故障。如GE LIGHTSPEED QX/i CT，开机可预热曝光，但不能正常扫描，报"Scanner hardware stopped scan"，经查是DAS和计算机之间的传输光纤中部有断点，更换光纤后正常。计算机和外围设备通信电缆接触不良，也可能出现相应设备的不工作。

CT外围设备有故障时(非计算机内)，可使主机不能进入正常的开机画面，故障假象是计算机故障或软件故障，这类故障不能进一步由软件检测，也不能报错，很容易误导工程师，要引起注意。如东芝300S CT在扫描架处于维修状态时，开机不能正常进入系统。

当读取的原始数据有问题时，可以表现为计算机死机，重启后往往仍死机，需将硬盘内损坏的原始数据删除才可以消除故障。如东芝600S CT开机正常，不死机，但调用图像或登记患者时，不到1min就死机，死机之前磁盘灯闪，怀疑有一组损坏的原始数据在磁盘内。将磁盘原始数据区和显示数据区重新分配后，CT设备所有的图像和原始数据全部丢失，但CT设备恢复正常。

四、阵列处理器、图像显示系统故障的维修

(一)阵列处理器故障

阵列处理器的功能是完成图像由原始数据到显示数据的转化过程。其故障可用硬盘内

以往正常的原始数据重建来判定。当显示系统良好时，如果重建出来的图像正常，则说明阵列处理器正常，故障应该在其他系统。

1. 电路板故障

电路板的线路复杂，诊断其故障的主要方法是测量电路板和软件诊断。阵列处理器的电路板损坏，可出现无图像或图像出现扇形异常、伪影、变形等。阵列处理器的电路板损坏时，会出现相应的故障代码。如西门子 DR-H CT，扫描正常，并能显示图像，但在图像存储时出错，报出的故障代码是"US0055 ERR from BSP-11"（BSP 为阵列处理器），运行检测程序 MAC57，在 BSP/MON/P3 时出错，更换 G4026 的 D21 板后 CT 设备恢复正常。再如东芝 Asteion/VR 4 排螺旋 CT，出现栅栏状伪影，图像不能重建并且死机，伪影位置不固定，利用原始数据对这些层面进行重建，伪影不出现在固定层面。屏幕没有错误信息提示，偶尔报出的故障代码是"Error in recon-process"。先后更换了 4 块重建板，才消除了故障。

2. 阵列处理器的电路板接触不良或由灰尘引起的故障

阵列处理器的电路板不能正常工作。东芝 70A CT 扫描后出图像基本良好（伪影较以前略重），但图像顺时针或逆时针旋转 10°左右，屏幕没有错误信息提示。将阵列处理器的电路板取出，清除灰尘并清洁电路板的插口后 CT 设备正常。

3. 阵列处理器的电源故障

阵列处理器的电源容量大（一旦发生故障很难找到合适的配件），故障率高，发生故障时整个阵列处理器断电，容易排除故障。

4. 阵列处理器和计算机之间的通信接口及接线故障

表现为阵列处理器和计算机之间的通信中断，对于完全中断的故障相对好判断；但是对于不完全中断的故障，由于阵列处理器还工作，只是缺少部分功能，因此需要反复分析才能判断。

5. 由检测电源电压的监测电路板引起的停机

因阵列处理器的电路板较多，需要各种不同的电压，供电电压复杂，有的 CT 设备为此设置了电压的监测电路板，监测电路板对供电电压进行跟踪扫描，一旦某一电压值超出了规定的范围，即切断阵列处理器的供电。如西门子系列部分产品的阵列处理器内有一块电路板，其上有许多指示灯不停地闪烁，一旦某一电压值超出了其规定的范围，阵列处理器就停电。

6. 由阵列处理器的温度传感器引起的停机

由于阵列处理器产热大，因此风扇较多。一旦风扇停转或进风口堵塞，阵列处理器的温度升高，温度传感器将切断阵列处理器的供电，保护阵列处理器的电路板。

7. 原始数据损坏导致阵列处理器死机

当采集的原始数据有问题时，阵列处理器可死机。重新开机后仍可能死机。此时需将硬盘内损坏的原始数据删除，才可排除故障。部分 GE 产的 CT 经常出现这种故障，表现为开机后阵列处理器的工作指示灯不停地闪烁，CPU 马上死机（有的 CT 设备阵列处理器的工作指示灯只闪烁一两下，需仔细观察才能看到）。

8. 阵列处理器故障引起的环状伪影

这种情况和 DAS 系统故障相似，容易误导工程师。如西门子 HIQ CT 扫描时出现环状伪影，全面检查 DAS 系统无问题，最后更换 SMI（阵列处理器）的一块电路板，CT 设备恢复正常。

9. 类似微机故障

目前,许多 CT 设备采用一台微机代替阵列处理器专门处理图像,其故障和一般微机故障相似,如死机,软件损坏,硬盘、CPU、内存发生故障等。

(二)图像显示系统故障

图像显示系统的功能是将数字信号转变成模拟信号后供给显示器。在判断图像显示系统是否有故障时,可从硬盘内调一幅以往的良好图像来显示。判断图像显示系统具体哪块电路板损坏的方法主要是靠换电路板来实现。

1. 电源故障

故障发生时整个图像显示系统没电,显示屏上无图像,容易排除故障。如西门子 Somatom CT 开机后屏幕无显示,偶尔正常显示下,开启控制台 DMC,显示卡自检通过后,文本屏幕上显示 TM2000K。该故障反复出现,但重启后恢复正常,直至现在开机后屏幕无显示。检修中发现 5V 电源输出为 5.32V,正常,但至显示卡背板后仅为 4.72V。由于两者间仅通过保险管 F8,故把保险管旋紧后,背板电压升至 4.95V,再开机后设备恢复正常。

图像显示系统和计算机之间的接口及通信电缆线损坏或接触不良,显示器上出现伪影或无图像,CT 设备可报错。

2. 图像显示系统控制板故障

其现象是不能显示图像,或显示的图像很乱、不清晰。如西门子 DR-3 CT 在调图像时显示器上半部分显示为头颅的枕部,显示器下半部分又显示一个头颅的枕部。将 BSP 内的 D12 板更换后,显示正常。

3. 图像显示系统存储器故障

其现象是显示的图像上有点状亮点、暗点或横竖线。如 GE CT 调图像时有时出现横线,关机后将图像显示系统存储器的电路板重新插紧后,故障排除。

4. 图像显示系统和显示器之间的信号线损坏或接触不良,其显示屏上无图像或伪影,但 CT 设备不报错。

现在多数 CT 设备用显卡代替以往的图像显示系统,故障明显减少。

五、数据采集系统故障的维修

数据采集系统(DAS)的功能是将穿过人体的不均匀 X 线信号转变成电信号,并将其数字化后送给计算机。判定是否为 DAS 故障时,可以用硬盘内以往好的原始数据重建图像;如果重建的图像好,说明阵列处理器及显示系统均正常,基本上就是 DAS 故障。检测 DAS 故障时要充分利用数据采集系统的测量软件,获得大量的数据,这些数据可以帮助分析具体的故障部位。

DAS 故障最常引起的是环状伪影。环状伪影可由探测器至中央计算机的通信故障、探测器漂移、光谱改变、数据采集系统的电压超差或波纹过大、X 线输出量不足、X 线管和探测器的匹配位置调整不当、准直器内有异物进入、内部的滤波片损坏或体模校准数据不准、阵列处理器中电路板或电源不正常等原因引起。环状伪影可以是单环状也可以是多环状。体模校准数据不准时,环状伪影大多出现在图像的中心位置附近;单环伪影多由通道放大板或探测器产生;每道环形间距 0.8cm,多由 A/D 板引起;多环伪影集中在图像的中心部分,表明 X 线管输出量不足;整个图像上都有环状伪影,特别是 10mm 层厚扫描时更严重,多为 X

线管位置偏移所致。探测器某个单元或某几个单元损坏，或者连接探测器与滤波放大板的软电缆故障，也可出现环状伪影；准直器被划伤或污染时，可出现黑白成对的环状伪影；补偿器出现裂纹时，可出现环形内外密度稍高的伪影；当某些电路板有问题时，也可出现环状伪影；准直器位置不正常，挡住部分 X 线时，图像分辨力降低，外围出现高亮度圆环形伪影；探测器一端地线接触不良时，可引起探测器左、右两边的氙气电离室内形成不同的电压差，致使探测器电离室达不到稳定的工作状态，数据收集不准确，出现多个同心圆环状伪影。如探测器的＋500V DC 电源故障时，可在扫描图像中出现多个同心圆环状伪影或间距不等的粗细黑条影；扫描架内通风散热条件不好，温度过高时，可出现粗细不等的高密度同心圆环状伪影。

(一)探测器及电路板故障

1. 探测器本身故障

①压力低(氙气)，如果氙气泄漏得快，需更换新品。如果氙气泄漏得慢，可以补充氙气。如东芝 70A CT 扫描较瘦患者时图像较好，但扫描较胖患者时图像较差，报 ERR82，经查压力表下降到红区，充氙气后恢复正常。②某一探测器坏，其出现单环、黑色或白色伪影，校准也不能消除这种现象。如东芝 TCT-300 CT 设备的扫描正常，kV 和 mAs 皆正常，但图像有白色的环形伪影，无法看清所扫描患者的轮廓。运行 CT 设备自身的故障检查程序的 DCA，发现 521 个通道的 Mean 和 sc 值都异常，再检查探测器的 DAS 的直流供应电压，皆正常，于是考虑探测器损坏，更换后进行水模扫描，图像良好。

2. 探测器小高压故障

其现象是无图像或只有图像的轮廓影，有的 CT 设备可以报错，可以用万用表直接测量小高压的输出电压(注意交流分量)。如西门子 HIQ CT 扫描无图像，查小高压输出仅为 0.5V，更换后恢复正常。

3. DAS 电源故障

轻微的故障采集数据偏差极大、图像紊乱或出现许多宽环，有时不出图像。①电源电缆线断裂(往复式 CT 的电缆反复盘绕过程中断裂)。如西门子 HIQ CT 扫描出 X 线一半(时多时少)就停，不出图像，报错误 004，反复检查 DAS 的电路板均正常，最后检查 DAS 电源输入缺一相(三相供电)，进一步检查是电源电缆线绕断，用 CT 设备的一根多余的地线代替后 CT 设备工作正常。②DAS 电源交流分量要求＜10mV，当交流分量过大时，数据积分处理不能使信号达到规定的电压值，时高时低，造成伪影。如 GE 9800 QUICK CT 扫描头部时，脑组织与颅骨相邻处可见杂乱的细条伪影，但脑组织图像良好，经查 DAS 的＋15V 电源直流分量为＋14.5V，交流分量为 1.35V。③DAS 电源电压复杂，有±5V、±15V 以及－6V等，有故障时更换较困难。

4. 参考通道(监视器)故障

很多 CT 设备的参考通道仅有一个探测器(固体)，也有与主探测器在一起的，这个通道损坏或积分板损坏，会引起图像时黑时白，CT 值不准。如东芝 300S CT 扫描后的图像一幅白一幅黑，CT 设备不报错，将参考通道更换后故障排除。

5. 积分板故障

其现象是出现单环伪影或明或暗，轻的可以通过校准消除，较重的则可用旁边通道代替或将此积分板移到边缘去，还可用软件封闭某一通道。某一积分板接触不良，可在其相应的位置上形成多个单环伪影,需将其重新插紧,方可排除故障。如 GE9800 QUICK CT 扫描时报"DAS DATA COLLECT ERROR",经查是某一积分板上损坏了一个通道,换板后,恢复正常。再如 PICKER PQS 螺旋 CT 在定位像上有水平方向的伪影,轴位图像异常(用脑窗看颅内软组织一片漆黑,颅骨依稀可见)。分析故障现象,故障可能源于信号采集通道。该通道包括探测器模块、探测器母板和 VFSCC 板。逐一检查 10 块探测器模块,发现其中一模块上有烧灼的痕迹。仔细辨认,发现是一个小电容被烧毁。更换探测器模块后,扫描恢复正常。

6. ADC 板故障

其现象是出现宽环、多环或无图像。如西门子 DR-H CT 设备的工作正常,在预热机器后,图像出现粗大同心圆伪影,CT 设备自检不报错,关机后 5min 再开机正常,但尚未做完一个患者又出现同样现象,经查是一块 ADC 板的性能不稳,热机后出现故障,加散热风扇后恢复正常。

7. 控制板故障

其现象是 DAS 的检测数据紊乱(有规律的),不出图像。东芝 70A CT 扫描报 LOW DATA,不出图像,经查是 DAS 控制电路板损坏。

8. DAS 接口板故障

其现象是 DAS 和计算机网的通信中断,不完全中断时曝光不开始或不结束,采集不开始或不结束。如东芝 600S CT 扫描结束后 X 线管旋转阳极不能停止,持续旋转,报 FRU 接口错,表面看是 X 线系统故障,实际上是 DAS 接口板故障。

(二)DAS 传输线故障

1. DAS 和计算机传输线故障

往复式 CT 的 DAS 传输线反复旋转,多年后内部可出现断线,引起数据传输不准或丢失,使图像采集失败。检测时可用万用表一一测量通断。如东芝 TCT 300S CT 设备在图像上偶尔出现黑色斜线伪影,因为在检测 DAS 的静态数据时正常,检测动态数据出现异常,故判定数据传输电缆(50 芯电缆线)可能有故障。该电缆的一部分在机架内,跟随机架做旋转运动,另一部分延伸到机架外,并插接到机架左后侧的 CN305 插座上。用万用表的欧姆挡分别测试 50 根数据线的通断情况,测试时旋转扫描架,当机架旋转到一定角度时,测试发现 22 号线已经断开,将 50 芯电缆线中的一根地线改为 22 号数据线用,重新进行反复扫描,图像上再未出现斜线伪影。

2. DAS 的积分板和 ADC 板传输线故障

东芝 TCT 5008 全身 CT 扫描机扫描时图像有环形伪影,而且是一层有伪影,一层图像正常,如此交替出现。打开 DAS 盒,盒内有四路数据采集通道,发现固定四根数据电缆中的紧固螺丝有一组松动,紧固后,开机用标准水模做扫描试验,环形伪影消失,而后扫描患者,图板显示正常,故障排除。

3. 探测器和积分板之间的连接线接触不良

其现象是出现环状伪影,因其传输的信号极低,故接触不好即引起故障,不能轻易拔出这些引线,拔出移动后应校准才行。如西门子 HIQ CT 于检修中动了探测器的输出线,复原后扫描头正常,扫描腰椎出现环形伪影,一般的空气校准不能消除,需做水模校准才能消除。

又如西门子 HIQ CT 做 TOP 平片时不出图像,高频声音短促(X 线)报 US0095;MO-

NITOR TOU LOW,做断层扫描时不出图像,有时图 CT 值偏±20HU,经查是 DAS 系统的一个扁平电缆因长期旋转,固定装置松动,与机壳摩擦而破皮,工作时有时短路入地,信号损失,时通时断,所以提示 MONITOR 值太低。

4. 探测系统地线接触不良

探测系统地线接触不良会引起干扰伪影,因 DAS 在旋转部分且信号又低,地线不好对其影响较大。原因是螺旋 CT 地线碳刷接触不良或往复式 CT 地线在电缆盘绕过程中因常年盘绕而断线。

(三)外围设备故障

1. 旋转编码器(斑马纹尺)故障

有灰尘时采集脉冲少,数据量少,重建图像有伪影,有的类似放射状伪影,如一台东芝 70A CT 设备图像上出现放射状伪影,扫颅底时加重。经查是斑马纹尺有灰尘,清除后 CT 设备无伪影。

另如 PHILIPS Secura CT 设备,图有时会逆时针旋转 5°～30°,图像略有扭曲变形。导致图像变形及旋转的因素有 3 个:①采样启点丢失;②采样过程中单次采集信号丢失;③后处理不正常。用示波器监测编码器的输出信号,发现信号不连贯。检查机械上编码器的驱动皮带,有磨损现象,这导致皮带打滑,使编码器输出不连贯,出现图像旋转。换上新皮带,一切正常。

2. 探测器温度系统控制故障

探测器有恒温控制器,当探测器温度异常时(探测器预热时间不够),扫描后的图像有很多环形伪影。

六、扫描架、床机械运动系统故障的维修

(一)扫描架旋转系统故障

1. 机械运动故障

(1)旋转皮带断裂松动,引起不能旋转、转速低或旋转不均匀等故障。如东软 SCT3000 CT 在旋转扫描时,机架内发出剧烈的"咔嗒"声,原因在于机架内连接转动轮的皮带松动。解决方法是调整旋转齿轮的位置,使皮带紧凑,不松动打滑。

(2)旋转电机变速器因缺油、损坏等噪音加大,振动,转速不均。

(3)旋转电缆线松脱卡死引起机械制动。如东芝 700S CT 扫描架的旋转电缆线松脱卡死,不能旋转,将松脱的电缆线回纳到电缆槽内后,CT 设备旋转正常。

(4)扫描架机架缺油(润滑油),会引起旋转阻力加大,噪音大,转速不均,CT 设备报错。旋转阻力过大,将使旋转电机电流过大,空气开关跳闸保护。

2. 供电驱动故障

(1)扫描架旋转系统电源故障:如 MAX640 CT 设备在扫描时中止,显示错误代码:"ER-124 TGPSCANF AIL 000A000"及"ER-121 GANTRY FAIL 00040000"。错误代码表明机架旋转速度不正常。利用手动开关转动机架,发现机架转速明显偏慢,转动几下即被系统保护刹车。测量 TGP 板上速度输出电压 7.5V 及编码器反馈电压 6.8V 均在正常范围内,而 100V 交流供电电压仅为 90V 左右。由于 100V 电压由稳压器输出,检测后发现稳压

器自动稳压失败,修复稳压器后电压升为 98V,开机后 CT 设备恢复正常。

又如 Sensation 16 CT 设备开机后,机架上除心电监护面板上两个小数点亮外,其他显示均不亮,但机架内能听到风扇工作声音,操作主台、副台均能工作,两显示器显示正常。查看错误报告,Eventlog 中错误提示 E-CT-MCU-3017。打开机架前盖,发现机架内电源分配盒 D540 板 DPU 状态灯指示异常,正常为 6 只绿色发光二极管亮,现有 3 只灭,相应的 3.3V、+5.75V、−5.7V 电源指示灯灭,先检查并插紧电源滑环轨道连接 E420/X2,并检查电机碳刷完好;再检查 XRCAC/DC 逆变压器 E606,发现 48V 电源消失,故下一级的 DPU 板不能正常产生各种分控电源,而该 48V 电源是由 E606 产生的,更换电源 E606 后,CT 设备恢复正常。

(2)电机故障:电机碳刷常会接触不良(碳刷属于消耗品,要定期检测,勤更换);电机线圈也常出现断、短路故障。如西门子 HIQ CT 扫描中断,报旋转出错,经查电机碳刷磨损的碳粉导致电机内部线圈短路,将线圈短路的部分重新烤漆后,CT 设备工作正常。

(3)驱动板故障:速度快慢不均,有伪影,报错。如西门子 HIQ CT 扫描中断,报旋转错,经查扫描速度快慢不均(CW 较轻,CCW 较重),反复调整驱动板的电位器无效。用相同型号的正常 CT 设备测试该电路板,发现该板有故障。

驱动板调整不好也可引起故障。如西门子 HIQ CT 驱动板上的 ng 电位器调整不好,会出现图像质量较差,RESET 复位后,报出的错误代码为"XP pul too long",将 ng 电位器回位后,CT 设备工作正常。

(4)旋转锁止故障:其现象是扫描架固定不好。扫描架的刹车是靠电机制动的,电机的锁止器不好会使扫描架固定不住,但一般不影响扫描。

(5)扫描架旋转系统的电路板故障:扫描架旋转系统的电路板上面有各种电位器,需根据情况现场调整,故未调好的电路板也会报错。

3. 旋转控制故障

(1)旋转控制系统主板故障:旋转控制系统的主板和 CT 设备主计算机进行通信对话,当旋转系统主板有问题时,整个旋转系统全部处于瘫痪状态,故障一般较重,较易判断,这时也不应排除计算机内和旋转系统的接口板损坏的可能性。

(2)旋转控制板故障:旋转功能丧失。东芝 300S CT 扫描中不转,报 F4 错误,重新开机,故障依旧,利用病床开关进行 X 线管自动复位失败,经查是 rotate cont 板故障和 serro pack 板故障。

(3)旋转编码器光栅测速故障:缺曝光脉冲,内报旋转速度不对。如西门子 AR-C CT 设备,开机扫描架旋转两圈停,报"0718 MUX-ERROR"错误代码,指示旋转错误,将旋转编码器(光栅孔)清洁后故障排除。

又如西门子 DR3 CT,如旋转编码器光栅计数不够,曝光结束时扫描架旋转应减速,但却突然刹车,报"CN102"错误代码,能出图像,但下次扫描不能进行,RESET 后,故障排除。

(4)旋转电机测速线圈故障:速度不均匀失控(一般加快)。如西门子 HIQ CT 在检修时,旋转扫描架速度突然加快到无法控制的程度(毛车),维修人员及时切断电机的电源才未造成事故,经查是检修中不小心碰掉了电机测速线圈的接线而引起的。

(5)旋转限位开关故障:其现象是扫描架不能旋转,如东芝 70A CT 设备,扫描架不旋转,手动控制也不旋转,经查是限位开关失灵,扫描架旋转过位所致。

（6）保护开关故障：扫描架面板开门保护开关误动作，摆角受限。扫描架面板开门保护开关的作用是开门时不允许扫描架旋转。当此开关损坏时，扫描架面板门虽没打开，但程序误认为门已开而不让扫描架旋转。

（7）旋转曝光启始位置错误：不能启动曝光。GE CT 曝光启始脉冲有三个，须完全同步才能启动 X 线的产生，如不同步则 CT 设备报曝光启始信号错误，不能扫描。

又如 Elscint CT 在扫描过程中，突然出现 X 线时有时无，而后扫描准备也不能正常进行，升压训练 X 线管也不行。在加速进行高速旋转扫描时经常中断，出现紧急制动，屏幕显示扫描报警：scan not ready。打开 CT 设备后盖，用手控盒将扫描架停在零参考位，此时红绿灯应均亮、主控制台进入 ZMCU 维修模式，再进入 Motion meau 及 Rotation meau，查看此时编码器的参考值发现其读数不对（正常时应为＞18750 或＜20）。调整和紧固后，故障排除。

（8）扫描启始计数开关损坏：常闭开关松开后延时闭合，引起旋转过位。如西门子 HIQ CT 的扫描启始计数开关损坏（延时闭合），在扫描时，扫描架能旋转，曝光也正常，DAS 系统也采集数据，但当结束曝光时减速刹车不减速，CT 设备扫描架旋转过位，危害很大（有可能因强烈的震动损坏 X 线管或其他设备）。

（二）扫描架摆角故障

1. 摆角电机故障

摆角不能进行，如 PICKER-IQ 机做腰椎扫描时，扫描架倾斜到 15°时，扫描架卡位，正负方向都不能运行，经查由于地面不平，当扫描架倾斜超过一定角度后，重心发生改变，出现震动，造成两个摆角电机不同步，出现扫描架保护。

2. 摆角检测故障

角度不对时，不能拉定位片（因不在 0°）或不能扫描（设计好的角度与实际角度不一致）。如东芝 70A CT 监视器显示角度为 −45°，而实际是 0°，床旁显示正常，手动给角度正常，扫描报"ER70 TILT ANGLE SETTING ERROR"，经查是控制台内的 U7 板的一块 74LS240 集成块损坏。

3. 摆角电机机械转动故障

PHILIPS Secura CT 在 scan control 侧控制机架打角度，回至 0°角时经常发生过冲约 0.5°，然后再控制机架打角度能回到 0°位置。经查是电机的丝杠螺杆磨损严重，机械传动间隙加大所致。

（三）床水平运动故障

1. 床水平运动电机驱动板损坏

其表现为不能进行床水平运动。如西门子 AR-C CT 床水平运动不能进行，经查是床水平运动驱动板（D35 板）故障，更换 D35 板后 CT 设备运行一切正常。

2. 床水平运动电机损坏

其表现为不能进行床水平运动。床水平电机本身损坏情况较少发生，床水平运动不能进行多为水平移动机械性受阻所致（链条等）。

3. 床水平运动电机水平位置检测损坏

水平位置检测损坏，水平位置显示不对，不能扫描。另外，在做定位像时，X 线产生需要由床轴编码器送来的编码脉冲作为 X 线基本触发信号。故障时扫定位像不曝光。

如东芝 4008 CT 的 X 线发生正常，可做定位片和扫描计划，但计划后所扫出的图像位置发生错位，经查发现床面回到原始位置时显示不归零，编码器性能变坏，将编码器的发光二极管增大发射功率（调电阻）后 CT 设备一切正常。

又如岛津 SCT-4800TE 在做 CT 定位扫描时，床向外运动正常，但无 X 线发生，CT 定位像不能显示。字符显示屏上有提示符"waiting for bed moving..."，同时产生报警声，但正常 CT 扫描图像正常。因 CT 断层图像正常，故怀疑扫描架与扫描床之间的床轴编码器或床控制板损坏。经查床编码器正常，更换床控制板，试机扫描定位像可以显示，恢复正常。

4. 水平运动电机转动间隙大

现象是水平位置不准，不能扫描。如西门子 AR-C CT 床水平电机轴松动，走床时有误差（从 1600mm 回来时未回到 0mm，只回到 5mm 的位置），不允许扫描，电机轴紧固后 CT 设备正常。

5. 水平前后限位开关损坏

扫描床到极限位后不限位或不能扫描（后限位压合 CT 设备认为不在扫描位置）或不能拉片，或床不能水平移动。如部分 GE CT 的床，开机后无论按前进键还是后退键，床均后退到后限位开关，确认后才能受控，如果后限位开关损坏的话，未后退到床尾部就再也不动了。

6. 计算机控制系统引起的扫描床工作不正常

有的 CT 设备扫描时床不能水平移动，但手动正常。这不是床本身的故障，而是 CT 设备计算机控制系统的问题。

（四）床垂直运动故障

1. 垂直运动电机故障

床不能升降，故障不难判断，但要区别驱动板或控制板的故障。如一台西门子 CT 在工作过程中，病床不能升降而其他功能正常，当时病床处于第一高度和第二高度（最大高度）之间，因有患者等待检查，故没有停机检修，大约过十多分钟，扫描间可闻到焦煳气味。此次故障以前，在开机复位后或工作中，病床在没有人操作的情况下偶尔出现自动下降，有时降到第一高度，有时降到最低。经查是一开始降床键随机出现接通，在床下降过程中电机供电保险丝熔断，升降电机励磁绕组失去正常工作电压而停转，但病床并没有到达限定位置，降床接触器持续工作，运行绕组持续通电导致电机发热，引发以上故障。

又如飞利浦双排螺旋 CT 设备扫描结束，降床时发出"咯吱"异常声响，且降床速度减慢。该床的升降是由电机控制的，降床时发出"咯吱"异常声响，但床能下降，分析可能是由于升降床刹车磁锁不能释放，造成降床时传动轴不能正常运动，经测量降床刹车磁锁无电压。最后更换 PTU 控制板，降床时异常声响消失。

2. 床升降液压泵及电磁阀故障

有的床升降采用液压泵，泵损坏时床不能升，只能降（降床只用电磁阀）。这种床如果电磁阀关闭不严，会出现床面缓慢下降的故障，平时一般不能发现，因此当由于故障长时间停机时，要将床面板退到床尾。如东芝 70A CT 因故停机，未将床面板退到床尾，此时床面板探到扫描架内，一周后，CT 设备配件到来，打开扫描间门，见床高度下降很多，床面板由于前端探到扫描架内，后端被高高地翘起，床面板损坏。

3. 床高度检测器损坏

高度显示不准,不能进床(高度不够),当床高度太低时,CT设备摆角受限。

4. 床防夹(患者)保护损坏

床下有防夹开关,如损坏或误操作不能降床。如东芝70A CT床只能升不能降,经查是床下防夹开关误操作所致。

5. 床垂直升降限位损坏

到极限位后不停机或上下运动之一不能进行。

6. 床旁紧急停开关故障

床及扫描架不能运动,表现为机械故障。如一台GE Hispeed CT/i于启动电源后,各系统通信正常,但床前后及上下均不能动作。按扫描架的RESET按钮,不能恢复正常。将床侧面板打开,将其JUMPER开关转换到维修状态时,床控正常。进一步检查发现床两侧的线样保护触摸开关故障,找到断点并焊接好后CT设备正常。

(五)补偿器故障

补偿器的功能是吸收低能射线,使穿过补偿器和人体的透射线束的能量达到均匀硬化分布。补偿器故障如下:

1. 电机损坏

这种情况比较少见。故障时补偿器不动。

2. 控制电路问题

这种情况也比较少见。故障时补偿器不动。

3. 补偿器本身损坏

补偿器有裂痕或运动不到位均有伪影,不能曝光。如PICKER PQ5000A螺旋CT运行后图像出现单环伪影,环密度偏低,位置不变,类似未校准的图像,校准后可消除,不久又出现,且随kV、mA增加而加重,CT设备不报错。对DAS用诊断程序检查正常(不出线),手动打开补偿器滤过器发现其中央有裂痕(随时间的推移逐渐变大)。

4. 检测开关损坏

误运动(机械或光电开关有灰尘)。这种情况比较多见,表现为只能扫头或只能扫体,且MOVE灯亮或报超时,选择补偿器(选择头或选择体)时,在X线管侧可见到补偿器运动,但找不到所要找的位置。

5. 检测开关位置偏差

可造成补偿器运动的位置偏差,出现CT值偏差并伴有伪影。

6. 供电电源有问题或供电线路有问题

往复式CT补偿器通过盘绕电缆输入供电,电缆长期盘绕有可能断裂。根据电缆断裂的不同可有不同的表现(没电、时有时无)。

7. 补偿器的控制传输电缆断裂

故障时补偿器不动,CT设备报错。

(六)准直器故障

准直器故障主要有以下几种:

1. 前准直器功能故障

一般 CT 前准直器决定层厚,防散射线。多排 CT 的前准直器,只起防散射线的作用。发生故障时可有:①层厚不准,表现为扫描图有环形伪影,CT 值偏差。②不能选择层厚,只能扫某一层厚的图像,在选择完层厚后 CT 设备等待超时,或 CT 设备上的 MOVE 指示灯常亮不灭。

2. 后准直器功能故障

后准直器是防散射线的,当其较前准直器窄时也出现伪影。后准直器可协助探测器完成控制层厚的任务(多排 CT)。

在扫描架内有测试准直器的开关(有的 CT 设备在扫描架外面有开关),可检测准直器光栅的运动是否到位或停止。CT 设备配有层厚检测卡,用于检测不同层厚的尺寸是否准确。

(1)准直器的固定螺丝松动:可引起层厚不准、伪影、摆角后加重。如一台西门子 DR3 CT 扫描头部时多正常,扫描腰椎时前几个椎体多正常,至第五腰椎时图像有环形伪影。CT 设备不报错。经查为准直器的固定螺丝松动,扫描第五腰椎时扫描架给的角度较大,因重力作用倾斜的准直器和探测器不能对齐出现伪影。平时扫描架 0°时,准直器不倾斜和探测器能对齐,扫描多正常。

(2)检测开关损坏或误动作:光电开关(机械开关)有灰尘可以引起故障,需要清洁。如一台 GE Hispeed CT/i 偶尔出现 CT 值偏差并伴有伪影,之后越来越频繁,经查是层厚联动装置松动,与实际的位置不符,X 线受阻造成 CT 值偏差。

又如 GE SYTEC 30001 CT 设备扫描需要改变层厚时按 START 键,开始曝光,指示键 Status 亮,故障显示:ER-100 Aperture Error,重新按 SET 键,扫描正常。打开 Gantry 前盖以及准直器外壳,发现准直器不复位,光敏耦合器有灰尘,清理后故障消除。准直器转动位置是通过圆片和光敏耦合器的相对位置来控制的,由于光敏耦合器有灰尘,致使光敏探测发出故障信号。

(3)准直器的链条、皮带故障:如西门子 DR3 CT 一般扫描正常,如果选 2mm 的层厚,报错 24,CT 设备不能扫描,之后再选其他层厚时,CT 设备也不能扫描。经查,是带动链条的齿轮(检测电位器)顶丝松动,造成层厚偏差,准直器虽已完全关闭,但检测电位器仍认为未达到 2mm 的层厚,电机不停直到卡死固定,之后再选其他层厚时,电机虽然反向得电,但带不动链条。需手动协助电机回位,将层厚调整准确。固定顶丝后,CT 设备正常。

(4)准直器的电机故障:这种情况比较少见,故障时准直器不动。

(5)供电电源故障,准直器的供电电缆线断:往复式 CT 通过盘绕电缆输入供电,电缆长期盘绕有可能断裂。根据电缆断裂的不同可有不同的表现(没电或时有时无)。

(6)准直器的控制电路:这种情况比较少见。故障时准直器不动,CT 设备报错。如岛津 SCT-7000TH CT 设备偶尔出现数据重建错误,一周后故障的频繁出现,且显示故障代码 "COLLIMATOR ERROR"。随着故障的频繁发生,定位像扫描异常中断,图像不完整,程序自动返回起始状态;在横断层扫描中,当层厚由厚层向薄层转换时(层厚由 10mm 向 1mm、5mm 转换),扫描程序中断,并显示准直器系统故障。进一步检查发现 X 线控制箱内 XG CONT BOARD 板上集成运放 M99 的 OUTB 脚对地不完全短路。

(7)准直器的控制传输电缆线断:故障时准直器不动,CT 设备报错。

(七)扫描场故障(有的机型)

扫描场的作用是切换头体选择,为在小部位(头)时使用更多的探测器,需将 X 线管向前靠近头的方向移动,增加使用探测器数量。故障时大小场不能切换,只能扫描其中的某一种场,有的 CT 设备有小、中、大场(分别扫不同大小的人体部位,如头、肺、肝),故障时只能扫某场中的部位,这时在选择某一扫描场后,CT 设备超时,MOVE 灯常亮不灭,打开扫描架后可见 X 线管和探测器不沿切换大小场的方向移动(小场时 X 线管向靠近患者的方向移动,大场时 X 线管向远离患者的方向移动),一般在扫描架外有测试大小场运动的开关,供维修工程师使用,通过开关可变换大小场,大小场到位后指示灯亮。

(1)机械极限位开关损坏:如东芝 600S CT 只能扫描大场图像,选择头扫描时 CT 设备控制台上的 MOVE 灯常亮不灭,打开机架见电机不转,只能向大场方向移动,不能向小场方向移动,经查是小场极限开关误动作,按压一下后 CT 设备一切正常。

(2)光电检测开关损坏:有灰尘,需清洁。

(3)运动电机故障:不能转动(线圈或剖相电容有问题)。

(4)机械故障:刹车有故障转不动。机械故障,变速器、丝杠有问题均可导致大小场切换故障或出现运动噪音。如东芝 600S CT 扫描大场正常,选择小场时控制台上的 MOVE 灯长亮不灭,不能扫描。打开 CT 设备扫描架,可见 X 线管向小场运动时电缆不够长牵拉 X 线管,阻止了 X 线管向小场的运动。原因是本机前一天刚刚更换完 X 线管,在 X 线管及高压电缆固定时发生失误。

(5)供电电源或电缆问题:供电电源有问题或盘绕的供电电缆有断的地方。

七、滑环故障的维修

(一)高压电缆或滑环(供电)故障

(1)碳刷太短、接触不良:相应的供电单元出现问题。碳刷属于消耗品,要勤更换。如西门子 AR-C CT 的 Gantry 在正角度时,扫描时有中断,提示 Reset 扫描部分停转。Reset 成功后,不断出现上述现象。打开机架后盖发现滑环上有碳粉,用无水酒精擦拭滑环与碳刷(碳刷短),调整碳刷弹簧压力,开机试验 CT 设备运转正常。原因是当机架处于正角度时,金属滑环因重力向下,造成碳刷与滑环压力在运动时相对减少,可产生一定的接触电阻。

(2)滑环短路故障:碳粉引起短路及放电,需常清理滑环。如西门子 AR-C CT 报错 EX0718 不能扫描,故障提示逆变器的输入电压有问题,不在 $-5\% \sim +22\%$,经查发现 5 号(地)和 6 号滑环因碳粉过多引起短路造成逆变器输入(6 号和 7 号滑环)下降,清洁滑环后故障排除。

又如一台 GE Hispeed CT/i 刚开始扫描时,扫描架内发出"啪吱"一声响后,电源就全部断开。检查发现空气开关跳闸,滑环内的电源刷内侧因碳粉过多出现 550V。

(3)滑环本身问题:滑环磨损或其他原因引起接触不良。如 PHILIPS Secura CT 每次扫描完毕,STOP 按钮均处于不可点击状态,机架会持续旋转,但没有显示重建的图像,CT 设备处于死机状态,只能紧急停止并强行关机。静止下检测 TXS3 与 TXR3 之间的通信模拟传输都正常,表明碳刷滑环良好。为排除影响旋转的因素,又做了类似的检测,不同的是检测过程中顺时针转动机架旋转部分,发现机架转到某一角度时,立即有大量的报错信息产生,check 程序立即报告 Failed。打开滑环碳刷的罩壳,转到刚才报错的角度,发现滑环上有黏性不导电物质。清洁后 CT 设备恢复正常。

(4)供电滑环放电打火:可干扰 DAS 及通信信号,引起图像伪影、误动作等。

(5)检测滑环时要顺电机转动方向转动,不可反转。滑环上有高压电,要防止被电击。

(6)往复式 CT 高压电缆反复转动损伤,可引起芯线断路、短路及高压击穿,出现的故障和 X 线机电缆的相关故障相似,因其在旋转中出现问题,故其特点是时有时无,需一边手动转动扫描架,一边仔细测量,方能发现问题。

(二)扫描架内固定部分和旋转部分的通信故障

通信故障是指机架内旋转部分与 DAS、X 线系统与机架外固定部分的通信中断,不能曝光及采集原始数据,CT 设备一般报扫描探测系统故障。

(1)滑环通信故障:碳刷损坏,接触不良或短路。如 GE Hispeed CT/i 设备正常运转,在机架打角度后死机,提示"Hardware Error"。打开机架盖,将所有的接插件都检查一遍,同时检查限位开关,一切均正常。由于滑环到了保洁时间,于是开始做滑环的保洁工作。这时,发现有一根信号刷上磨下一串长长的粉末,刚好挂到了旁边另一根信号刷上。把这些磨下的粉末清理后,开机,故障解决。

又如 PLU54 螺旋 CT 设备扫描有伪影,碳刷长度小于 5mm,导致接触不良。该机的数据传输分测量数据传输和控制数据传输,分别由测量数据滑环和控制数据滑环经过各自相连的碳刷进行传输。正常情况下两组碳刷与滑环接触良好,但经过长期磨损,一旦碳刷长度小于 5mm,就会造成碳刷与滑环接触不良,部分数据丢失,图像经过重建后产生伪影,严重时机架还会不断地断电,要求 RESET 或者扫描不能进行,这时只要更换新的碳刷,CT 设备即可恢复正常。

(2)光电通信故障:有灰尘污染引起故障,光电转换电路也可有故障。以东芝Xvision/GX 螺旋 CT 为例,扫描时报数据采集错,重建后图像伪影较重,全面检查 DAS 未见异常,最后将重点放到 DAS 的光通信上(本机旋转与固定部分的信息传递包括控制信号和 DAS 数据信号,是光通信),将光通信部分彻底清洁一遍后再开机扫描,CT 设备正常。

(3)无线电(射频)通信故障:干扰重,无限发射线路可能有故障。如 GE Hispeed Nx/I CT 设备扫描过程中有时不出现图像或出现的图像质量不稳定,有偏差。用 CT 设备的SERVICE 菜单中的 DATA TRANSFER 进行数据传输测试,发现数据有缺失,因此,考虑将数据从 DAS 采集编码后直接送到 OC 进行处理(正常时 DAS 数据经过机架和滑环上的RF Transmitter 发射及 RF Receiver 接收,最后通过光纤传送到 OC 进行图像处理),有针对性地将光纤接口跳过 RF Receiver 直接连到 DTRF 发射板上,BY PASS 连接后固定机架,用 DATA TRANSFER 再测试后无错误,反复进行多次测试后,情况依旧,故判断可能是 RF Receiver 或 RF Transmitter 发生故障。更换 RF Transmitter 后 CT 设备一切正常。

八、X 线系统故障的维修

(一)X 线管故障

包括电缆线断引起风扇不转、旋转阳极不启动、油泵不工作、X 线管温度过高等故障。

(1)X 线管损坏:真空下降、灯丝断等(双灯丝可以换用),如一台岛津 3000 CT 使用中 X

线管大焦点损坏,将小焦点接入,调整 mA 后又使用近 1 万次曝光。

(2)高压绝缘油漏油:引起缺油、放电(某一点放电)。如一台 GE CT 扫描到特定的方位时,扫描曝光中断。打开扫描架见 X 线管旋转到某一高度时曝光中断(在此高度缺油,管内的高压线露出液面而放电)。又如一台东芝 70A CT 扫描中报 X 线错,打开扫描架,满地是油,原因是固定循环油管的绑线质量不好断裂,油管较长,旋转中油管刮到扫描架的固定部分,油管断裂。

(3)油循环故障:可出现油循环泵损坏、风扇损坏、供电电缆断裂、旋转停止、供电电源损坏等。如 GE Prospeed AI 螺旋 CT 在连续扫描患者过程中,CT 设备突然停止曝光,故障提示 X 线管过热,冷却一段时间后又能工作。反复多次。打开扫描架,见油循环泵不转,直接拆下油泵,通电检查,发现油泵转动时有异常响声,同时从油泵内喷出脏物,更换新油泵后 CT 设备正常。

(4)油循环油路堵塞:报油流错。如一台西门子 HIQ CT 经常于 RESET 时报错 con 437,油流速度太慢,打开扫描架可见 X 线管油流指示灯不闪烁(提示油不循环或很慢),用木棒轻轻震动油循环泵后,指示灯开始闪烁但较慢(油循环堵塞),可以扫描。

(5)X 线管温度过高的故障:如东芝 70A CT 刚开机正常,扫描多名患者后,X 线控制的 OVER HEAT 灯亮,指示过热,关机和 RESET 均无作用,等待 10 多分钟后 OVER HEAT 灯自动熄灭。但这时计算机的容量显示只有 78%(模拟的显示不是实测显示),实际上 X 线管烫手,X 线管的温度保护开关动作,OVER HEAT 灯亮。经查是因为扫描时 200mA 挡实际为 400mA(因图像差,维修工程师提高 mA),所以虽然计算机的容量显示只有 78%,但实际上容量已达到 100%。这个故障也说明,不当的维修可以再引起故障。

(6)X 线管旋转阳极故障:转子轴承、定子线圈、电缆线插头接触不良,电缆断(电缆盘绕),旋转阳极转速检测故障等。故障时 CT 设备报错,不曝光。如西门子 HIQ CT 扫描时报旋转速度太慢(RO Spee too low)。经查是 X 线管的旋转阳极接线(在扫描架内)插头接触不良,重插后正常。如西门子 AR-HP,拉定位片,时灵时不灵,有时一拉就停,能出部分图像,报错"EX 281C PREP TIMER ERR"表示阳极转速不对,将 X 线管测旋转速度的光缆头擦拭后 CT 运行正常。

(7)高压插头放电:因为工作量大,球管发热,凡士林融化漏出(如果插头加垫则不漏凡士林)。可于扫描时听到放电声,引起 X 线的过载灯亮,或图像荧光屏上放电时有干扰影。要定期检查更换高压插头处的凡士林。

(二)X 线控制及高压发生器故障

1.X 线本身故障:不曝光,无 X 线

(1)X 线机内和计算机接口部分故障:特点是手动曝光正常(一般 CT 均可手动曝光),计算机控制曝光不正常。

(2)控制部分故障:故障现象与一般 X 线机一样,检修也与一般 X 线机一样。

(3)高压初级直流电源及电容故障:因电压高易击穿短路。如一台西门子 AR-C CT 工作中 RESET 现象逐渐加重至不能工作。查 CT 设备自带的 REPORT 报告单,出错代码为"EM0102",提示 X 线直流电源或 X 线管高压电有问题。原因是直流电源的滤波电容漏电,CT 设备的 MASTER 板(D30)在规定的 0.6s 内监测电容两端的电压未达到规定值,报错"EM0102",同时提示 RESET。

（4）高压逆变器故障：逆变器损坏时四个大功率管子一起换。如西门子 AR-C CT 不能扫描，报错"EX0839"，提示逆变器故障，经查 Inverter 板损坏。

（5）高压发生器故障（与一般 X 线机相似）及检测故障：一台 GE 1800 CT 扫描时报阴极端 X 线高压超标，相应的指示灯亮，打开 X 线控制柜内的高压发生器，高压线圈及硅堆正常，测量高压检测电阻，阴阳极的阻值不一样，说明检测电阻损坏。

（6）旋转阳极控制部分故障引起 X 线管旋转阳极不转或转速不对。如西门子 HIQ CT 扫描时报阳极旋转过快错误（RO Spee too high），检查阳极电路发现其控制刹车的继电器接点接触不良，阳极不能刹车（本机是先启动到比正常高一点的速度，通过刹车达到正常速度后曝光），将接点打磨后正常。

（7）灯丝加热控制部分故障，加热异常，也不曝光。如一台东芝 Asteion/VR 亚秒螺旋CT 在扫描低条件（120kV、10mA、1s）时报"error in XG"（表示高压出错），用高条件（120kV、60mA、0.8s）时正常。经查是灯丝电流产生漂移，特别对小 mA 造成影响，造成 10mA 挡检测超标，调整灯丝加热电流后 CT 设备正常。

2. 外围设备控制故障

（1）螺旋 CT 通信故障：X 线管不能得到曝光控制信号曝光，指扫描架的固定部分和旋转部分的通信故障。根据通信方式的不同，原因可有碳刷、光电、射频等故障。

（2）扫描架旋转编码器（斑马尺）故障：灰尘污染时曝光脉冲少，瞬间无 mA，kV 相对高（空载），可以引起 X 线机报错：kV 高。如一台东芝 70A CT 出现如上故障，用示波器检查发现 X 线控制脉冲缺少时，kV 值变高；当连续缺少时，X 线 OVER 灯亮，沿信号源检查，发现是编码器斑马尺被灰尘污染，清洁后正常。

（3）DAS 接口板故障：X 线曝光信号是从 DAS 接口板传输给主机的。其故障可引起 X 线系统的异常。如东芝 600S CT 扫描时正常出线，但不出图像，报 FUR 错误，经查是因为 DAS 接口板损坏，当实际数据已采集结束时，接口板不发出采集结束的信号，而 X 线管旋转阳极仍转。所以有些看似 X 线的故障，其实是其他系统引起的。

（4）其他外围设备故障，也可引起 X 线系统不曝光。如阵列处理器或计算机本身故障未向 X 线管发出指令，可引起不曝光（但这时往往不能旋转）。扫描旋转启动位置错误，也不能启动 X 线系统曝光。

九、散热系统故障的维修

1. 检查风扇转动

扫描架、计算机、阵列处理器等均有风扇散热，损坏较多。

如东芝 Xpress/GX 螺旋 CT 设备开机工作时，控制台面板、图像监视器均无显示，所有操作系统均失灵。分析故障现象，故障可能出现在控制台直流 5V 电源部分。首先打开控制台前后挡板，用万用表直流挡测控制台直流电源，无 5V 输出。发现两只风扇其中一只不转，拆下不转的风扇维修，安装后加电试机，两只风扇运转正常。用万用表再测直流 5V 输出时，表头显示值为 4.99V，控制台面板、图像监视器工作恢复正常。在检修风扇时，发现风扇自体有控制电路，一般风扇是两根线，而它是三根线，其中一根为脉冲信号控制线，当开机工作时，风扇启动运转瞬间，脉冲信号加至电源控制电路上，此控制电路为双脉冲触发电路，两路脉冲信号则由两只风扇电路供给。只有当两只风扇同时运转情况下，控制电路才启动电源驱动器工作,直流 5V 电压正常输出。

又如东软 SCT3000 CT 在扫描停止后很久,旋转都无法停止,原因在于机架内计算机箱中给 CPU 散热的风扇无法正常工作。解决方法是到市场上购买一个风扇给 CPU 散热。

2. 冷水机故障

有的 CT 设备用冷水机给扫描架散热,冷水机发生故障停机引起扫描架内温度升高。如西门子 Somatom sensation 4 CT 设备扫描过程中出现参数不能装载,在操作界面的左下方有一小排文字提示"the temperature of the scanning system"(扫描系统机架内温度过高报警),并出现一个警告(扫描控制 10min 倒计时提示)"the scanning system will down in 10 min"(十几分钟后参数仍不能装载),CT 设备不能工作。退出重新开机故障现象没变。经分析应从机架温度太高查起,西门子 Somatom sensation 4 CT 设备使用的是水-空气冷却交换机系统(cooling system water/air)。经查其冷冻液泄漏,但还没有达到低压报警程度,低压保护还没工作,CT 设备没提示。但压缩机不能正常制冷,不能降低机架内温度。

3. 风扇过滤网被灰尘堵塞故障

如东芝 300S CT 扫描中,有时 X 线中断,早晨开机时好,接近中午时加重。X 线控制柜内的指示灯提示 Inverter 过热。原因是 Inverter 四个大功率管子的散热风扇被灰尘封堵,散热不好,X 线控制柜因接近中午时阳光强烈,而使 Inverter 温升加重。清理风扇后 CT 设备正常。

4. X 线管油箱风扇被灰尘封堵故障

X 线管的油循环冷却好坏直接关系到 X 线管的寿命长短。定期清理 X 线管油箱风扇的灰尘,可以保证 X 线管的散热良好。

5. CT 设备散热温度保护开关故障

假如在空调故障或其他原因引起 CT 设备整体温度过高时,此开关保护将使 CT 设备强行关机。如西门子 HIQ CT(24h 开机)白天正常,半夜停机。原因是北方冬天取暖供热于半夜后开始给热,CT 室是后改造的房间,暖气未拆除且数量又多,加上冬天空调的制冷效果又不好,使房间于半夜时温度过高,CT 设备强行关机。

6. 其他

有的 CT 设备的 X 线管油循环(往复式)在扫描架外面,需油管通过旋转系统泵出,注意油管和液面及外面的油循环泵是否工作等。

十、相机故障的维修

1. 多幅相机故障

(1)走片电机故障不供片,吸盘故障不抓片。

(2)荧光屏运动电机故障,不能带动荧光屏运动。

(3)荧光屏运动电机引线断裂接触不良(时断时接),引起照片中每幅图像的重叠,荧光屏运动时电机的运动声音像电机机械被卡死、受阻的声音。

(4)显示器故障:无图像、不同步、对比度小、密度差等。这类故障与一般的显示故障相同,检修也一样。

(5)主板故障:相机功能全部或大部分丧失,很多时候开机不能自检。

2. 激光相机故障

(1)主控制板故障,不能接收图像及供片。

(2)供片(吸片)故障:如柯达 160 激光相机在使用中经常出现卡片或不能吸片现象,报故障"7329"。开机观察,可以看到机械臂在下探胶片的过程中,胶片没有被吸住。检查吸盘无损坏或老化,检查真空泵,用手试有负压,但吸力太小。仔细观察发现压力传感器的插头接触不良,在机械臂传动过程中,碰到传感器连线,使压力传感器得到一个错误信号,使真空泵不能正常工作,导致胶片不能被吸住,工作一段时间后就会出现卡片。将压力传感器的线头和底座用胶封好,CT 设备运行良好。

(3)走片电机及控制电路故障:如柯达 DV8100 干式激光相机,胶片打印完毕,胶片图像发黑,仅能看到很淡一点图像,而且打印过程中,还出现卡片报警后死机。在此故障前,本机出现错误代码"P550,cleaningrecmd",详细描述为"The image is due for cleaning schedule a service call"。相机打印 1 万张胶片后,提示要进行预防性维护保养,以保证最佳设备性能,这个提示不会影响用户正常使用相机。打开后盖,压合保护开关,开机观察,自检完成后,打印测试,发现抓片机构吸盘提起一张胶片送入抓片区胶辊传送,胶片发生轻微歪斜,再送入曝光区传送胶辊,进入曝光区胶片位置不正常,胶片曝光完成后,胶片从曝光区向加热显影区传送中卡片,出现报警提示。此故障是由传片胶辊长期使用后被污染,搓片摩擦力不均匀造成的。保养胶辊的方法是用蘸有少许酒精的纱布反复擦拭几遍,干净后组装好 CT 设备,放入新胶片试机,胶片传动和胶片图像质量均正常,故障排除。

在使用过程中,要保持环境整洁,室内空气干净。前门空气过滤器和 CT 设备底部吸附器每季度清洁保养一次。传送胶辊每半年清洁保养一次。

(4)激光头损坏或光路问题:如柯达 8100 干式激光相机的激光模块包含一个功率为50MW、波长为 810nm 的固态激光二极管。由激光二极管发射出的激光束通过一系列棱镜准直聚焦后射到胶片的表面。在激光路径上还有一个可调的衰减镜,其作用是根据需求调节照射到胶片的最大激光能量值。故障时开机后自检无法通过。在检测到激光模块时提示错误代码"P602,Printer Error",后续的机械自检部分停止,提示在检测激光头时测得的激光能量值超出了设定的范围,用软件检测到激光值为 1560,该值低于 2500~4000 的允许范围。根据上面的分析考虑是棱镜脏了。拆开激光模块,用棉签蘸水轻微仔细擦拭每个棱镜。重新装上后,开机自检,发现该值已变为 3100,自检顺利通过。

(5)激光头扫描电机故障:故障较少。

(6)激光头的加热鼓故障:如柯达 DV8100 干式激光相机使用过程中出现故障代码"P551,Printer Error",加热鼓不升温导致图像不能打印。打开 CT 设备上盖,用手感觉加热鼓盖子表面微热(正常时加热鼓盖子表面温度很高是不允许用手触摸的),判明故障主要是加热控制电路故障或加热鼓破坏。打开 CT 设备后盖,用工具压下 CT 设备后边保护开关,测量加热鼓两个功率输入端,用万用表测电阻显示无穷大,说明加热鼓损坏。购买新加热鼓更换后故障排除。

(7)光密度检测器线路板损坏:如柯达 DV8100 干式激光相机,操作面板显示故障代码"P924 Printer error",详细描述为"The densito meter board failed its power up test, cycle power"。加电自检测试后判断光密度计板损坏。根据使用医生反映加热显影鼓上盖隔热材料脱落,随着胶片传动带进出片区;Densito meter 光密度检测器就安装在出片区传送辊胶下面,监测显影后胶片的密度,根据故障提示,打开出片区上面金属盖,拆下密度检测器线路板,仔细检查后发现光学检测器孔内有 5mm 大小脱落片挡住了部分光路。取掉杂物,擦干净光密度检测器光学屏面,安装后试机故障排除。

(8)有的激光相机有硬盘,能存储图像,是一台独立的微机,其有些故障与一般微机的故障相似。

十一、配电箱、操作台故障的维修

1. 配电箱故障

配电箱的作用是为 CT 设备供给各种电源。

(1)保险丝故障:保险丝烧断,其供电的回路无电流,需更换(先检查完有无其他问题后才换)。

(2)变压器故障:线圈烧断,引出线接触不良。

(3)继电器故障:线圈烧断,继电器不工作,供电的回路没电流。接点接触不良打火,电压不稳,可以烧毁其后面的用电回路。如西门子 AR-C CT 扫描时当模式装载完毕,应该出 X 线时即 RESET,反复试验不能通过,报 EM0903(EM0901),经查是 PDS(配电箱)的继电器 K6 触点粘连,电阻 R_6 烧毁。

(4)配电箱开关损坏不能开机。

2. 操作台故障

(1)图像显示器故障:无图像,无显示或显示不稳等。这类故障与一般显示器相同,检修也一样。

(2)传输电缆有问题或插头接触不良:如 GE sytee 400i CT 显示屏上可见斜条纹,CT 相片上也同样,经查是计算机与显示屏间连线松动。

(3)键盘线接触不良或键盘故障:不能通过键盘向 CT 设备输入各种指令。

(4)鼠标损坏或线接触不良:不能通过鼠标向 CT 设备输入各种指令。

(5)操作台和计算机等通信电缆故障:往复式 CT 操作台和计算机或扫描架的通信电缆接触不良或损坏,影响通信。如西门子 HIQ CT 开机报 M16 错误,指示控制台与计算机之间通信不对,经查是控制台与计算机之间的三根光纤有一根接触不好,重插后故障排除。

(6)操作台电路板故障:往复式 CT 操作台有实现其功能的电路板(与计算机或扫描架通信),其电路板损坏,也使 CT 设备通信中断。

(7)操作台字符发生器故障:往复式 CT 操作台内有字符发生器等,故障时可引起 CT 设备字符显示异常。

(8)往复式 CT 操作台的电源故障:可引起操作台的部分功能丧失。如一台东芝 600S CT 操作台的+5V 电源变为 4.79V 时,其控制台与计算机的通信正常扫描时良好(使用功能键),而使用维修软件时与计算机的通信不能正常进行(使用键盘),软件不能正常使用。

第五节　　CT 设备维修实例

一、ELSCINT 2000 CT 设备故障检修

【例1】 CT 设备高压故障检修(一)

故障现象:扫描过程中高压掉闸,CT 球管旋转不出图像,显示故障代码为 HCU error # 504 Mtlcurr too high cath。

故障分析及检修:高压掉闸可由许多原因造成,从故障代码提示可知是电流过高,高压端输出不平衡,超过极限。进入 ZHCU 程序,曝光观察 DS 表,发现阴极端电流达 396mA,超出极限,将高压变压器阳极侧电缆拔出,插座内加绝缘油进行曝光,故障依旧,说明故障发生在 HV Tank 内,用小 kV 电压曝光,10kV 以下可通过,20kV 以上不能通过,将 mA 设定为 0 时,可以正常曝光,说明曝光控制系统正常,证明 Tank 中阴极端高压有击穿。吊起高压发生器测量高压插座对地阻值,阳极端阻值无穷大,阴极端则有漏电电阻,最后检查发现 Tank 中高压输出检测器反馈系统的阴极端对地击穿,外围电路板上 1N6063A 双向保护稳压管击穿,因为阳极和阴极侧反馈系统相同,可进行调试试验,故障随之发生在阳极侧,证实反馈系统盒损坏,更换后机器正常。

【例 2】 CT 设备扫描床故障检修

故障现象:扫描检查床面,快进快出键失灵,床面不能动作,有异常响声,扫描过程中提示:MCU error♯2006 No motion feedback at bed drive command(床驱动命令没有反馈)。

故障分析及检修:由于床面没有动作,扫描不能进行,因此故障仅局限在床面指令进出传达及控制电路上。打开床下面后盖板,检查 Bed control 控制箱面板,电源指示灯亮,电源电路正常,检查发现驱动功率电路中有 5 只 SCC PMD 20K 200 型达林顿管 Q4 阻值失常,C-E 极正反向均有导通被击穿,更换同型号的驱动管后机器恢复正常。

【例 3】 CT 设备阳极马达启动盒故障检修

故障现象:扫描过程突然中断,提示:Cooling System of⋯ 控制板面上的 ANODE MOTOR指示灯、Cooling System 指示灯同时亮。

故障分析及检修:打开 ANODE MOTOR 后发现 F_1、F_2 保险丝断,电源变压器有焦味,ANODE MOTOR 盒是供 CT 球管阳极启动,灯亮表示阳极启动盒有故障。根据电路图 3-19 可知,变压器为抽头式自耦变压器,发现其表面有烧焦处,拆下后单独测试为损坏,更换变压器装上后仍无电压输入输出。检查电源输入为 L_1、L_2 的③、⑥端,③号线是通过 F_1 到 SOLID STATE RELAY(固态继电器)2 端,只有固态继电器 3、4 端有 28V 时,固态继电器 1、2 接点闭合,电源经固态继电器 2 端到 1 端到 TB_2 接线端,变压器才能通电,检查测得固态继电器 3、4 端无直流 28V,测 C_3(1000μF)正端对 C_1 正端有 28V,对 $1k\Omega$ 电阻有 28V,而另一端无 28V,测电阻 R 阻值无限大,故电阻 R 损坏,更换 R 电阻,重新焊接变压器,220V 电压输入各抽头端有相应电压,重新开机,故障消失,机器正常工作。

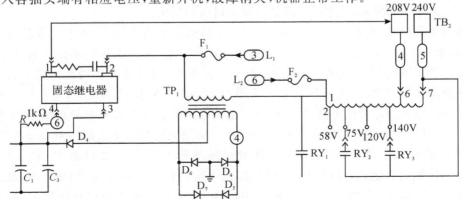

图 3-19　CT 设备阳极马达启动盒线路

【例4】 CT 设备采集系统故障检修

故障现象:机器训练球管正常,旋转扫描时,出现故障提示:ACQ ERROR ♯2 ACQ did not start working(ACQ 没有开始工作);HCU ERROR ♯31 HCU power off communication overrun(HCU 电源断开或通信故障);HCU ERROR ♯904 Time out waiting for X-ray on signal(不能曝光扫描)。

故障分析及检修:机器可单独曝光,只是在旋转时有保护不可以曝光,说明 CT 球管正常,ACQ 板没有工作可能性大,但不能排除 GI 板 control one、control two 板的问题,因为都是在旋转采集过程中发现的故障。检查 ACQ 板,若没有通过测试,则确认 ACQ 板坏了,更换 ACQ 板,工作运行后出新的提示:ACQ ERROR ♯25 Data collection test failed(数据收集试验失败)。进一步检查确认 GI 板问题,更换 GI 板后机器正常。两块板(ACQ 和 GI 板)同时坏了,由于 ACQ 板坏了的故障信号提示比 GI 板的故障信号早,因此只是提早出现了 ACQ ERROR ♯2 提示而没有 ACQ ERROR ♯25 提示,GI 板采集在先,其发生故障就没有采集数据传输到 ACQ 板,而本身 ACQ 板坏了,即使先更换 GI 板,ACQ 板也无法工作,只有等 ACQ 板正常后机器才能正常工作。

【例5】 CT 设备连锁灯故障检修

故障现象:机器不能扫描,高压控制框上连锁灯亮不能工作,连锁灯亮原因有:①高压控制框 3 个门没有关紧或门压合开关有问题;②高压油箱内±pass tube 管及其控制系统发生故障。

故障分析及检修:检查发现高压控制框关闭及压合开关良好,检查±pass tube 管控制板,发现负极板油保险(fuse)坏,两只三极管 ZN6545 损坏,5Ω 电阻损坏,打开高压发生器 Tank 盖,观察±pass tube 管,发现正端管亮,负端管不亮,初步断定问题在负极 pass tube 管和负端控制板以及阴极电缆上,在修复负端控制板后,做以下试验:①拔下两边电缆插头测量导线绝缘对地等电缆是否正常;②拔出负端 pass tube 管及其与外端所有连线插头重新开机,看±pass tube 控制板是否正常。若均正常,说明负端 pass tube 管击穿损坏,更换负端 pass tube 管后重新开机一切正常。由于管子间短路,出现连续击穿其控制板上元件的现象,称为"碰极"现象,要找出主要故障发生点才能解决问题,少走弯路。

【例6】 CT 设备高压故障检修(二)

故障现象:扫描中高压消失,图像不能重组,提示为:HCU ♯401 Filament current under limit(灯丝电流在极限以下)。HCU ♯401 故障提示多数为 CT 球管灯丝熔断,但虽提示 HCU ♯401 故障,却也有 CT 球管灯丝无熔断的实例。

故障分析及检修:我们将电缆一端插头从 CT 球管阳极插座拔出,直接测量 X 线球管灯丝阻值,结果正常,但发现,插头金属插脚槽沟间隙小于 0.5mm,因接触不良造成灯丝烧焦,公用极有严重碳迹,影响导电性能,阻断了灯丝电源供给,可造成上述情况。除去碳迹后将插头插脚槽沟间隙扩大,涂上高压硅脂后机器恢复正常。同样故障现象,测量灯丝阻值正常,电缆正常,考虑为灯丝电源故障,X 线灯丝电源电路是通过 X 线灯丝控制电路、X 线灯丝保护电路、X 线灯丝电路之后输入 CT 球管灯丝。从随机所带 X-ray filament model D4530 线路图上进行分析:灯丝电路由 220V 交流经保险丝 F_1(2A)、F_2(2A)由 R_1、C_1、R_2 滤波,P8100 的 CR_1 整流后输入,经过对 CT 球管灯丝电路进行检查后发现 A3 板上电源保险丝 F_2(2A)断,电阻 R_1 断裂,电容 C_1(47mF,600V)击穿,由于机器电源没有安装电源稳压器,电源质量不佳造成 F_2(2A)断,电阻 R_1 断裂,电容 C_1 击穿。切断灯丝电源供给,灯丝电流检测器未检测到灯丝电流,HCU 自动将高压发生器锁定,高压不能产生。在机器电源上安装 SJW 型稳压器后,按参数要求更换保险丝 F_2、电阻 R_1、电容 C_1 后,故障消失,机器恢复正常。结论:出现 HCU ♯401 故障除考虑多为 CT 球管灯丝熔断之外,还应该考虑电缆是否正常、接触是否可靠、是否断路以及供给 CT 球管灯丝的电源电路是否正常。

【例7】 CT 设备阳极启动盒故障检修

故障现象:扫描过程中,高压控制器上面的 INTER LOCKS 系统中 ANODE MOTOR 指示灯亮,Cooling System 指示灯亮,CT 机上检测系统提示语句:Cooling System of...(扫描中断)。

故障分析及检修:在机架内 CT 球管热交换器插头处未测到工作电压,可见故障在阳极马达启动盒内。对高压控制器内阳极马达启动板电路(S61072A)进行分析,电源经 L_1、L_2 到变压器 TR_1 初级,次级输出 24V,+12V 供继电器 RY_1、RY_2、RY_3、RY_4 工作电压,RY_1 和 RY_2 继电器控制着热交换器油泵工作,RY_3 和 RY_4 控制着阳极的启动与制动,检测 TR_1 初级有 220V,次级电压为 0V,测 TR_1 次级线圈为断路,故变压器 TR_1 损坏。更换后测试变压器 TR_1,如仍无次级电压,分析线路 TR_1 次级端到 J_{14} 接口后到次级回路时序线路的 P_{14} 端,对时序板检查发现滤波电容 C_{12} 击穿,对地漏电压,按参数 0.1mF 更换 C_{12} 后故障消失,机器恢复正常。

【例8】 CT 设备准直器故障检修

故障现象:做空气校正时,机器一直等待,提示:Beam in Progress(无法扫描)。CT 设备检测系统提示语句为:MCU♯4006 A-PLANE limit(A-PLANE 在出限位上)。

故障分析及检修:CT 机中准直器有两个,一个位于 CT 球管侧,一个位于探测器侧。CT 球管侧的准直器使 X 线成为狭窄线束,通过人体形成切面再照射到探测器上;探测器侧的准直器用于减少散乱射线并限制体层厚度。选择扫描模式,其中一个层厚参数输入计算机发出信号控制准直器开口大小,同时,随准直器尺寸的变化而变化的电位器将电压反馈到计算机,用手动控制盒检查探测器侧准直器,工作正常,则控制信号正常。检测电位器工作电压不正常,根据分析,由于电位器阻值改变,随准直器尺寸而改变的电位器不能将正常电压值反馈到计算机,准直器在规定时间内未能调整到所要求的尺寸,机器等待,无法扫描,更换 A-PLANE 上电位器后机器恢复正常。

【例9】 CT 设备管电压控制电路故障检修

故障现象:在扫描过程中,机器突然停扫不能进入扫描状态,显示屏提示:HCU♯1402 Varian voltage not win in limits(自耦变压器不在范围内),机器不能进入准备(READY)状态。

故障分析及检修:根据提示可知,故障与高压柜内的自耦变压器、电压输入与输出有关。测试结果:自耦变压器电压输入正常,而输出高于 400V 以上,属不正常,高电压限位开关限死,自耦变压器电机及附属元件完好,查图分析可知,输入电源到自耦变压器有消波电阻 R_4,经检测发现电阻 R_4(1Ω,50W)损坏。更换后重新启动,自耦变压器电机转动,限位开关脱开,测输出电压为 66V(正常),阳极马达旋转工作,但曝光刚开始就掉闸,不能扫描,提示为:HCU♯510 Time out waiting for stability(等待超时)。进入检查程序,C>ZHCU(回车)进入 TC:0(回车),屏蔽掉预热球管指令再曝光查 DS 表参数,阳极电压低于正常值,可见管电压不正常造成机器不能扫描。查 D4490 图并分析,高压电源储能数据的检测,测试高压控制框里的 A10 板,TP_{17}、TP_{18}、TP_{19} 各点电压都不正常,低于 4V 正常值,故障可能出在

A10 板,造成电压不正常的原因有:①IC_4 性能不好;②IC_4 处周围元件损坏;③CR_{19} 稳压管短路对地,TP_{18} 电压降低,TP_{19} 电压也就随之降低,测 CR_{19} 发现正反阻值变小,被击穿,更换 12V 稳压二极管后开机,机器恢复正常。

【例 10】 CT 设备移位器故障检修

故障现象:做空气校准时,240mm 孔径能通过,350mm 和 240mm 孔径经空气校准不能通过,头部和腰椎能正常扫描,体部不能扫描,显示屏提示:MCU error ♯ 2002 Scanner not in clockwise or counter clockwise position,MCU error ♯4769 Met timeout on end of beam motion。

故障分析及检修:根据故障现象和提示,可能因为 shifter(移位器)不能按正常指令运行造成 350～420mm 孔径不能移动,用手操作 shifter 键驱动电机不转动,测电机电源插座 J_7 无电源输出,查线路图可知,Drive-A、B、C 在 Drive-unit 箱内由 A、B、C 三个板组成,shifter 由 B 板控制,B、C 板同样可更换,打开 Drive-unit 箱,互换 B、C 板经试机后一切正常,说明 Drive-B 板有零件损坏,机器不能正常运行,根据电路图分析,查找得出 Q41(RF9132 管)击穿,Q11(RF230B 大功率管)击穿,更换 Q4 和 Q11 管后机器故障排除,正常工作。

【例 11】 CT 设备计算机故障检修

故障现象:ELSCINT 2400 CT 设备图像出现条形切割状花影,多发生在扫描结束后从硬盘中调出图像进行重组时。

故障分析及检修:根据现象分析故障可能出现在计算机,插入"TESEKEY"专用检修软盘,键入 TEST 回车,选择 Reconstruction(重组功能项)将 RP♯4 参数由 yes 改为 no,重组开机故障无法排除,查询 RP 各项参数发现与正常值有两项不符。计算机有 11 块集成电路板,5 块 RP(reconstruction process,重组处理)板、3 块 RM 板(检测板)、1 块 Buffer 板(缓冲板)。检查计算机,在正常状态下,RP 板 3 个信号指示灯全亮,RM 板一个灯亮,而目前 RP 板上只有两个信号灯亮而 RM 板上指示灯不亮,更换 RM 板后故障消失。计算机系统重组速度快,存储信息量大,集成化程度高,采集数据经缓冲板和检测板后,由 RM 板送至 RP 板,然后送至控制台上的显示器,当 RM 板损坏后,计算机显示 RP 板故障,更换 RM 板后数据正常传送到 RP 板上,图像重组正常。

【例 12】 CT 设备水开关器故障检修

故障现象:CT 开机时正常,扫描时中途掉闸,连锁灯闪烁,重组图像不正常。

故障分析及检修:连锁灯即高压保护连锁指示灯,其回路中串联有门锁开关及 CT 球管油冷(FLOW SWITCH)开关,主要功能是:①保证扫描期间开门时不能加高压扫描;②保证 CT 球管油冷水冷工作不正常时不能加高压扫描。首先检查门锁开关,确认其工作正常可靠;检查确认水箱水冷却系统工作正常,水泵工作正常,循环系统的流量水压均正常;检查扫描架上的 FLOW SWITCH,测量 NC、ND 端子,正常时由于 K_1 继电器工作,K_1 接点转换,NC 电压为 0V,ND 电压为 24V。实测 ND 电压时有时无,说明 FLOW SWITCH 工作不正常。FLOW SWITCH 是由传感器 SENSOR、交流放大器 U_1、整流滤波器、驱动器 G_1 及继电器 K_1 组成,用示波器测量传感器输出即放大器输入端 2、3,发现有正常的交流信号,测量输出端 6 脚信号时有时无,可断定放大器 U_1 损坏,U_1 是一片 CA3140 八脚单通放大器,更换 MOS 芯片后 CT 设备工作正常。

【例 13】 CT 设备热交换器油泵故障检修

故障现象:扫描中断,冷却系统锁住,Cooling System 指示灯亮,热交换器油泵不能得电而停止扫描工作。

　　故障分析及检修:热交换油泵的供电部分在高压控制柜控制箱内,分析图 3-20 电路,5、6 脚 AC 24V,3、4 脚 DC 24V,1、2 脚 DC 12V。分析图可知,3、4 脚 DC 24V 有电压后 RY_1 继电器得电闭合,电容 C_1($1\mu F$)放电,5 脚 A 呈低电平,6 脚 A 呈高电平,9 脚 A 呈低电平,8 脚 A 呈高电平。检测 1、2 端无 12V,8 脚 A 呈低电平。故 TIS99 不通,检查电阻 R_8 电阻端虚焊,重新焊好后 8 脚呈高电平,但 RY_2 继电器仍不工作,测 TIS99 仍不通,检查发现发射极对地也虚焊,重新焊接后,RY_2 继电器工作,RY_2 接点闭合,机器工作正常。A 是 74C14 集成块,TIS99 是 3DG12NPN 管。

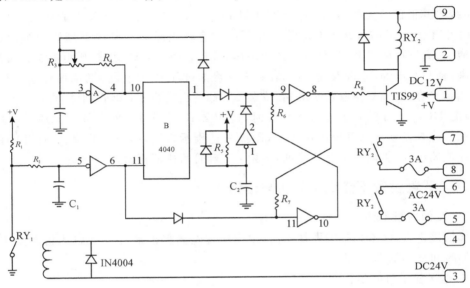

图 3-20　CT 设备热交换器油泵电路

【例 14】　CT 设备扫描床综合故障检修

　　故障现象:扫描床进床出故障。

　　故障分析及检修:扫描床进床出故障,有三方面原因:①控制线路内的保险丝熔断;②控制板上大功率管被击穿;③扫描床进出传达信号线被折断或接触不良。前两种原因引起的扫描床运动障碍发生在床驱动传达启动瞬间,显示器上无任何提示、异常声音,用 Service box 测试上下进出情况,发现都不能动作,则考虑 MCU 传达控制单元前面电路有问题。若上下运动正常,进出有异常声音,排除 F_1、F_2 保险丝熔断后,考虑功率放大电路中大功率管 $Q_1 \sim Q_{11}$、$Q_{26} \sim Q_{28}$ 有问题,如测得功率管的集电极与发射极之间正反向电阻相差太大,表明功率管被击穿,更换即可。若按键后扫描床不动作,必须先将床的"bypass"键按下,将床移动一段,而后将"bypass"键复位,扫描床方可运动,床传达控制信号线(475-7151-377)进入插座 P17 处,经常往返运动处为易折断点。扫描床上下运动故障:按"UP"键时,扫描床不是向上运动而是向下运动,"嗒嗒"响声时有时无,这是由于接触器 K_2 工作不稳定、K_2 接触点吸合不稳定而造成的,其接触点表面已积炭而接触不良,用砂布打磨其接触点后可正常,如 K_2 损坏则更换即可正常工作。

【例 15】　CT 球管故障分析与检修

　　故障现象:同一故障提示,原因不同,排除方法也不一样。扫描中突然掉闸,高压消失,

CT 设备检测系统提示为：HCU♯506 Beam current above high limit（光速电流过限）。

故障分析及检修：HCU♯506 故障多为高压系统故障，分别检测高压油箱、高压电缆及 HCU 设备，若均无故障，则进入 ZHCU 程序，用 100kV、100mA 曝光可通过，可考虑 CT 球管轻度真空不良。在 CT 球管使用中，因温度或电子撞击很可能使潜留在管内金属或玻璃管壁的气体分子被驱出形成高压放电造成高压过流，CT 球管经长期训练后可能使气体分子不再溢出。首先调整 HCU AT 板上的 R_{35} 可调电阻使灯丝电压 TP_{23} 降为 4V 左右，从小到大调整管电压和管电流使 CT 球管管电压、管电流逐渐增加，测试中严格注意休息时间，最后达到 CT 球管容许使用量，测试完毕后调整适当参数条件使机器正常。同样现象，检测 HCU 系统的其他设备无故障时，进入 ZHCU 程序，用 100kV、100mA 不能通过，但 80kV、50mA 仍可通过，经检查发现 CT 球管外壳阴极端有轻微漏油现象，CT 球管内绝缘油不满或有气泡时，高压可能借此空隙放电，造成高压过流，拆下 CT 球管、打开阴极端管盖发现绝缘油不满，补充绝缘油，修理漏油故障，在补充绝缘油过程中一定要接通油循环泵，使之在油循环中加足绝缘油，抽真空静放 12h 后，安装 CT 球管后进行 CT 球管训练，机器正常。同样现象，检测 HCU 系统的其他设备无故障时，进入 ZHCU 程序任何条件不能通过，确认 CT 球管故障。检查发现冷却系统迅速关闭，阳极马达指示灯亮，拆下 CT 球管，打开阴极端盖发现管壁玻璃已碎，管内有大量绝缘油，更换 CT 球管后机器正常。

二、CT 球管质量不佳现象分析与检修

1. CT 图像质量不佳

体部扫描正常，腰椎扫描时图像不清，说明在灯丝调整正常后 X 线输出量严重不足，只能靠增加时间来增加 X 线量。

2. 管电压显示时间延长

高压控制柜（HCU）上，管电压指示正常扫描后应立即归零，而质量不佳的 CT 球管扫描后，kV 指示缓慢归零，所用时间为 5s 以上，说明高压有放电现象。

3. 热交换器的油泵转速不够，油压减少

表现为少量被检者时正常扫描，超过 10 个被检者则会出现等待一段时间后才能扫描，并有冷却系统指示灯亮，时而正常工作，时而不正常工作的现象，说明制冷循环系统工作不正常，是由 CT 球管热量散发不出去造成的。

4. 高压不稳

在正常曝光时突然掉闸，计算机重新启动才能正常工作，说明管电流过大，CT 球管内有真空不良现象，大电流冲击使通信中断。

5. 阳极启动频繁发生

高压控制柜上的 Anode Starter 指示灯亮，为旋转阳极启动电路故障，旋转阳极转速达不到额定转速、启动电流大等。

6. CT 设备高压故障检修

新更换 CT 球管一月之内连续出现 3 次不同故障的错误提示，故障早期显示如 HCU♯506 Beam current above high limit（光速电流过限）。此类提示属高压部分故障，应检修部分包括 CT 球管电缆、高压油箱，拔出高压油箱阳极侧电缆并加上高压绝缘油，再测试仍有同样错误提示，检查电缆无故障后怀疑高压油箱故障，从图纸 4235d 分析来看，认为是 CT 球

管质量不佳引起管电流异样,电流峰波瞬间冲击反流使高压电容被击穿,检查发现与 CT 球管阳极侧相连的高压电容 C_7 被击穿,更换同型号电容,机器恢复正常。3 天后在扫描中出现错误提示:HCU♯510 Timeout waiting for stability(等待超时)。阳极马达一上就掉闸不能正常工作,进入 ZHCU 程序查看 DS 表发现设置管电压和实际输出管电压相差很多,负载时差 8kV,空载时差 3kV,管电压不平衡而不能工作。空载时差在 3kV 以内是允许范围,负载时差 8kV 扫描工作就不正常,排除电缆、高压油箱问题后这个压降产生于 CT 球管上,仍属球管质量问题,虽然我们调整可预置管电压及 R_{108} 值,使输出达到暂时平衡能工作正常,但 6 天之后机器出现提示:HCU♯401 Filament current under limit(灯丝电流低于极限)。用万用表直接测量灯丝已没有阻值,灯丝被击穿烧断,更换 CT 球管后机器恢复正常。

三、多排螺旋 CT 设备电路故障分析与检修

【例 16】　CT 设备旋转阳极启动故障检修

故障现象:扫描进行中听到异常声响,有打火现象,扫描中断。系统提示错误代码:HOST:OBC X-ray Generation:Tube rotor control. HEMRC fault could not be reset。

故障分析及检修:根据提示分析,故障出在旋转阳极启动盒内,HEMRC ASSEMBLY 由 4 层板子组成,第一层 A2 是一块接口,负责各种通信;第二层 A1 负责驱动旋转阳极;第三层 A3 是过滤板;第四层 A4 板是电阻组合板。整个 4 层板子负责控制旋转阳极启动、限流和制动。根据 2267317SCH 线路图分析、检查发现 A4 板 F_1 10A 保险丝熔断,500W、50Ω 大电阻 8Ω 处断路。500W、50Ω 大电阻是为旋转阳极旋转制动释放限流而设置的,它的断裂应首先考虑电阻质量问题。更换同型号的保险丝及电阻 1 周后仍然出现熔断现象。通过图纸分析旋转阳极的制动是通过 A2 第一层接口板发出信号,可控硅有信号后打开,让 700V 电压经滤波后在 500W、50Ω 电阻处释放,此时如果 SCR_1 可控硅短路发生故障,应在更换 500W、50Ω 电阻后再次熔断。考虑为接口板触发信号错误造成 SCR_1 导通或关闭时发生错误而将电压一直加在电阻上,造成电阻断裂而断路,从而造成旋转阳极中断不能进行扫描。更换同型号接口板后机器恢复正常。

【例 17】　CT 设备数据传输系统故障检修

故障现象:机器能做灯丝预热,开始扫描时,Move to scan 键一闪,而 Scan 键不能扫描。错误提示:I/Unexpected event ocurred during scan data transfer(没有收到扫描数据而造成扫描失败)。

故障分析及检修:检查在操作台下输送数据的光纤,发现中间被老鼠咬断,造成数据输送中断无法扫描。更换光纤后机器正常。

【例 18】　CT 设备准直器故障检修

故障现象:扫描中偶尔停扫,提示为:The OBC failed to connect with the ccb cub system in the allotted time check to see if subsystem is alive。

故障分析及检修:OBC 到 CCD 网络通信系统失败。这个网络通信系统由两个不同的相互独立的 CAN 网络通信系统组成:一路为 RCIB,由 OBC 控制盒中的 HEMRC 板、准直器控制板 CCB、数据采集系统控制板 DCB 组成;另一路为 HCAN,由 HEMRC 控制板、HEMRC 接口板、CT 球管旋转阳极驱动组件 HEMRC 组成。从提示可知问题出在 RCIB 通路。GCAN 总线功能如下:①HEMRC 控制板上+12V 电压提供整个 GCAN 总线和 HCAN 总

线所需的电流;②机器的命令通过总线控制来决定其启始结束时间;③控制器提供的触发信号是由系统时钟数据采集系统控制 OBC 发出的,通过此网络控制数据采集。分析后有两种情况下 CAN 总线将会向 OBC 发出错误信息造成系统中断扫描:①控制器在自己复位的情况下;②检测到错误。在 OBC 中 HEMRC 板测到+12V 电压和 CCB 上+12V 电压正常,但 CCB 板上显示 CCB 复位失败,红灯亮了,更换 CCB 板后机器正常。

【例 19】 CT 设备扫描床故障检修

故障现象:机器正常开启后,扫描时床面移动走走停停,机架板面不能正常显示床面移动数值,只显示"88888"不变数字,退出床面时,同样走走停停,不能完全退到底,扫描床向下降时只能降至中间而不能降到底,最后床面不能移动、不能扫描。

故障分析及检修:根据故障现象查看 LOG 系统,提示 HOST:ETC Function:patient anatomy positioning cradle drive error:Alignment error between encoder and potentiometer。从错误提示可以看出:这是床移动中编码器(ENCODER)和电位器(POT)的检测与反馈的错误。打开床板,发现钢丝缠绕在床右前角编码器传动轴上,打开钢丝线盘盖发现其内部弹簧回弹无力、弹性较差并且有断裂现象,更换钢丝线盘弹簧将钢丝缠绕在其上方的线盘(DISK)槽内,另一端连在床尾联动钢板上,模仿进床过程测量编码器阻值,用万用表监测过程中发现扫描体部时走时停,再测红(R)蓝(B)白(W)3 线之间阻值,正常值应为 RBR=5.0kΩ,RWR=5.08kΩ,但检查时发现,RBW=0.32kΩ,这一阻值不正常。通电测量 DC(BW)值达不到 8V 正常工作电压,说明编码器已坏。更换编码器后,床面可移动但达不到底,床不能下到位。经检查发现编码器的固定调节盘松脱,并且发现 ETC CPU 控制板上相关指示灯工作状态不正常。在扫描床底位置时(HOME POSITION)调节编码器调节盘,使 ETC CPU CONTROL 电路板上的 CRC 指示灯亮起来,拧紧并固定好编码器调节盘,床面运动正常。

床面运动为联动控制,进出均靠床前方的主电机控制,移动床面时联动钢丝带动编码器,编码器电阻值变化情况传至光电感应编码器,感知床面位置及移动速度,并通过控制电路反馈回主电机,控制床前进后退及速度。床水平运动联动装置的钢丝、钢丝线盘和弹簧、电位器、编码器损坏都可使床面无法连续运动以及使床面移动范围缩小,使床面不能到底,因而出现床下降不到位、停留在中间的现象。由于钢丝有断裂现象,弹性大大减弱,钢丝无回缩力,进床时钢丝线松散、脱落并缠绕在线盘轴上,编码器无阻值变化,编码器无感应,床面位置不能识别联动装置而失败。在检修此类故障时,一定要注意床面移动联动装置,才能取得事半功倍的效果。

【例 20】 CT 设备数据采集系统故障检修

故障现象:扫描过程突然中断,扫描过程返回 MOVE,SCAN 键亮且一闪而过,START SCAN 扫描键再亮,重新按下后可继续扫描,故障频繁发生。由于在扫描过程中突然中断之后又继续扫描,序列有遗漏现象,导致图像不完整。系统提示错误代码:HOST:Ice function:data acquisition scan data acquisition buffer overrun detected dunning scan date transfer. This is generally not a hardware issue and will not be remedied by replacing or otherwise servicing the gantry fiber cable or dip card.

故障分析及检修:根据系统错误提示分析,这是在扫描过程中信息获得传递时发生故障。DAS 接收信息后经模数(A/D)转换通过光纤到传感器、滑环信号环到扫描重组单元

（scan reconstruction unit，SRU），如果 DAS 出错，那么 LOG 系统会直接报出 DAS 有问题；经测试，DAS 正常。对传输通道滑环及碳刷进行检查及清理，未发现明显故障，再检查各段光纤均正常，用光纤直接插入 DIP 板接口做静态扫描测试，避开传感器，故障仍存在，故排除其故障。重点考虑 SRU，SRU 由 4 部分组成：①DIP 板（DAS interface processor），用于接收扫描架经光纤传来的原始数据进行校验缓存编码；②RIP 板（retort interface process），存储及从 DIP 板传输数据到原始盘 SDD；③SDD（scan data disk），存储 DAS 传输过来的原始数据；④PEG-IG 板（pegasus image generator），修正校验调整 DAS 采集原始数据，并根据内置算法重组影像图像。

　　DIP 板为数据接收最前端，是 DAS 和 SRU 系统之间的重要功能板，负责接收高速旋转滑环的信息环发送连续信息，进行缓冲处理，并控制着扫描与中断等指令；之后，信息传输到 RIP 板，通过管理数据后存储及从 DIP 板传输数据到 SDD，再经过 PGE-IG 板重组后出图像。数据是从 DIP 板到 SDD 后发生故障并中断扫描的，DIP 板与 SDD 均有故障存在的可能，而故障的发生时有时无，显然是软故障，因此分析 SDD 发生故障的可能性较大。SDD 的某一个磁道有损坏，但很快恢复正常，这种现象与扫描中断又马上继续扫描现象较为吻合，更换同型号的 SDD 后机器恢复正常。

　　【例 21】　CT 设备机架控制故障检修

　　故障现象：GE LIGHTSPEED VCT 64 排 CT 设备不能控制扫描架倾斜角度。

　　故障分析及检修：要分别依次检查以下各部分功能，进行综合分析：

　　①检查扫描架面板控制倾斜角度是否正常；

　　②检查扫描架倾斜感应传感器（tilt touch sensor）是否正常；

　　③检查知遥控倾斜信号短路，发现是由 TGPU 板上的电容 C_{287} 短路引起，恢复后正常（图 3-21）。

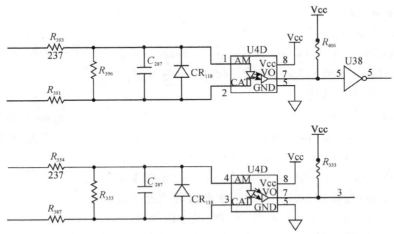

图 3-21　扫描架控制电路

　　【例 22】　CT 设备通信系统故障检修

　　故障现象：GE LIGHTSPEED PLUS CT：①有时候 CT 自动关机，错误信息如下：System Control：Scan database manager unable to initialize scan data disk handing. Unable to create recovery scanning hardware has been shut down。②有时候扫描报错：扫描硬件问题引起扫描停止（scan hardware stop scan），错误信息如下：Data Acquisition：Scan data save unable to write offset view data to the scan file。

　　故障分析及检修：①做 Regen database，重启系统后故障现象偶尔还发生；②重装系统软件，不能解决问题；③检查 RAW DATA DISK 的 SCSI 线，发现有的线阻抗比较大，约 20～60Ω，更换 SCSI 线，故障排除。

　　可以发现在文件中 checking/raw_data/on disk 的信息在坏的和好的 SCSI 线时信息的不同：

　　不正常的信息："/raw_data/. /eX50001. CT99. 1054726257. 322731/ov/s10a3"has illegal cluster in chain←Not normal

　　正常的信息：/raw_data/-Volume is OK←normal

　　①如果发现 iceConsole. log 中有上述错误，可以检查 SCSI 线，如果 SCSI 线阻抗大于 10Ω，应该立即更换 SCSI 线；

　　②如果 SCSI 线正常，故障可能由原始数据硬盘引起。

　　【例 23】 CT 设备数据盘故障检修

　　故障现象：GE LIGHTSPPED 16 排 CT 设备自动关机。

　　故障分析及检修：

　　①重启 CT 软件，当操作系统启动后，系统会提示要等 5s 的时间才进入应用程序，在 5s 时间内点击中断启动应用程序，系统会停在操作系统界面。

　　②打开一个 linuX shell 文件，检查系统错误：

　　a. cd/uer/g/service/log

　　b. more gesys_ct01. log

　　发现原始数据盘的 RAID 数据文件损坏。

　　③进一步确认：

　　a. Open a shell

　　b. Become super user

　　c. rsh darc＜enter＞

　　d. ［root@darc～］♯ cat/proc/scsi/scsi＜enter＞

　　以上信息只有一个原始数据盘找得到，另一个没有了。

　　④通过其他程序确认问题：

　　［root@darc～］♯ sg_map - i　　　　　　　　　　　也确认只找到一只硬盘

　　［root@darc～］♯ cat/proc/mdstat＜Enter＞　　　没有发现 RAID 数据库

　　［root@darc～］♯ df-h/raw_data＜Enter＞　　　　　　没有/dev/md0

　　［root@darc～］♯ /usr/g/scripts/reconfig Scan Disk＜Enter＞

　　做 reconfig 报错，确认 scsi Id 1 的原始数据硬盘出问题了。

　　⑤拆下 scsi Id 1 的原始数据硬盘，在 PC 机上做测试报错。

　　⑥更换一只硬盘后，做一下 reconfig Scan Disk，机器工作正常。

　　小结：

　　①任何相关图像重组部分的硬件或软件都可能引起系统自动关机；

　　②在应用程序不能开启的情况下，在操作系统下分析系统日志文件并诊断设备硬件状态，对症处理。

【例 24】　CT 设备 CT 球管故障检修

故障现象：GE LIGHTSPEED VCT 64 排 CT 高压系统报 60-0318H，扫描停止。

故障分析及检修：

①错误代码 60-0318H 的含义是检测到了管电压不能在系统规定时间内达到 75% 或 95% 的设定值；

②设定不同的管电压值曝光，有时候低管电压能通过；

③做高压 NO LAOD kV 测试，发现低管电压条件下有时能通过，大部分失败；

④去掉高压电缆，做高压 NO LAOD kV 测试，发现所有管电压条件都能通过；

⑤由此判断 CT 球管有问题，更换球管后正常。

【例 25】　CT 设备采集系统故障检修

故障现象：设备出现环状伪影。扫描 16 排、1.25mm 层厚体模，在第 6、7、8 幅图像有环状伪影。在原始数据第 1、2、3 号文件上第 514 通道有问题。扫描 8 排、2.5mm 层厚体模，其中第 2、3、4 幅图像有环状伪影。

故障分析及检修：在原始数据第 1、2、3 号文件上第 514 通道有问题。判断问题是否出在通道板与探测器之间，用 DAS tools 可以得出这样的结论：在 1A、2A、3A 原始数据上第 514 通道问题都集中在 M37A 模块上。发现问题就在于 DAS 背板连接口 M37A 的一根针断了，处理后即正常。

【例 26】　CT 设备通道板故障检修

故障现象：PROSPEED QJ 系列 CT 机故障提示：X-ray zero detect error during scout scans（在定位扫描过程中发生报零数据错误，扫描停止）。

故障分析及检修：

①在轴扫描过程中测试正常，没有相关报错，图像正常；

②因无法看到定位扫描（SCOUT SCAN）的原始数据，我们用原始数据分析软件打开轴扫描原始数据文件，发现在 N-CAM 通道板上一个通道的数据是零，周围的数据异常；

③更换该通道板，做相关校准，设备正常。

小结：①尝试不同的扫描方式；②灵活应用每一台 CT 设备的原始数据分析软件，找出相关的异常数据。

【例 27】　64 排 CT 设备通信系统故障检修

故障现象：GE LIGHTSPEED VCT 64 排 CT 扫描架显示异常，不能正常扫描。

故障分析及检修：

①在检修菜单里做 SYSTEM RESETS，系统显示扫描硬件复位成功（scan hardware reset successfully），但扫描架显示不正常；

②在 FALSH DOWNLOAD TOOL 菜单里发现各个子系统都正常；

③分析系统图纸，检查 ICOM 板到 TGPU2 的 J20 连线，其中的 GANTRY RESET 信号线断开了，修复该线后设备正常。

小结：①系统通过 Rhard 启动扫描架的各个子系统，网络图像线只是负责主机与扫描架各子系统的软件对接；②通过 Cup Monitor 观察到 Rhard 的具体进程。

四、VCT 组成与电路框图分析

VCT 主要由控制台、扫描机架、扫描床、电源分配柜组成。

1. 控制台

控制台（GOC6）内由主机 HPXW8400、图像硬盘、操作系统硬盘、数据采集和图像重建（the data acquisition and image generation，DIG）计算机等组成。控制台主计算机控制着CT 系统的操作运转、信息获取、图像重组、显示、存储、传输以及图像的回放、网络传输等。DIG 计算机有信息获取与图像产生两个用途，即原始扫描信息是从滑环传到 DSA 再到DIG，最后将信息存储在高配置硬盘——高速硬盘阵列（high speed disk array，HSDA）中，用于检索和重组。DIG 计算机联系着主计算机、控制台、网络开关和因特网连接接口（VDIP）。

HSDA 增加了系统的可靠性和运行速度。电源分配盒在控制台内接收 CT 设备电源分配框（PDU）电压，208V 电压通过整滤波后分别送到与控制台有关的连接电源出口。控制台背面的控制板上有通信接口，在 CT 设备和控制台之间有以太网络接口、扫描机架、扫描床、DAS，用光纤连接传达。

2. 扫描机架

扫描机架内有探测器、数字采集系统。探测器与以往不同，由 64 个单元组成，每个探测器有两块 A/D 板与之相连产生数字信号。CT 球管发出 X 线与被检者以及探测器三者形成了CT 的轴位。X 轴是 X 线发射路径方向，透过检查者与探测器长度方向一致的 X 线轨迹。Y 轴是 X 线发射路径方向透过检查者与探测器闪烁晶体厚度方向一致的 X 线轨迹。Z 轴是 X 线发射路径方向在前准直器与探测器之间平行于检查者与探测器宽度方向一致的 X 线轨迹。

数字信号的产生是应用光电二极管和 A/D 板组合的结果。A/D 板上光电二极管产生的电流大小与 X 线多少成正比例关系。图像产生的最小单位是像素，根据重组软件的条件需要，扫描后获取来自探测器单元的所有信息并送到主计算机。A/D 板上是由 64 单元系统接收来自光电二极管的信息，有 32 个通道用于 Z 轴方向上。

3. CT 设备组件

（1）CT 设备组件有准直器、逆变器、探测器、热交换器、滑环、碳刷、电源分配柜等。

（2）X 线产生系统由 5 个子系统组成，这个系统建立在 JEDI 平台上。JEDI 是工程学名，是一个高频率发生器，有宽幅变化范围，可快速切换以适应 CT 系统的变化要求，高频率发生器（100kW 功率 X 线发生器）主要产生高压供给 CT 球管。JEDI 结构如图 3-22 所示。

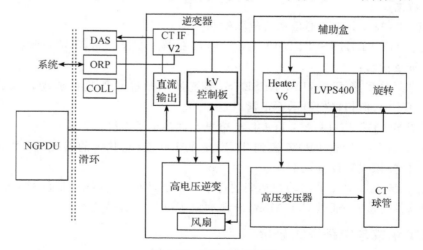

图 3-22　JEDI 结构框图

X线发生系统主要由逆变器、高频发生器、高压变压器组成。电流通过滑环传输给 X 线发生器,产生的高压通过一根电缆供给阳极接地的 CT 球管产生 X 线。

4. 扫描床

扫描床使被检者进入扫描区,可上下、前进、后退。扫描床如图 3-23 所示。

(1)扫描床系统

扫描床系统由床驱动板(GTCB)和步进马达驱动产生进出动作,通过 GTCB 板产生电流和脉冲频率来执行计算机的命令。位置控制有两个传感器、一个编码器、一个长度传感器。GTCB 发出指令收集编码器的电压,了解最初位

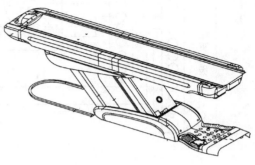

图 3-23 CT 扫描床

置,长度传感器在最初位置有记忆信息,1/4 圈驱动 0.01mm。为了预防意外释放、人为断开,离合器控制电路测定电流后释放离合器。驱动系统释放位置是利用编码器位置参数,改变步进马达驱动电源,使电磁铁释放,令扫描床移动。CT 有两个向上速度、两个向下速度模式,变频器发出信号送到自动泵通过油压提升圆筒,当油压达到高值时安全阀打开,当圆筒油压消失后油压下降信息传给计算机。油泵控制油速度,当油速度是电压 2 倍时,立即关闭阀,防止漏油。变频器和接触器通过接通和关闭控制每一个向上、向下动作。

(2)马达驱动系统

马达驱动系统以 GTCB 和步进马达为条件,GTCB 控制和保护驱动系统发送脉冲信号,使步进马达轮流驱动螺杆转动和停止。驱动信号通过编码器反馈到 GTCB 进行控制,驱动速度取决于不同的脉冲频率。马达驱动原理如图 3-24 所示。

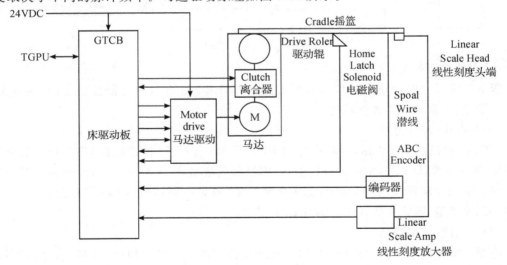

图 3-24 马达驱动原理

(3)TVS 控制板

TVS 控制板由 K_1 控制,K_1 得电后接通,120V 电压通过滤波电路到 K_1 接点,经整流滤波,逆变后驱动油泵马达。TVS 控制板如图 3-25 所示。

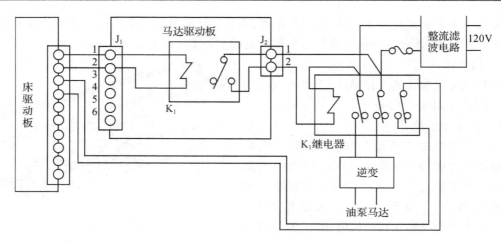

图 3-25　TVS 控制板

TVS 控制板控制床正反向开与关的电压，电流为 2A，关闭电压是 24V 电源供给到 J101，控制信号由 GTCB 的 J102 供给，K₂ 得电和失电分别打开和关闭开关，从而控制着 24V 的电源供给。J102 是关闭信号（图 3-26）。

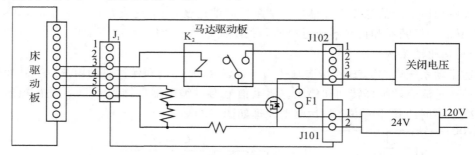

图 3-26　GTCB 版

（4）服务功能开关

服务功能开关以手动控制 GTCB 板给出动作，LED 灯显示功能是否正常，开关可实现快、慢、锁定、正常转动等各种功能。

（5）管电压（kV）功能

CPU 控制板控制管电压功能，电源由 PDU 控制，当 CPU 收到来自 ORP 板的管电压、管电流、曝光时间命令后，驱动给灯丝加热，阳极旋转准备产生 X 线，一切指令由 CPU 发出和控制。曝光控制板（FPGA）功能：①逆变器控制、曝光结束切断 X 线；②监控硬件安全过压、过流、曝光量、曝光参数、CT 球管累积量控制。

（6）管电流（mA）功能

电源→整流逆变→灯丝选择，在 PPC 管电压控制板上 CPU 对灯丝加热，信息传到灯丝加热板时驱动整流逆变选择灯丝，控制管电流量后加到 CT 球管阴极上，经灯丝电流整流校正，测量校正并返回到 CPU。

（7）旋转功能

整流逆变→旋转启动电容→CT 球管阳极旋转驱动，也是由管电压（kV）控制板上的 CPU 控制，产生的热由冷却系统制冷降温。旋转功能如图 3-27 所示。

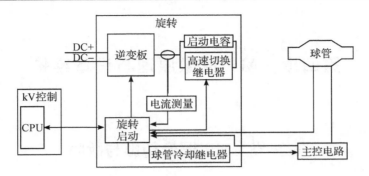

图 3-27　旋转功能

(8)HV 电源逆变

滤波→整流→逆变电压加到高压变压器,控制反馈到管电压控制板,通过 CPU 指令调整。HV 电源逆变方式如图 3-28 所示。

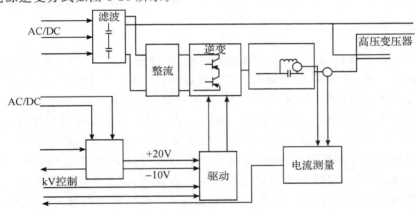

图 3-28　HV 电源逆变

(9)低电压电源供给

P15V CAN 和 M15V CAN 供给 PPC 板低电压和旋转板,P15V EXT 供给 GRID 油箱控制低电压,24V GATE 供给 GATE 油箱控制逆变器、JEDI 变压器。24V FAN 连接风扇,驱动 2 个风扇给附近系统降温。160V H1 和 160V H2 分别给 2 个不同灯丝加热板供电。160EXT 供给 GRID 变压器电源电路,监视按标准输出电压、电流到管电压板,曝光不中断时引起警告。

(10)HV TANK(高压发生器)

高压变压器初级线圈连接逆变器 LC,次级线圈连接滤波器整流器,高压器比率为 417:1,可产生 400～800V DC 电压,频率可达 40～140kHz。

第四章　MR成像原理与设备维护

第一节　MR图像伪影与故障

磁共振成像中的伪影有多种来源，如射频（radio frequency，RF）与梯度线圈、传送对偶电子中的 RF 穿透力、RF 噪声、RF 脉冲、涡流与梯度脉冲形状、T_2 同步化、数据采集、过滤、时相化、外磁场不均匀性、体内磁场不均匀性、化学位移、血流与身体运动、重建技术等。从工程技术上来讲，影响 MR 图像的因素有硬件、RF 脉冲、外磁场与梯度磁场。

一、硬件

与伪影有关的硬件包括产生噪声的电器、线圈、模数转换器、数模转换器及屏蔽。早期伪影为数据的噪声峰，常见原因为接触不良、模数转换错误、软件错误、磁盘书写错误等。MR 信号可视为理想信号与噪声叠加的产物，MR 图像也是如此。

数据截断伪影是由于信号过高，模数转换器的动态范围不足以处理如此高的信号所致。这种伪影常见于肥胖者，大量高信号的脂肪会在扫描区域形成片状高信号伪影。

线圈也是造成伪影的原因之一，通常认为全身的射频（RF）场都是均匀的，对大的发射线圈来说比较接近事实，但对小的表面线圈来说并非如此，它的 RF 穿透力有一定限度，往往贴近表面线圈的组织其信号强，分辨率好；而远离表面线圈的组织其信号变弱，分辨率差，甚至分辨率完全丧失造成伪影，这是扫描层内信号接收不均匀所致。即使线圈内的 RF 场均匀一致，线圈外的场强也不会等于零，后者的信息会返回到图像中造成包绕伪影。包绕伪影是指观察野之外的物体重叠在观察野之内。观察野之外的信号频率如果高于观察野之内信号频率的下限，会被计算机误认为低频信号，并置于图像的一端。这种伪影主要见于相位编码方向上。

有时伪影会出现在图像的中心点上，称为中心点伪影，为编码的信号抵消所致，若出现在相位编码方向上，也是因信号过高，超过了模数转换的动态范围而导致的。

另一种硬件造成的伪影是相位敏感检查机制的误差所致。正常时真实数据与成像数据的两个通道经相位敏感检查（phase sensitive detection，PSD）系统处理后达到平衡状态。这两个通道失去平衡即可造成伪影，视野内出现上下倒置的两个重叠图像。

二、射频脉冲

在自旋回波序列（spin echo，SE）中 90°脉冲的误差，会引起自旋密度与 T_1 的类似误差。同样，180°脉冲的误差也会引起 T_2 的误差。

RF 场的不均匀性既可因线圈引起，也可因 RF 场与人体的相互作用引起。学者们早已指出，大于 1.0T 的高场 MR，容易发生 RF 场的穿透性问题。人体是一个导体，与 RF 场有相互作用，磁场条件下屏蔽作用也会发生。在人体的某些部位上述作用更为明显，例如脑脊液的导电性就比其他部位高。近年来的研究表明,人体导电性的局部差异与不均匀性会明显影响 RF 场的穿透性。对均一的圆桶来说,在线性极化发射中的 RF 幅度改变可引起局部信号减弱及黑点。断面为圆形或椭圆形长桶状的物体,在 21.3MHz 的频率下即会发生屏蔽作用。RF 穿透性在椭圆形断面的物体中比在圆形断面的物体中均匀。

180°脉冲的小偏移可通过相位循环加以校正,但需要多次叠加,因而耗时较长,但却能提高信噪比。在多脉冲序列(如多回波序列与反转恢复序列)中要求较为理想的 180°脉冲。

RF 脉冲的发射谱增宽可引起部分容积效应。厚层扩大容易将选定层面以外的信息纳入其中。序列重复时间(repetition time,TR)也可影响层面的外形,如果 TR 太短,高斯形层面会变为多叶形或者变宽。

三、外磁场与梯度磁场

(一)梯度磁场与空间分辨力

采集间隔期(Δt)、梯度场强(G_X)、磁旋比(γ)与频率编码方向上视野(field of vision, FOV)尺寸 L_X 的关系为

$$\Delta t = \frac{1}{\gamma G_X L_X} \tag{4-1}$$

视野缩小或采集间隔缩短,梯度场强即增大。梯度场的带宽为

$$F_n = \frac{1}{2} \gamma G_X L_X \tag{4-2}$$

每个体素 ΔX 的带宽为

$$\Delta f = \gamma G_X \Delta X \tag{4-3}$$

当 L_X 减半,G_X 加倍,而采集数或时间点(n)固定时,Δf 不变,它覆盖的空间距离越小,空间分辨力就越高。

(二)磁场不均匀性与图像变形

外磁场不均匀,体素信息来自错误的频率,必然引起空间信息的登记错误。在正常情况下,频率位置呈线性排列,不会引起图像变形。有多种情况可使磁场不均匀,从而破坏上述线性排列,其中最常见的原因为金属异物,尤其是铁磁性物质。铁磁性物质也会破坏 MR 图像,它们只要使磁场均匀性改变几个 ppm,就足以造成图像变形。这种铁磁性改变可见于活体内,由物质交界区磁化率敏感性改变所致,如空气与组织界面、骨与组织界面、液体与组织界面等,在垂体、鼻窦、肺、肠腔与骨周围常见这种伪影。

对抗磁性物质与顺磁性物质来说,它们所造成的外磁场不均匀在 1~10ppm。显而易见,微量铁产生的作用就等于大量抗磁性物质产生的作用。例如,很薄一层眼影就可以产生明显的伪影,越过每个体素的梯度因明显失相而造成信号丢失。另外,跨越物体的梯度可分割许多体素,也会导致图像变形。

快速成像采用短 TR 与短回波(time echo,TE),对磁场的不均匀性特别敏感,受 T_2 的影响也很大,局部磁场不均匀使 T_2 的值太短,以至于无 MR 信号。例如,在肝脏快速梯度回波成像中,TR=50ms,TE=17ms,厚层为 10mm,如果患者衣服内有一小铁块,贴近此铁的皮下就会产生一大片无信号区,图像就像是被咬了一口。

(三)数据采集效应

在 TE 时间内 RF 信号通常是对称的,可用不同的方法采集。如果将采集时间的点数从 256 减至 128,在读出梯度的情况下边缘效应将引起伪影。这种伪影常见于垂体、空气、脑脊液界面处。有时伪影酷似一个肿瘤。随着梯度场强的降低,边缘效应造成的伪影越来越重。

(四)化学位移

化学位移所造成的伪影主要有两种:一种是位置的偏移。在磁场中水与脂肪相差 3.5 ± 1ppm,像素数目差异为 $\gamma \delta B_0 / \Delta f$,$\delta$ 为化学位移的 ppm 数,Δf 为每个像素的带宽。采用 ^{12}C 与 ^{31}P 可根据化学位移做代谢研究,但在质子成像中化学位移却是一种伪影。人体中存在着可以造成化学位移伪影的大量脂肪。正常人体 MRI 的视野为 45cm,如果 $G_X = 0.67$mT/m,采样点位 256,在 1.0T 场强条件下,一个像素的偏移距离可为 4 个像素大小。如果脂肪偏移进入感兴趣区,如进入脊髓内,必然导致对比度与分辨力的降低。在高场强中必须增加梯度使化学位移保持在一个像素距离内,因而也会造成信噪比减弱。层面选择也采用梯度磁场,即使激励的水与脂肪容积不同,也会引起化学位移伪影。另一种是同一体素内既含有水,又含有脂肪,这种情况可在相对成像中造成两种信号的抵消,在交界处造成增强性伪影。例如,在脂肪与肌肉界面上因信号抵消而出现一条黑线。产生此现象的原因是交界区脂肪与肌肉(水)的部分容积效应。骨髓内也可出现信号抵消,每一容积内脂肪与电解质(水)都混合在一起,其交界处脂肪与水两种物质的有效自旋密度相同,在脂肪与水混合的体素内无法精确地测定 T_1 值与 T_2 值,由此产生的伪影使脂肪的部位难以确定。

(五)相位偏移

相位信息在 MR 中起着重要的作用,在单扫描技术中可用于分辨脂肪与水,分辨活体内的敏感区域,比如测定血流、监测 RF 脉冲的准确性等。但是磁场的不均匀性会增加了该技术的难度。例如,对有脂肪与水的物体做常规同相位成像(in-phase image),信号为

$$[P_\omega(x) + P_f(x)]e^{i\Phi(x)} \tag{4-4}$$

$\Phi(x)$ 代表不同 MR 误差引起的相位偏移。由于成像读出梯度相当大,一般不会发生化学位移伪影,所以相位偏移不起作用。

如果磁场不均匀,采用反相位成像(opposed-phase image),信号为

$$[P_\omega(x) - P_f(x)]e^{i\Phi(x)+i2\varepsilon\gamma/\Delta B(x)} \tag{4-5}$$

$\Phi(x)$ 是常规相位成像中 π 脉冲(180° 脉冲)从正常向 TE/2 处偏移的时间。如果 $\delta_{f-\omega} = 3.5$ppm,在 0.6T 或 25.1MHz 条件下 $\Delta f_{cs} = 93$Hz,$\varepsilon = 2.8$ms。如果 $2\varepsilon\gamma/\Delta B(x)$ 等于 $\pi(e^{i\pi} = -1)$,那么水图像(同相位成像＋反相位成像)实际上就变成了脂肪图像(同相位成像－反相位成像),每一个像素都会模糊不清,整幅 MR 图像也必然模糊不清。

第二节　MR 设备整机故障分析

MR 设备种类很多,根据其主磁场的产生方法可分为永磁型、常导型和超导型三种;根据其用途可分为介入型和通用型两种。从工程角度上讲,MR 设备都可看作是信号(包括产生、探测和编码)和图像(包括数据采集、图像重建和显示)两大功能模块的有机组合。

MR 设备中磁体、梯度线圈、射频线圈、控制计算机图像处理是不可缺少的部分,而实用

的成像系统要复杂得多,例如,为加快图像的处理速度,系统中一般都有专用的图像处理单元;为实施特殊成像(如心电门控),还要有对有关生理信号进行处理的单元,图像的硬拷贝输出设备(如激光相机)等也是必备的。MR 设备还有许多附属设备,比如磁屏蔽体、射频屏蔽体、冷水机组、不间断电源、空调以及超导磁体的低温保障设施等。

实际上,MR 设备相互之间的联系错综复杂,一台 MR 设备的随机资料有很多,这些资料对于维护保养设备至关重要,然而面对这么多资料很难全部记忆在头脑里,采用框图结构来全面了解和熟悉设备是一套行之有效的办法。一旦设备发生故障,应根据故障现象结合原理框图进行分析、检查,逐步缩小范围,最后确定故障部件。

大型设备的维修讲究方法,如果不理解设备的工作原理,不懂设备的使用,就无法及时有效地排除障碍。在维护 MR 设备之前,首先要全面系统地掌握 MR 设备的工作原理,熟练操作 MR 设备,全面了解 MR 设备的随机资料,以便在维修过程中随时查阅。

一、主计算机系统

在 MR 设备中,计算机(包括微处理器)的应用非常广泛,各种单片机、微处理器构成了 MR 设备的控制网络,正是在这些计算机的控制下,整个系统的工作变得有条不紊,精确无误。微处理器存在于各个功能模块中,如何协调各部分之间的工作是主计算机的主要功能。

主计算机又叫主控计算机,它是用户和 MR 设备的测量系统之间的桥梁,其功能主要是控制用户与磁共振各子系统之间的通信,并通过运行扫描软件系统满足用户的应用要求。具体来说,主计算机应有扫描控制、患者数据管理、归档图像、评价图像以及机器检测等功能。此外,随着医学影像标准化的发展,主计算机还必须提供标准的网络通信接口。

为提高系统的运行效率,主计算机一般采用性能比较好的小型机,如 DEC 公司的 VAX4000、AlphaAXP,也可以用高档微机作为主计算机,如 SUN 公司的 ULTRA SPARC 10。近年来,随着微计算机的迅速发展,很多公司采用微计算机加 NT 操作平台或 Windows 操作平台作为主计算机,使得操作更加方便、有效。

主计算机的故障主要在硬件和软件两个方面。硬件故障通常由设备的故障诊断软件进行报错,但有些故障会使诊断程序无法运行,需用其他办法来进行故障诊断,比如,当键盘输入有问题时,可通过维护终端(便携电脑或网络登录)等办法启动诊断程序。如碰到启动故障,则应根据故障提示或现象区别对待,一般随机资料会详细介绍主计算机的结构框图及启动过程,必要时可利用替换法更换相应的硬件,也可到同类机型上测试怀疑的硬件。软件故障也经常发生,有时故障现象同硬件故障没有明显的界限,一般通过重装程序即可排除。在 MR 系统中,主机还有些外部设备如 CD-ROM、MOD,这些设备相对比较独立,故障的判定比较容易。

二、射频子系统

射频子系统是 MR 系统中实施射频激励并接收和处理 RF 信号的功能单元。射频子系统不仅要根据扫描序列的要求发射各种翻转角的射频波,还要接收成像区域内质子的共振信号。一般来说,共振信号只有微伏的数量级,因而对射频接收系统灵敏度和放大倍数的要求都非常高。

从小功率射频波放大到可发射的大功率射频脉冲,其放大倍数达几十分贝(dB)乃至上百分贝,且要求射频脉冲的翻转角度很精确。对发射射频通道有严格的要求,必须保证射频通道良好耦合。良好耦合是优质图像的保证。通道上可调电容、电阻、射频电缆的接触都会影响通道的耦合,在实际应用中,射频系统的故障率比较高,且往往发生整个射频接收回路的失调。引起失调的原因很多,包括发射通道耦合不良、接收线圈接触不良、调试电路有问题等。通常这些故障的最直接反映是图像有问题,它不是因硬件引起的,而是在通道耦合上出了问题。这种情况可通过对发射接收通道的调整,使仪器恢复到正常状态。在接收电路上特别要强调虽然线圈在出厂时或安装阶段已进行了调试,并工作在最佳状态,但是在使用中对其频繁的操作活动,可引起线圈变形或接触不良,从而使线圈的工作状态变差,有时甚至引起线圈的损坏。

对于射频通道上的硬件调试、维修,要注意不可随意调节控制板上的电位器、电容等,而是按要求进行一步一步的调试。

三、梯度子系统

梯度子系统是只与梯度磁场有关的一种电路单元。它的功能是为系统提供线性度满足要求、可快速开关的梯度场,以便动态地修改主磁场,实现成像体素的空间定位。

梯度子系统由梯度线圈、梯度控制器、数模转换器、梯度放大器和梯度冷却系统等部件组成。

第三节　MR 设备单元电路与故障检修

一、线圈

MR 流程控制单元也是 MR 设备执行控制单元,它由 RF 脉冲发射/接收装置、RF 脉冲放大器、梯度磁场、梯度控制、梯度放大器等组成。

(一)发射线圈

永磁 MR 发射线圈和接收线圈是不同的两套系统。发射线圈的等效电路是 LC 串联谐振电路,与 RF 放大器调谐电路相匹配。发射线圈的等效电路输入阻抗应配有电容 C,C 为隔离电容,D 为去耦二极管,D 的导通与截止由偏置信号 15V、1500mA 控制,RF 发射时 D 导通,接收信号时 D 截止。

为了提高 RF 磁场的效率和均匀性,设有 4 组发射线圈,并且两两正交形成正交线圈,每组发射线圈的功率为 1.25kW,总功率为 5kW,分上部线圈和下部线圈,每组发射线圈信号相差 90°。

(二)接收线圈

接收线圈分 3 类:①正变接收线圈,由马鞍型和螺旋管组合而成;②相控型线圈,由两个以上的正交接收线圈组成;③螺旋管型线圈。C 为隔离电容,Cr 和 Cm 为谐振阻抗电容,Cv 为变容二极管,Cd 为去耦电容,Ld 为去耦线圈,D 为去耦二极管,由 D、Cd、Ld 共同构成去耦电路。当 RF 发射信号时,去耦电路工作,接收线圈形成并联谐振电路,此时去耦阻抗最大,其高阻特性使接收线圈开路。当 RF 发射信号停止时去耦电容不工作,接收线圈形成串联谐振电路,电流最大,感应信号最差。接收线圈和发射线圈必须阻抗匹配调谐,其决定了信噪比,一般用软件自动调谐。变容二极管 Cv 并联电路中程序会自动调节加在它两端的电压,改变 Cr 的容量大小,使之达到最佳调谐状态。3.0T 磁共振设备有收发两用头部线圈、脊椎头部阵列线圈、颈椎体部线圈、乳腺相控阵线圈、肩部线圈等。

二、梯度磁场电源

在程序控制下,梯度磁场电源按照控制台送出的脉冲序列,为各个梯度线圈 X、Y、Z 提供工作电流。其由初级电源、涡流电路、直流功率放大器构成。

1. 初级电源

6 个 48V、600W 直流电源串联,输出 280V、3.6kW DC,为 X、Y、Z 轴 3 个功率放大器供电。

2. 梯度磁场控制

从控制台时序控制器(pulse sequence control,PSC)送出 18 位串行数据,由 CN101 输入,经 18 位 D/A 转换,形成相应的梯度波形,同时对上升时间相应设置涡流补偿时间。将时间常数和几个不同的梯度磁场调整时间送到功率放大器的各轴向视野角(field of vision,FOV)增益调节电路,若检测到功率错误信息,则发光二极管亮。

3. 调整功率放大器控制电压以调整梯度磁场电源

控制电压与输出电流的关系为 20A/V,X、Y、Z 轴 3 个功率放大器相同,只是在电路中设置的开关不同。

三、3.0T 磁共振设备电路与故障检修

(一)3.0T 磁共振设备概况

3.0T 磁共振设备控制系统由主控制装置(MRC)、磁体监督(MSUP)、扫描床(PTAB)、磁体(OR64)、图像重组系统(MRIR)、生理测量控制单元(PMU)、电源分配电路(LPD)、射频信号单元(RFSU)、水冷装置(SEP)、冷空气调节系统(ACS)、梯度功率放大器(GPA)、梯度柜(GRC)、控制柜(ACC)、系统隔离柜(SIC)、射频柜(RF)、射频功率放大器(PEPA)、射频应用系统(RFAS)、射频基础结构(RFIS)等组成。

计算机控制系统由电源供应板(MRPC)、计算机主板(MPCU)、通信模块板(PCI)、监控射频梯度脉冲发生板(RFPG)、监测板(MC)、提前测量控制单元(AMC)等构成。

1. 梯度功率放大器(GPA)

梯度功率放大器由电源、风扇、过滤器、电流交换器、梯度信号装置组成。

2. 报警器

报警器由 LED 指示灯、紧急按钮、防磁、系统电源开关、报警清除、电源开关和钥匙组成。

3. 水冷装置(SEP)

水冷装置(SEP)由控制盒、转动泵、水冷机、氦管、水管、电源接线、诊断接口、冷头电源、压缩机等组成。

4. 扫描床(PTAB)

扫描床是对被检者进行定位、扫描,将被检者定位于磁体中心。扫描床包括一个附在扫

描床上的可移动床面,支架直接安装在磁体上,床面在磁体腔中可以水平移动,床面完全移出磁体时也可以做竖直移动。为了定位,扫描床的头端和足端要加以区分。

5. 冷头

冷头是在磁体内进行制冷的装置。

(二)3.0T 磁共振设备故障分析与检修

【例1】 MR 射频柜故障检修

故障现象:扫描过程中停扫,提示:PFPAKZ180 W35 not ok。查射频柜提示:System error message showing PABIAS CURRENT 61state。扫描图像不能出现,进一步检查,详细错误提示:1. Target PAbias currents. 2. not within amplifier PAbias Voltage range. 3. Failure of 15K 225W bleeder resistor low PAHV can make bias current to below the specified value。

故障分析及检修:分析上述提示可认为故障发生在射频柜中,功率放大器电源发生故障,打开射频柜检查,电源部分 15kΩ、225W 电阻断裂损坏,更换电阻后机器恢复正常。

【例2】 MR 水冷系统故障检修

故障现象:扫描过程中停扫,报水温太高,同时压缩机红灯亮报警。

故障分析及检修:分析故障现象,故障可能出现在 SEP 系统,查 SEP 线路图,测电源 380V,有电压,而控制板 24V AC 无发现,更换 F63A 保险后压缩机开关跳闸不能启动,查启动显示为 locked rotor err(旋转锁定不能工作),接通诊断接口出现 motor amps err(马达电流错误),说明压缩机已损坏,更换压缩机后机器恢复正常。

【例3】 MR 梯度功率放大器系统故障检测

故障现象:扫描过程中停扫,提示:Gradient power amplifier error under voltage of power stage Z gradient power amplifier error GPA device fault(梯度功率放大器电源出错,Z 轴梯度功率放大器电压故障)。

故障分析及检修:根据提示,故障可能发生在 GPA 系统。检查发现梯度磁场 X、Y、Z 轴电源供给处有 5 个空气开关,Z 轴下方有 2 个空气开关关闭,说明跳闸切断了 Z 轴方向的电源。查电源板 GPA7563955,发现电源板损坏。电源板的每个板上有 5 个黄灯亮,每个均有 400V 交流,等于 2000V 直流功率放大器。Z 轴板上有错误灯亮,更换电源板后出现报错:CT～adient Power Amplifier error:Temperature of power stage Z too high retry after 10 minutes if the problem still persist please coll siemns service Error 77GXXmsg. mc(梯度功率放大器 Z 轴温度高)。

进入 LOG 系统检查线路方法如下:

1. check 100A circuit breaker.

2. check secondary side automatic breaker.

3. check the rectifier D/100.

4. check the jumper setting of D40.

5. Singnal floe D100-D110-D70-D40.

从以上方法来看,先检查电源保险 100A(正常),再检查 5 个空气开关(正常),检查水冷、风扇(均正常),检查 D100 电源板(正常)。检查 D70 连接电源到功率放大器的连线(正常)。检查 D40 控制板(正常)。最后检查 Z 轴梯度功率放大器,因为 X、Y、Z 轴上的梯度功率数大体是相同的,把 Z 轴和 Y 轴进行对调,看是 Y 轴还是 X 轴报错,结果是报 Y 轴错,说明 Z 轴方向上的梯度功率放大器损坏,更换同型号功率放大器做校正后设备恢复正常。

【例 4】 MR 射频干扰造成水冷系统停机故障检修

故障现象:在扫描过程中,出现错误提示:ACS waming total flow too flow. SEP prinary warning Temperature out of limts. Magnet cooling Action cooling status...(ACS,SEP 水流和水温均正常)

故障分析及检修:开始扫描时红灯亮压缩机就停顿。L19 灯亮表示逻辑电路有问题。对 SEP 图进行分析后可知,R_1、R_2 控制着 CPU 板的逻辑电路。R_1、R_2 阻值均为 1.1kΩ,检查发现 R_1 阻值达不到 1.1kΩ。更换同型号电阻后机器恢复正常。但连续扫描后出现水泵先停顿再压缩机停顿,扫描中断,泵停顿报错:SEP error:pump not running。L19 和 L7 灯亮。分析 SEP 线路,检查 X100 端的电流、电压是否稳定,是否有压降,压降值是多少,K3 继电器是否工作,K3 开关是否可靠,F3 空气开关是否良好等。查电源电压,工作开始时为 374V,扫描中突然降为 370V 左右,此时水泵停止工作,降压的同时对 RF 弯管进行处理后,无 RF 干扰信号,此时电压正常,水泵、压缩机正常工作,机器工作正常。

四、激光相机、PACS 系统在 MR 上的设置与调整

激光相机设置过程:在屏幕上单击 OPTION 下面选项 Service,在右边 Local service 输入西门子密码,进入控制面板,单击 confiuration,在左边框中显示 DICOM 的下面选择 Print devices,在 host name 框中填 DRE336。在 ICP/IP 框中填 IP 地址:10.36.224.108,然后单击 save 进入下一步,在 edit name 中填 DRE336,host 选 DRE336。在 Edit AC title 框中填入 8900。在 Port number 框中填 5040,单击 save。在 HC device 中填 DER3360。在 type 中选择 DICOM PRINTER,在 class 中选 Kcda K8900,在 DICOM NODE 中选 DRE336。在 film sheet formats portrait 中选 14×17,在 Film Sheet Format Portrait 中选 14×17,然后单击 save,再单击 Finish,完成后单击后面的 HOME,有对话框后单击 OK,设备开始重新启动使用。对于使用曲线,在 import 中用 LVT 改曲线,LVT 中选 file_liner_确认,选＞_sever_完成调整过程。

PACS 系统设置过程:OPTIONS→service→local service→贴密码→OK configuration →network node host name TTPACS MR,IP 地址为 10.36.224.105,再单击 home 重新启动。

第五章　医用超声成像原理与仪器维护

第一节　超声设备安装和调试

一、设备结构组成

以 PHILPS HDI 5000 超声系统为例讨论超声设备的电气结构,讨论两方面:设备的系统电源和数据信号处理流程。在技术手册中会详细记录设备的电源部件的原理及部件编号,要求工程技术人员能够安装、拆卸和维修。

1. 系统电源

PHILPS HDI 5000 超声系统的电源在电源系统组件中,将交流电压变换成为系统所需要的直流或交流电压,同时在系统软件的控制之下,所有电路及电源的异常在程序的检测之后会进行显示或报警。

电源输入模块(alternating current input module,ACIM)通过 P501/P502 连接变压器,P503/P504 为外设电源接口,P505 为监视器提供交流电源,P506 为电扇提供 24V 电源,P507/P508 连接次变压器;输入电源开关在设备背面,系统电源开关在操作面板上。

2. 数据处理流程

系统在系统软件和应用软件的控制下通过信号采集、处理和显示部件的发射接收、处理和显示及各部件间信号通道的连接,完成了一个超声设备所能提供的全部功能。

3. 监视器电路系统

监视器电路系统主要是完成信息的显示及对所得到的信息进行数据处理,其主要工作是将从系统传入的信息通过转换和监视器控制电路的处理显示在屏幕上,同时接收麦克风的信息,也将声音传送到扬声器。

二、安装与拆卸

在安装系统之前,必须完成预安装手册中所规定的要求和步骤。系统的安装必须按照如下顺序进行:检查场地准备、系统定位、电气连接、系统调试和验收等。

(一)安装准备

1. 安装前准备和环境要求

(1)工具要求:示波器、数字表、在线测试仪、电源接线板和接地测试仪等。

(2)环境要求:空间足够,环境适宜。

2. 电源要求

采用具有隔离功能的三相交流稳压电源。为了防止三相交流稳压电源产生电磁场干扰,其安装位置应远离计算机。超声设备的电源不能与其他系统的电源相混杂。

（二）安装

下面以 PHILPS HDI 5000 超声系统为例，讨论超声设备的安装过程。

安装程序的全部细节可按测试报告进行，并将验收测试结果填入测试报告中。

不同的厂商生产的产品不同，安装方式也有很大的差别。因此，下面讨论的安装及调试只是方法的讲述，在阅读时应注意。此外，无论哪种机型，生产商通常根据用户的特殊需要已在工厂进行调整。整机技术参数在技术手册中通常会有详细的描述。

1. 开箱

系统的包装随运输方式的不同而不同，但超声设备大多采用木箱运输方式。开箱按下列步骤进行：

（1）拆下顶盖的固定螺钉，将顶盖取下；

（2）拆下前面挡板的固定螺丝，将前板作为斜面板；

（3）取下前面挡板和泡沫塑料板；

（4）打开前面的角轮；

（5）确认用户操作界面（user interface friction，UIF）上部和侧部安全锁定；

（6）确认监视器已安装并确认其锁的状态，如果不是安全状态，请重新固定并将所有固定的设备重新锁定；

（7）检查角轮是否松开，沿斜面将设备移开包装箱。

2. 常规检查

（1）根据装箱技术手册进行对照检查；

（2）检查监视器外观是否有损伤；

（3）将监视器连接到系统中，将电源线连接好，并调整、固定位置使其平稳；

（4）检查设备外部是否有损伤；

（5）检查角轮是否灵活，拉手是否牢固；

（6）拆下超声的保护挡板；

（7）检查外设施固定是否牢固和安全；

（8）检查录像机（video cassette recorder，VCR）安装位置是否合适和牢固；

（9）检查并清除系统内的灰尘、残片或杂质。

3. 机械安装

（1）检查所有部件间的安全状态，并进行组装；

（2）检查是否有固定螺丝松动，若有，则紧固；

（3）安装并检查所有的连接是否正确、安全。

4. 电气安装

超声设备出厂时，已调试完毕，现场工程师主要是对电气的安装进行检查，也可能涉及电源分布和配线、部件编号及 PCR 板编号，这些在技术手册中有详细记录。下面是电气检查的步骤：

（1）打开机器后面板；

（2）检查 VCR 和外设的连接并将连接插头连接到电源输入模块（ACIM）；

（3）检查电源变压器的连接是否牢固、安全；

（4）打开控制电路，检查线缆的连接和安全状况；

(5)检查 VCR 和视频打印机的连接是否安全和正确。

(三)拆卸

1. 控制箱中电路板的拆卸

(1)将系统关闭,切断电源,将电源线与电源断开;

(2)将盖板打开,断开必要的连接线缆;

(3)松开固定电路的螺丝,将电路板拆卸;如是安装,过程相反。

2. 监视器的拆卸

(1)将系统关闭,切断电源,将监视器电源断开;

(2)将 VCR 移开;

(3)将监视器与系统的连接电缆断开,将电源线断开;

(4)将左侧语音和视频线断开;

(5)旋转底托将显示器从底座中拔出。

3. 控制面板和开关面板的拆卸

(1)将系统关闭,切断电源,将电源线断开;

(2)用小螺丝起子将左边的锁鞘压下,取下面板,并断开接线端子;

(3)将面板向右滑动,取下;

(4)将上部面板取下,然后将下部用户接口操作板取下;

(5)拆下控制电路板和开关组件。

4. 探头的拆卸

用特定的工具,将探头固定松开,将探头取下。

其他部件的拆装不作详细的讨论,随机的说明书中会详细标明。

(四)调试

当系统在安装、升级和维修时,都要对系统进行调试。调试的目的是检查系统的设置是否正确,以确保得到的结果的准确性。在本节中限于篇幅的关系,只作简单介绍,详细的调试过程可参阅随机的说明书或由专业工程师进行。

1. 初始设定

初始化程序是在系统启动时的设置程序,在操作系统和在用户交互作用下完成系统的检查功能。

(1)系统的启动和初始化:

①将系统电源断开,将相关外设连接;

②将所选用的探头安装到设备上;

③先打开外设的电源,检查是否处于连接状态;

④将胶片装入打印机中;

⑤将设备的电源线插入外部电源接线器中;

⑥将电源开关置于 ON;

⑦15s 后将 ON/STANDBY 开关置于 ON;

⑧检查 ACIM 上的 LED S6 和 S7 是否亮;

⑨程序初始化完成后,检查探头是否正常工作,实时图像是否正常显示;

⑩通过软件测试图像功能是否能切换，显示是否正确，控制面板上的指示是否正确，所有的滑动按键及旋转轨迹球是否灵活，其他操作是否正确。

（2）系统的设置：按照系统安装操作程序完成系统的安装和测试。所有系统的安装在出厂时已完成，因此不作详细讨论。

（3）用户接口的调试：调试主要是检查用户工作程序的选择是否正确、探头及其参数的选择是否合理，主要包括：键盘控制及调节；软件模式的调试，如 VCR、NETLINK、3D CPA、3D 图形等；脚踏开关调试；安装默认值的设置；患者输出数据设置；探头初始化；2D 初始控制、2D 增益调节；TGC 调节；焦点调节，包括焦点变化、焦点宽度；图像输出、图像反转、图像压缩扇形宽度；SonoCT 实时混合图像；二次图像处理控制设置；灰度图；色彩和浓度调整；图像品质调整；纵向分辨率调节；横向分辨率调节；2D 彩色控制及调节；彩色功率成像；线性密度调节；多普勒参数初始化及相应的调试；M 型参数初始化及相应的调试；2D＋PW 参数初始化及相应的调试。

2. 调节

（1）电源的调节：电源没有电压调整，电压在直流电源模块（power supply module，PSM）上直接测量，并将其信息上传。如果电压超出范围，则系统自动关闭，如没有超压状态，则系统只有人为关闭时才被关闭。电源的检测由监测控制板（front end controller，FEC）完成。

（2）监视器的调节：监视器调节包括对比度、光亮度、色彩、背景。出厂时已完成了初始设置，也可由用户设定。所有参数设定在监视器的 EEPROM 保存，限值也被写到 EEPROM 中，设定的数字存储延迟时间是 30s。监视器 EEPROM 设定值没有更新前，仍采用原来的设定值。其他的调节可采用手动调节。

第二节　医用超声设备的维修

超声诊断具有无损伤、非侵入性、灵敏度高、重复性好、适于鉴别软组织等一系列优点，受到医学界的普遍重视和欢迎，获得了迅速的发展。近几十年来，随着高速机械扫描和高速电子扫描的实时超声断层显像仪以及彩色多普勒等新型超声诊断仪的普遍使用，超声诊断已成为影像学中重要的诊断方法之一。为了有效、快捷地进行故障的检修，我们不但需要具备一套通用故障的寻找和维修的思想方法与手段，还需要有对具体问题作具体分析的能力。从这个意义上来说，一个维修工程师所具有的知识面应比从事某一特定产品设计的工程技术人员要广泛得多。临床工程师需要具备电子学、物理、化学、光学、机械、测量理论及仪器操作等多方面的知识，这些知识不仅需要通过理论的学习来获得，还需要大量的实践来积累。本书将从超声设备的通用维修方法入手，通过对 PHILPS HDI 5000 型超声设备的常见故障的分析和检修，再结合典型故障的诊断和维修，系统地阐述超声设备的故障现象的判断与分析、故障的定位与隔离、故障的测试技术及故障修复技术等。

一、维修方法

（一）检修的方法

为了顺利地排除故障，恢复超声设备的正常运行，需要熟悉机器的结构及电气原理，熟悉各类故障的特点及产生原因,按照检修原则、注意事项合理地运用检修方法,这是做好维修工作的重点保证。

超声设备的故障通常可分为机械故障和电路故障两大类。

1. 机械故障

机械故障是机械部件所发生的故障。超声设备中通常有 4 种机械故障情况。

(1)机械转动件失灵或卡死。这是一种常见的故障,大多是由机件受潮而生锈、润滑不及时、杂物入侵未及时处理等造成,轻则增加摩擦,降低灵活度,使操作变得笨重,重则使机件锈死或卡死而不能活动。

(2)机械精度改变。由于机械磨损,机件在长期使用后会出现机械稳定度降低、运动过程中晃摆等现象,如操作面板上的轨迹球及操作键盘、探头等。

(3)机件弯曲、变形、破碎及断裂,主要由于受力不均及位置不正所引起。

(4)机械连接固定件松动或松脱,如连接件、螺钉、螺母等在机械活动中受力松动或脱落。

后两种故障不仅影响机械的正常运行,还很可能导致严重后果,造成机器损坏,甚至出现危险,应特别注意检查和及时维修。

2. 电路故障

电路故障是指电气线路所发生的故障。要注意的是,由于在超声设备中采用了计算机技术,电路故障可分为硬件故障和软件故障。软件故障主要分为系统软件故障和应用软件故障;硬件故障可分为开路故障、短路故障和损坏故障。

(1)开路故障:开路有完全与不完全之分。完全开路(如断线)是指电路中没有电流,不过这种故障多半是某些部件损坏导致的;不完全开路包括因接触不良、元件变质等引起的电路开路,而使电路中电流明显低于正常值的现象。开路故障将会造成所控电路不正常工作,进而使某一局部甚至全部电路停止工作。

(2)短路故障:指由于导线绝缘被破坏或绝缘强度降低而被击穿等各种原因造成不该连接的导线、元件间的碰接,元件变质漏电使电路中电流大大超过正常值等。这类故障危害极大,不仅会使局部电路工作不正常,而且会使导线、元件过热甚至烧毁,保险丝熔断,造成局部或整机停止工作。

(3)损坏故障:元件在长期使用中,由于质量和自然寿命所致,会发生损坏,造成开路或短路等现象,如电阻烧断,集成电路损坏,计算机软件被破坏,电容、晶体管被击穿等。此外,也要注意元件老化问题,即其参数发生改变,器件并没有完全损坏,可能只表现为电阻的增大或减小、电容漏电、晶体管参数变化等。这种故障使电路参数发生不同程度的变化,造成某电路或整机工作异常,具有较强的隐蔽性,不太容易判断,只有通过细心检查,逐级测量、分析比较,方能找出故障所在。

在检修时,应先根据故障现象判断是开路故障还是短路故障,是高压电路故障还是低压电路故障,而后进行逐级检查,以减少试验次数,缩短检查时间,实践证明这是一种行之有效的方法。

(二)故障发生的原因及故障特征

1. 故障产生的原因

(1)正常损耗:正常损耗是由机械和电器元件的使用寿命所决定的。比如,操作面板长期使用后操作失灵或老化,超声探头的正常磨损等。当使用到一定的次数后机械和电器元件会老化,降低图像质量。这些机械部件或电子元件的使用寿命难以用一确切的时间来衡量,主要取决于使用是否正确和维护是否得当。正确的使用和合理的维护能延缓它们的老化过程,也就提高了使用寿命。

(2)使用不当:使用不当会造成超声设备直接损坏或间接损坏(如缩短寿命等),从而影响工作。比如,当超声设备的外部电源异常,移动过程中的碰撞使其损坏,或在移动中将脚踏开关的连接线压断等。因此,正确地使用超声设备是设备安全的重要保证。

(3)维护不当和维修不及时:日常的维护和定期的检修能及时地发现隐患,防患于未然。超声设备的使用或存放环境干燥、定期维护和清洗是非常必要的,否则就可能会影响活动的灵活度,甚至不能正常工作。

(4)调整不当:如果机器调整不当就投入使用,不但不能充分发挥效用,甚至会造成机器的损坏。比如,使用参数的设置不正确、电源电路的电压调整不准确,不但影响机器使用效果,而且还可能造成设备的损坏。

(5)软件故障:由于超声设备的软件系统和应用软件数据或程序的丢失,导致使用时不能正常启动或死机,解决的办法是重新安装系统。

2. 故障特征

超声设备发生故障的程度不同,其特征也就不同。硬故障表现得比较绝对,故障特征明显,比如短路、开路及损坏等;而软故障表现得比较模糊,故障特征就不很明显,比如元件的老化、变质但未完全失效、接触不良等。熟悉故障的特征及表现形式,对于故障的判断和查找是很有帮助的,特别是对整机系统原理的理解是至关重要的。

(1)突发并且现象持续的:有些故障突然发生后,现象明确。例如,超声设备电源部分损坏,系统不能正常工作,或处理部件损坏,某种工作模式不能正常工作,这类故障,通常多是硬件损坏或系统崩溃所致。

(2)偶发并且时有时无的:有些故障是偶然发生的,表现为时有时无,没有规律性。这类故障是最难判断和维修的,其主要是由于接触不良或软件的不稳定造成的,或超声设备的探头老化、接线或电路板的虚焊也会产生这种现象。

(3)规律性的:有些故障是在某些特殊条件下发生的,表现为有一定的规律性。例如,超声设备在某些工作模式下不能正常工作,而其他模式下正常,或由于探头的某些单元破坏,导致特定的图像不清晰。

(4)渐变性的:有些故障现象的程度随着时间的延长和条件的加大而加剧,直至完全不能工作。这主要是器件的老化以及系统软件受到计算机病毒的感染所致,尤其是电子器件或导线的绝缘性降低时。

总之,超声设备的故障特征有很多种,抓住这一表面现象,从电路的原理去分析、判断、检查、测量,就能找出问题的实质,得到及时检修,从而避免故障的扩大。

3. 检修原则

(1)检修人员应具有检修超声设备的专门知识和一定的维修经验,应能有效地利用超声设备的相关技术资料和数据,并应具有严肃认真的工作作风。

(2)应注意仔细观察,全面详细地弄清故障发生时的表现和工作状态,并能根据故障特征进行综合分析,制订出合理的检修计划,切忌盲目检修。

（3）检修后对机器进行必要的试验和调整，并填写较为详细的维修记录。记录中应包括检修对象、故障对象、检查结果及处理方法等。

（4）要按检修计划进行检查，并视具体情况灵活掌握进度，遇有新的情况，应先从电路原理上认真分析，修订计划，而后继续检查。

（5）检修时应注意拆卸的顺序，记录编号，以避免给复原时增加不必要的麻烦，甚至造成新的故障。

（6）在发生软件故障时，要注意软件的错误指示，必要时重装系统。

（三）故障检查的常用方法

当超声设备出现故障时，检修者首先要做的就是明确机器的哪部分出现故障、是什么类型的故障以及引起的原因。要迅速地查明故障并加以排除，就需要有合理有效的检查手段，切忌只顾分析线路图，纯理论地寻找故障，也要避免盲目进行测试，而应从系统的、全面的角度分析故障。

1. 直观法

直观法也称感触法，即利用人的感官通过看、听、嗅及触摸等手段来确定故障所在。这种方法，适用于表面故障的检查，如观察探头是否有损坏或脱落等；听系统工作有无异常声响；闻有无烧焦时的煳味；在机器断电后，用手触摸某些元件或电路板，应从其温升可以判断出电路是否正常。事实表明，绝大部分故障可以通过直观法并运用一般知识初步分析确定。

2. 替代法

替代法又称置换法，是维修超声设备最常用的方法。超声设备是高度集成化的，厂商将超声的功能一般设计为几个功能相对独立的模块。置换法是工程技术人员维修设备最有效的方法。由于现在集成化水平的提高，许多系统都可能由控制功能部件完成，因此传统的维修到器件的方法已不能完成故障的判断和维修，而且某些系统由于技术保密的原因，厂商不提供技术资料，而只提供配件进行置换。

3. 测量法

测量法也称为仪器仪表法，是借用测试仪器仪表，如万用表、电压表、电流表、示波器等进行故障的检查。因为人的感觉器官只适合检查具有比较明显现象的故障，而无法确定一些故障发生的原因、性质及位置，更无法对故障作出"定量"判断，所以对很多较复杂的系统要通过测试仪器仪表来检查，即使是具有计算机自检功能的超声设备也不能例外。作为维修人员，必须熟悉常用测试仪器仪表的使用，测试中要正确操作，并能根据测试结果进行分析，根据测量结果判定故障。测量法在现实的维修过程中已是一种必要的手段。

4. 程序诊断法

如果超声设备安装有错误诊断程序，那么工程师可以采用设备的自测功能，确认设备的故障部位，这是一种快捷和准确的方法。

上述 4 种故障检查法，只是许多维修方法的一部分，还可采用许多其他的维修方法。所有的方法并非是孤立的，一个故障的检修，可能用到其中的一种或几种甚至全部方法，只有在实际中灵活运用，理论联系实际，才能准确、快捷地排除故障。

二、超声设备维修

以 PHILPS HDI 5000 超声系统为例来讨论维修过程和方法。由于智能化的超声设备具有先进的计算机系统,因此要求维修工程师具有较高的操作技能。

PHILPS HDI 5000 超声系统具有软件和硬件自测诊断能力,系统在启动时会自检。本部分主要讨论程序错误信息、硬件错误代码及系统诊断程序。通常当硬件发生故障时,系统自检程序会在 25min 内进行诊断和显示。

1. 检修过程

(1)将 ON/STANDBY 开关置于 STANDBY 位置,同时将电源断开(置于 OFF 状态),将电源线断开。

注意:在拆卸电路板前先将电路断开,以防发生危险。

(2)检查所有的电路板(ACIM、PSM、AIM、CPANEL、IIM、PIM、CM、SYSCPU 和 DDEA)是否正确、牢固地与 CTRBRD 连接。

(3)检查 IIM 和 ACIM 的所有连接线连接是否正确。

(4)将电源闭合,同时将 ON/STANDBY 置于 ON 位置。

(5)如果系统没有正常从硬盘中启动,那么将系统程序重装;如果系统程序重装后还是没有正常启动,那么按步骤(8)进行。

(6)如果系统重装后正常启动,那么进一步检查系统软件。

(7)如果系统重装后仍不能正常启动,那么更换硬盘或将系统软件升级到 107.10 版本或更高。

(8)如果系统没有从硬盘中启动,那么切断电源,将电路板 PSP1、PSP2、FEC、IMEM、SPM、ADAPTR、AIFOM、CB0~CB7(所有通道板)、SHSE 进行调整或检查,无误后重启系统。

如果系统显示错误与电路板无关,那么检查所有连接电缆和总线。

注意:电路启动时间除 PSP1、PSP2、FEC、IMEM、SPM、ADAPTR、AIFOM、CB0~CB7(所有通道板)、SHSE 外,多数小于 25min;除拆卸 FEC 时电源可以处于接通状态外,其他部件在维修时一定要处于断路状态。

(9)当系统启动时,在检查电路板上有如表 5-1 和表 5-2 所示指示灯的状态信息。如果系统检测电源电压在误差范围内,那么系统正常工作;如果系统检测电源电压不在误差范围内,电源会自动断开,那么所有的电压为 0。电源异常断开后,测量 PSM 测试点的电压能够确认和分析系统的故障所在。

表 5-1　程序装载后 PCB LED 功能和状态

PCB	位置	状　　态
前控制箱		
PSM	PS1 PS2 PS3	DS1-HVDC OK 正常,表示当前 PCB 位置 LED 状态前控制箱 PSMLL 输出电压为直流 155V
		DS2-OVP TRIG 正常为 +6V~−6V,当高于 +6V 或低于 −5.2V 时亮
FEC	A4F	DS1 无用
		DS2 无用
		DS3　MOP 失效,表示 MOP 没有装载成功
		DS4　MOP　LED1
		DS5　MOP　LED2

续表

后控制箱

PCB	位置	状态
PIM	A2B	DS1 控制面板处理显示 LED
		DS2　SCIP/MOP　LED1
PCM	A3B	DS1 闪烁表示 CPU 与以太网间的通信
		DS2　DSP　LED 闪烁表示图像总线的处理
		DS3　MOP　LED1
PSP2	A4B	DS1 在得电期间,当程序从 PSP1 上初始化时即可亮起,初始化完成后是一个活动指示器(根据 PSP2 繁忙程度),高的帧传输或彩色时 LED 稳定,当扫描转换时 LED 闪烁
PSP1	A5B	DS1　SCIP　LED2
		DS2　MOP　LED1
CPU	A6B	DS1 到 DS3 无用
		DS4　SCIP　LED2
		DS5　MOP　LED1
		DS6　PTX 闪烁表示 CPU 与以太网间的通信
		DS7　PTR 闪烁表示 CPU 与以太网间的通信
		DS8 到 DS11 无用
IMEM	A8B	DS1 白 LED,扫描期间闪烁
		DS2 红 LED,扫描期间闪烁
		DS3　IBUS　ERROR　LED 通常处于关闭状态
ADA-PTR	A9B	DS1　TRAP(translation processor)LED,扫描模式下闪烁,在 2D 和多普勒时失效
		DS2　PAP(physio audio processor)LED,所有模式下关闭
		DS3　SCIP　LED2
		DS4　MOP　LED1
SPM	A11B	DS1 到 DS7 无用
		DS8　SCIP　LED2
		DS9　MP　LED1
		DS10 无用(定位在 DS5、DS6、DS7 之后)
		DS11 无用(定位在 DS5、DS6、DS7 之后)
AIFOM	A12B A13B	DS1 无用
		DS2 无用
		DS5　SCIP　LED2
		DS6　MOP　LED,在系统初始化时,1s 间隔闪烁,当载入密码时间隔 2s 闪烁
ACIM	PS5	DS1 在系统初始化后,1Hz 闪烁,表示 PSM 输出 HVDC 正常
		DS2 无用
		DS3 无用
		DS4 无用
		DS5 无用
		DS6 正常状态是亮,表示 HVDC 通过了 F1
		DS7 正常状态是亮,表示 HVDC(+155VDC)供给控制箱的 PCBs

表 5-2 正常系统启动和 LED 状态

正常启动	LED 状态
主开关 OFF ON/STANDBY OFF AC 连接到 ACIM	ACIM 所有的 LED 不亮
主开关 ON ON/STANDBY ON： HVDC 到达 PSM	ACIM 上的 6、7 灯亮，6 灯亮表示电源通过变压器，7 灯亮表示电源 HVDC 到 PSM
主开关 ON ON/STANDBY ON： 主电源开关接通 2～3s 后，ON/STANDBY 接通； PCB 板得电并初始化； PIM 确定测试模式； CPNL、UIM、IIM、PIM、PCM 数据路径建立； HD 程序装载，操作系统到 CPU； CPU 完成数据启动； CPU/PCM 建立客户/服务器通信（以太网络）； PCM 测试模式确定	CPNL：LED 亮 5s 后，闪烁 4 次，然后熄灭； PCM：DS2 闪烁，5 次/s； PIM：DS2 闪烁，5 次/s； CPU：SCIP 快速闪烁，5 次/s；SCIP 闪烁频率 1Hz，MOP 闪烁频率 2Hz； PCM：DS1 亮，脉冲方式； 监视器：彩色灰色外框； 系统电路板； 风扇：2s 达到全速，系统初始化时达到全速
系统设定初值： CPU 开始设置系统电路板的实值； CPU/PCM 客户/服务器操作； HD/DDEA 完成工作模式的应用程序和操作系统初始化； 系统操作文件的装载和探头的初始化	CPU：SCIP P 闪烁频率 1Hz，MOP 闪烁频率 2Hz； PCM：顶端 LED 亮，全部为脉冲方式； 监视器：闪荧屏； SHSEL：继电器激励，系统启动时间约为 1.5min； ACIM：LED♯1 闪烁频率为 1Hz
程序启动完成： CPU 启动应用程序，SW 和 MO 文件检查外部设备配置； CPU 检查：启动程序的错误状态； UIF 激活	系统电路板：对应参阅表 5-1； 监视器：显示 2D 图像和静态图形； 风扇：风扇的速度取决于控制箱的温度，有 4 档调节，控制电压从 PSM 发出，调节电压为(0～+24VDC)

2. 诊断程序信息

程序诊断系统提示信息的出现就意味着系统设备已经出现问题，这些提示信息说明错误是由于硬件损坏、操作员操作过失或其他系统能断定的原因导致的。维修人员通过操作界面获取进一步解决方案。解决方案如下：

（1）同时按 Superkey 和 F6 显示错误数据的第二页。

（2）打印或记录关于第二页的数据，该信息显示了软件的版本和错误信息的代码或相关信息。

（3）重复第（1）步，将错误的提示信息删除，并继续扫描或显示其他诊断程序。

（4）在系统软件版本高于 170.XX 时，错误信息会存储于硬盘，并可对其数据信息进行恢复。

3. 各种诊断数据

（1）使用记录：使用记录可以帮助了解导致系统出错的因素，从而确认是由于操作失误还是由于硬件损坏造成的。使用记录可记录最后 500 次按键或者操作控制活动及操作时

间。即使系统电源开关和线路断路器被关掉,所有的序列都会被保留。使用记录每页显示
50 个记录,这些记录包含按键操作、滑动按键操作、控制旋钮变化和轨迹球的运动。可对使
用记录做如下操作:

　　①确认系统已经完成初始化;

　　②同时按下并保持 Superkey 和 Shift,显示并选择语言种类,第 10 页显示出 50 个工作
序列;

　　③通过界面底部选择键来选取所需要的信息;

　　④选择重新设定记录,采用相应的控制键即可;

　　⑤选择退出,选择"CLOSE"程序回到最初状态。

　　(2)磁盘数据外存或删除:系统软件可将数据或系统程序转存至外部存储器中,或将数
据删除。将硬盘格式化或将系统重装,以解
决系统的问题,其操作界面如图 5-1 所示。

　　4. 用户诊断程序

　　用户诊断程序使用户能够得到设备状
态,使使用者能够很快地诊断系统操作的状
态或者协助其他系统诊断设备的错误位置。

　　系统启动初始化完成后,根据操作指令,
进入用户程序,能够完成整机测试、检查安装
软件、显示系统初始化状态报告、显示安装操
作、备份错误数据、视频测试信号的有效性及
测试系统硬件故障。

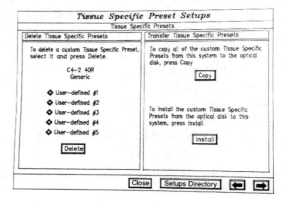

图 5-1　将硬盘格式化或系统重装操作界面

三、保养与故障分析

(一)保养

　　对超声设备定期进行保养是减少和避免故障、使仪器处于良好的工作状态和得到高质
量影像的有效手段。保养主要包括日常保养和性能参数的定期校正。

　　1. 日常保养

　　(1)开机前检查电源电压是否在正常范围内(220V±10%),尤其是配有不间断电源的
机器,一定要在不间断电源正常工作后再打开超声仪器。当电源电压波动超过 200V±10%
时,应马上关掉电源,停止工作。

　　(2)定期检查保护地线,由于操作者和患者都要直接接触超声仪器,为防止漏电伤及人
员,必须定期检查保护地线是否连接正常,接地电阻是否达到安全要求(<4Ω)。

　　(3)根据使用环境的卫生情况,定期清除机器内外的灰尘和污物。应坚持每天搞好机器
外部卫生,主要是擦拭仪器的外部,并对面板和开关旋钮进行检查。注意:不能用具有腐蚀
性和有机类物质擦拭机器。机器内部卫生应根据使用环境定期进行,一般来说应一年不少
于两次,建议在春末和中秋两季进行,这是因为春季多潮湿,夏季和秋初则气候炎热,容易对
仪器造成不良影响。机器内部卫生一般应由专业技术人员或经过专业培训的医院技师完
成。在保养过程中,禁止随意扳动电路零件和更改接线位置,更不得随意旋动各可调元件。
在实施机内保养时,严禁通电,并应拔去系统电源插头,以确保仪器与人身安全。保养完成

之后,要对整机连线和接插件进行检查,防止在连接不正确或机内遗忘工具等情况下通电,确认无误后方可通电试机。超声探头应随时保持清洁,有污物时应轻轻擦拭,不能用坚硬的物体去清除。超声探头应避免剧烈震动。

(4)在确认仪器没有通电的情况下,进行电缆的可靠连接检查和导电接触面的清洁。当导电接触面有锈蚀或污物时应用专用清洗剂清洗,严禁用砂布或其他金属物件打磨,并且不能用手直接接触,以免汗渍造成锈蚀。

(5)检查仪器的探测性能和面板控制键的控制性能,并正确调定各性能控制旋钮,使指示范围与显示值相符。

(6)检查并旋紧各固定螺丝,特别是主机脚轮,以免在移动中发生意外。正确使用各种工具,以防各固定螺钉因超力矩而损坏。

2.性能参数的定期校正

超声仪器中的横向分辨力、纵向分辨力、几何位置精度、声输出强度等决定着图像的质量,应定期请专业人员利用专用检测装置对这几项参数进行校正。

3.保养时间表

超声设备保养时间如表 5-3 所示。

表 5-3　超声设备保养时间

保养内容	保养时间	备　注
电源电压	1 次/天	应随时进行检测
保护接地	1 次/月	每月检查连接状况,接地电阻每半年检查一次
仪器外部卫生	1 次/天	
仪器内部保养	1 次/半年	
器件间连接电缆	1 次/半年	时间应选择在春、秋季开始前
面板控制功能机械部分	1 次/月	
重要参数校正	1 次/半年	在移动中有异常现象应随时修复
	1 次/年	进行维修后应重新进行参数校正

(二)故障分析

1.设备故障

超声设备是一种复杂的电子设备,故障总是不可避免的,其后果将直接影响设备的正常使用。作为一个设备的管理者或维修人员应能分析产生故障的原因以便准确、及时地给予排除。产生故障的原因归纳起来主要有三个方面:①器件本身的自然损耗:各种元件都有一定的使用期限,超过使用期限后,就可能发生老化、变质、漏电、绝缘性降低和机器磨损等现象,严重的甚至完全失效,造成电路故障。最常见的现象是使用电位器调节亮度、对比度、增益等的设备,由于经常转动电位器造成磨损,阻值发生变化,产生故障。②仪器使用环境和条件的恶劣:主要指环境温度、湿度过大、空气中含腐蚀性气体和灰尘、仪器受到震动,以及电源电压的过大波动。当情况严重时,器件的焊点会被锈蚀而引发故障。③人为故障:责任心不强,不按时对仪器进行维护或维护不当,违反操作规程等原因也可引起设备的故障。超声探头是很精密的器件,人为的强烈震动引起频率的偏差会严重影响图像的质量。

2.设备故障对影像质量的影响

超声设备的故障有的并不影响图像的质量,如注释功能、测量功能、局部放大等,而同一种不良的影像也可能是由不同的故障引起的,在这里我们仅根据信号的流程原理做出分析。

图像监视器无图像显示或图像显示区为全白色,可由监视器自身故障、主存储器(MEM PCB)、接收与视频放大电路板(RV PCB)、数字扫描变换器(DSC)、CPU 板和为这些电路板提供电源的电源电路故障造成。

图像垂直方向回波减少或图像正常但图像整体表现灵敏度降低,可由超声探头性能变坏、发射与控制电路板(TC PCB)、接收与视频放大电路板(RV PCB)故障造成。

图像在监视器屏幕水平或垂直方向不停移动,故障点可能在监视器的同步信号方面或在 CPU 板上。

第三节 B 超设备单元电路与故障分析

一、B 超设备电路

(一)B 超设备电路的组成

B 超设备电路由电源板、前置放大板、脉冲板、接发收延时板(发射延时线、接收延迟线、滤波接收器)、时钟控制板(分频 TV 同步发射器、接发收控制、A/D、D/A)、DTVC 板(帧相关、帧存储器、输出缓冲器、行列地址发生器、帧存储控制)、游标字符板(游标测量字符发生器键盘)、TV 系统组成。

(二)系统框图

发射部分如图 5-2 所示。接收部分如图 5-3 所示。

1. 电源电路

采用开关电源产生直流电压,由市电供给直流电压,经滤波、整流通过开关电源,电源产生±5V、±15V、+12V、+300V 电压供机器使用。

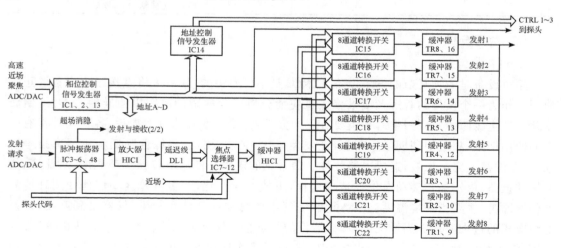

图 5-2 发射部分

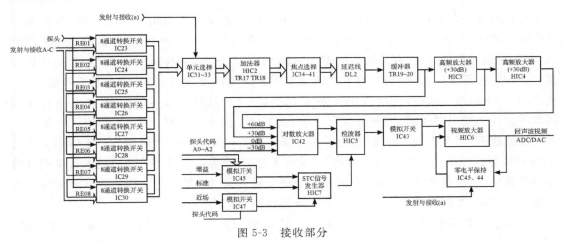

图 5-3　接收部分

2. 脉冲电路

(1)脉冲板采用相控电路,从时钟控制 S-C 板发来的控制信号,激励控制脉冲电路,产生超声脉冲,使探头阵元发射超声波到人体脏器组织,同时回波从探头接收后经前置放大器放大,送达 REC 板。

(2)发射接收板实现电子聚焦和复合聚焦,从 S-C 板发出信号,控制超声波束在接收时延迟时间,并对回波信号处理放大后送达下一级 S-C 板进行 A/D、D/A 转换。

(3)数字扫描变换器(DSC 电路)分别由 S-C 板和 DTVC 板组成。

①S-C 板由主时钟发生器、TV 显示电路、脉冲、灰阶发生器,以及发射接收延迟控制组成。超声视频信号与 TV 同步信号混合成视频信号。

②DTVC 板:把探头超声扫描变成 TV 模式显示。

(4)游标字符板:键盘,通信显示。

(三)信号通道分析

来自系统的主时钟电路经分频后产生 767kHz 的时钟信号,经发射延迟板后脉冲呈延迟状态,使前置放大板产生电子聚焦,发射超声脉冲到探头发出超声波,经人体脏器组织反射回探头获得图像信号。回波信号经探头接收后输入 PU 板上的前置放大器进行放大,然后送接收延时板进行聚焦滤波放大后,送接收器对回波信号进行处理,经滤波后形成视频信号,视频信号经 A/D 变成 4bit 数字信号,经帧相关平滑滤波后存入主存储器,在行列地址发生器、帧存储器控制下,经输出缓冲器后主存储器内的图像信号经 D/A 转换送 TV 显示器。键盘控制信号送达游标测量电路,字符发生器合成信号与视频信号混合,形成完整的复合视频信号,到 TV 显示电路后进行同步分离行、场扫描,在 TV 显示器上产生图像。

二、B 超设备故障检修

(一)故障检修流程、手段和方法

1. 检修流程

设备故障检修较为重要的一环是分析和诊断故障,即根据故障现象推断可能导致故障的部位。这要熟知设备的基本原理和各种设备的结构特点,要借助检测及调试手段来诊断故障位置。掌握原理图和布线图很重要,要利用电路图迅速找到待检测电路元件的位置。

　　根据故障现象揭示出导致故障的原因。每种电路故障都表现出一定的症状,存在着某种内在的规律,几种故障可能表现出相同的症状。在故障分析推断中,往往会出现这样的情况,即根据故障现象分析,有几种可能导致故障的原因,例如,图像显示器全黑、无超声信号就有4种可能情况:一是探头和发射接收电路无超声脉冲及发射;二是放大通道故障,探头接收回波,不能放大通过;三是A/D转换器损坏,使超声视频信号传输受阻;四是主存储器存取图像的功能出现故障,视频图像写不进、读不出。整个信息通道中某一个环节、某一个元件出现故障,都会出现故障现象,要一步一步地排除。可用示波器检测S-C板输出端或对A/D转换器的模拟信号输入端进行检测,看有无超声视频信号,如能检测到脉冲,说明故障在S-C板中,若没有脉冲,可断定在前级某个环节超声脉冲受阻。再检测接收回波前置放大器输出端,测有无接收回波,可很快确定故障部位。

　　故障检修难在系统分析上,要立足于电路结构和板块。在发射接收系统、放大系统、DSC系统、显示系统、电源系统这五大系统中采用功能模块分割。一是大模块:C&C、S-C板、显示器、电源。二是小模块:S-C板→信号通过A/D→主存→D/A。三是控制功能:键盘→S-C板→MEMORY(主存)→A/D→D/A。四是T/R:探头→T/R增益。五是电源系统:包括开关电源各路电压是否正常。六是显示器:复合视频信号输入、复合视频信号输出。从以上功能模块的分割中,可清楚地观察到关键的检测点,经测试之后可很快确定故障所在。

　　2.B超检测手段

　　B超主机由换能器、主机、显示器三大部分组成。当B超出现故障时,首先要将故障范围缩小,判断从显示器里见到的故障是探头引起的还是主机或显示器引起的。其判断的方法是:

　　(1)用好探头接在有故障的B超上,如果故障消失,则证明是探头故障;如果故障仍存在,而且跟原探头接上时故障的表现一样,则证明原探头是好的。

　　(2)将主机的视频信号(video out)输入其他好的显示器上,如果原故障消失,则证明原显示器有故障。显示部分有两个,即观察图像显示器和用于照相显示器。从观察孔里也能看到显示图像,两个显示器的图像是一致的,即正常图像。如果一个显示器显示正常图像,另一个显示器显示异常图像,则显示异常图像的显示屏有故障。

　　(3)当探头和显示器的故障情况确定以后,可判断主机是否有故障。主机电路复杂,信号繁多,引起主机故障的原因较多。

　　电源部件的检查手段如下:

　　①首先要检查电源是否正常。用万用表可以检查几组电源。在排除电源引起的故障以后,进行信号电路部分的检查。

　　②电路的前半部分是发射/接收电路和模拟信号处理部分。可以用示波器测量这一部分最后输入到DSC部分的信号,同时调节面板,增益和深度增益补偿(STC),对照正常信号图,看信号变化是否正常,如果信号正常,那么可以将故障缩小至DSC部分。

　　③当输入的DSC信号正常,而输出不正常时,显然是DSC部分产生了故障。在主机里面,大部分故障均由DSC部分引起,所以对DSC还要进行分析。DSC大体分为3部分。信号通道主要是将回声信号数字化后进行数字转换、存储和处理。字符框标部分主要是显示各种诊断需要的字符、框标及刻度等,而这两部分的工作均需各种各样的控制信号,同时还要有控制部分将两部分协调叠加起来。如果DSC出现故障,同样也要将故障缩小到更小的

范围。如果显示的框图正常,各框标及刻度测量也正常,仅在回声区有异常,那么很有可能是信号通道的故障,可通过各种信号的测量再进一步确认。如果有正常回声信号,而在正常回声信号上有异常的字符、框标显示,那么一般是字符框标电路故障,需经过进一步测量再确认。如果控制部分有故障,包括 CPU 有故障,那么信号和字符标记都是异常的,而且显示器上会出现各种各样的不正常显示。控制部分的修理可通过分析电路、测量,尽快地将故障缩小到电路板,然后再修理电路板。有相同型号的 B 超,可以用电路板交接法,能比较容易、快速地查出故障。

3. B 超检修方法

(1)外观检查:检查连接线连接情况、有无受潮现象,灰尘多时应用除尘器吹干净。

(2)电源部分检查:根据电路图按顺序检查各路电压是否正常,检查整机电源工作是否正常,测量其电压是否符合标称电压值。如果测量到某一电路电源不正常,则应断开该部分连接接头,也就是断开负载,再测量这部分电源电压值,以判断是电源本身有问题还是负载其他电路有故障。

(3)探头检查:首先检查该部分电源情况,即+5V、30V 是否正常,再检查探头导线插头与机器插座有无异常;如果没有发现问题,再检查探头部分,其方法是在探头上面涂上耦合剂,然后用一枚银币直立在探头的探测面自一侧向另一侧移动,此时,屏幕上应出现一条连续滑动的回波信号,其回波信号不应同时在两个或两个以上位置出现,如果移动到某个位置时其回波异常或没有回波,即说明有故障。当然,如有条件,最好的办法是换一只探头测试。当确认探头有问题时更换之。

(4)超声图像处理部分检查:超声图像处理部分一般分为两个单元,即发射/接收单元和DSC 单元,通过检测这两部分,可以很快地判断出是哪一部分的故障。

(5)显示器检查:当判断遇到困难时,可再找一只显示器用视频电缆连接起来,观察是否有异常来判断故障所在。

4. 各部分电路板检查

(1)首先要仔细观察电路板上的各种元器件有无异常,如烧坏、断裂、变形等。

(2)观察电路板上所有的焊点情况,如有无开焊、断裂、印刷电路烧断、腐蚀或受潮现象。

(3)检查电缆线及连接插头插座,是否有断路、短路现象,接触是否良好。

(4)当上述这些方面全部检查后,再去根据故障现象判断相应的电路部分。

(二)故障检修举例

【例 1】 无视屏信号故障检修方法

故障分析:打开机器,屏上灰白,无灰阶显示,亮度不可调,图像模式不可选择,面板按键无效,探头工作。

检修方法:显示屏有光栅,无图像,显像管高压部分正常,可能是图像视频信号未到,查输出板 DSC32-0 板信号,显示屏输出端 TV 无信号,查前级 U30(LM318 运放),无输出,也无输入。查 U29 输入端,无信号,此端为 A 输出信号,来自控制板 DSC32-C 板,信号未到,再查通道 A 输出信号:由 DSC32-C 板电路末级 U9、U10 两片 8 位移位寄存器组成,并行输入串行输出,查 U9、U10 无信号,CLR 端有效,再查 CLR 端信号,总保持有效,正常情况应交替进行,CLR 由 U44 控制,查有无 CP 信号,CP 是由 U48(74LS195)四位并行移位寄存器组成的,控制脉冲产生,此处无信号,则确定 U48 损坏,更换后亮度可调,各种程序运行正常。

【例2】　无光栅、无图像故障检修方法

故障分析：①±5V、±12V电源故障。②显示器故障。

检修方法：①检查电源相应的电压，测量±5V、±12V，确认电源电压是否正常。②查找全电视信号，最好的办法是另外找一台显示器，用视频电缆连接起来，看是否有全电视信号，如果有全电视信号，而且超声图像正常，则说明是显示器故障；如果还是什么都没有，就应该往前查找视频输出部分。

【例3】　有光栅、无图像、无灰阶、无刻度故障检修方法

故障分析：①系统时钟停止。②ADC电路故障。③显示器故障。

检修方法：①根据此种故障现象可以判定显示器行场扫描是正常的。无图像要首先检查视频部分，如果检查的显示器本身没问题，就要检查视频输出是否正常。②测量系统时钟电路中ICIG-10、J203-1测量点波形。③检查ADC电路是否正常。

【例4】　图像异常扭曲或滚动故障检修方法

故障分析：①系统始终不稳；②全电视信号电平过高或过低；③TV信号故障。

检修方法：造成图像异常扭曲或滚动主要有以下两个原因：①由系统时钟部分问题造成的；②由全电视信号电平造成的。当遇到这两种情况时，还是先查找全电视信号是否正常，用示波器测全电视信号，看有无异常，尤其是电平的高低，然后再找系统时钟的问题，应该说故障比较局限。

【例5】　屏幕有光栅、有刻度、有灰阶，无超声图像故障检修方法

故障分析：①-12V、±30V电源故障。②发射/接收电路故障。③图像存储电路故障。④探头故障。

检修方法：①先检查电源是否正常。②在保证电源正常的情况下，主要查找发射/接收部分电路，这些电路要用示波器测量其波形，然后再查找图像存储电路有无问题，逐级判断。③如果上述检查都没有发现问题，可考虑探头问题，判断探头好坏的最好办法是找一只型号相同的好探头接上测试，即可判断好坏。

【例6】　图像灵敏度低故障检修方法

故障分析：①±30V电源故障。②发射/接收控制电路故障。③接收电路故障。④STC电路故障。⑤探头故障。

检修方法：①先测量±30V电源电压是否正常。②如果其电压正常，则接着测量发射/接收电路的电路波形是否正常。③最后考虑探头问题。

【例7】　图像某部分灵敏度过低或过高故障检修方法

故障分析：①发射/接收相位控制电路故障。②探头故障。

检修方法：①超声图像的这种部分灵敏度变化应先检查相位控制，通过测量波形分析可能发生故障的部位。②当判断这部分没有问题时，再查找探头问题，包括探头连接线以及插头部分等。

【例8】　图像回波泄漏故障检修方法

故障分析：①地址控制电路故障。②探头故障。

检修方法：①在检查上述两种故障原因时，对地址电路的检查也只能测量波形。②当判断上述部分没有发现问题时，可考虑探头有问题。

【例 9】　探头干扰增大故障检修方法

故障分析：①探头屏蔽不好。②探头有断线或接触不良。

检修方法：①要首先检查探头的连接状况，由于探头经常使用，尤其是使用时间较长的机器，很容易造成电缆线折断形成这种故障。②检查探头接地是否良好，电缆与探头连接处是否被折断。

【例 10】　图像垂直亮线飘移故障检修方法

故障分析：①发射/接收延迟时间不稳、延迟线故障。②发射/接收电路故障。③探头故障。

检修方法：①用示波器检测波形是否正常。②若上述检测正常，可考虑探头问题。

【例 11】　图像变成黑白条纹故障检修方法

故障分析：①发射电路故障。②冻结短路故障。

检修方法：考虑上述两部分有问题时，主要测量发射控制电路，冻结电路中的测量点的波形，根据出现的异常波形判断故障所在的部分。

【例 12】　冻结功能无效故障检修方法

故障分析：①冻结开关损坏。②I/O 接口电路故障。

检修方法：①检查冻结开关是否正常。②测量 I/O 接口电路波形，以排除接口电路故障。

【例 13】　发射波无超声图像故障检修方法

故障分析：超声波发射时间未与图像数据存储地址对应。

检修方法：检测相关电路的波形来加以判断。

【例 14】　图像闪烁故障检修方法

故障分析：①ADC 电路故障。②图像存储电路故障。③线相关处理电路故障。

检修方法：检测所在电路测试点的波形来分析故障所在部位。

【例 15】　编码测量刻度标记显示不规则故障检修方法

故障分析：图标存储电路故障。

检修方法：测量图标存储电路的波形来判断故障。

第六章　核医学显像原理与设备维护

第一节　核医学成像设备的保养

一、保养内容

核医学成像设备的保养是对设备运行的全方位保养,对设备的正常运行、减少设备的有形磨损、获得高质量医学影像等起着非常重要的作用。保养应从以下几个方面来进行。

(一)保持环境适宜和合理操作

保持环境适宜应重点监测环境湿度、温度和机房通风情况。因为探测器的闪烁晶体多采用 NaI 晶体,这种晶体的缺点是易潮解,所以必须保持机房干燥,机房内应配备除湿机,并每天清理除湿机的水箱。环境温度的变化会造成检测器灵敏度的变化,因此应保持机房内的温度有良好的稳定性。良好的通风可大大减少挥发性药品对环境的影响,应每天定时对机房进行通风换气。

合理操作是保证设备正常运行的前提,操作中应注意:①光电倍增管的高压突然中断对探测器会产生不利影响,因此应防止这种突然断电;②当不进行显像时,探头应水平放置,闪烁晶体向下,这样做有助于光导与晶体的紧密连接;③当不进行固有性能测试时,应保持准直器配置在探测器上,这样做有利于防止探测器受到机械损伤;④当更换准直器时,应检查准直器、探测器和准直器支架有无损伤和异常;⑤保证室内温度变化<3℃/h,以防止温度突变造成的闪烁晶体破碎;⑥防止放射性物质对探测器的污染。

(二)机械装置检查及润滑

每天检查准直器、探测器和扫描床的牢固性、操作的灵活性、探测器升降和旋转的可靠性以及制动和限位装置的有效性。应定期检查机械运行装置和部件,对扫描床、扫描旋转设置、探头位移装置等应重点检查其运动或旋转的平稳度和位移精度等,实际测量旋转角度和位移位置,与相应的显示值进行比较,并通过校准使其一致。对全身成像,还应检查机械运行速度,避免由于运行速度不均匀对成像质量所造成的不良影响。定期对上述各装置的传动部分进行润滑,以保证其正常工作,减少磨损。良好的润滑是保证机械运行平稳和运行精度高的重要条件。

(三)电气部件保养

核医学成像的电气部件包括计算机系统图像打印机或多幅相机、探测器支架控制电路、扫描床控制电路、机械操作显示器、探测器高压供电电路、探测器信号接收信号接收电路以及电源电路等。对其日常保养的主要内容是清除电路板灰尘和检查接插件的连接是否牢固。进行保养时应确保其整个电路处于断电状态。保养过程中应严格避免对电路板上可调元件的调整,否则可能造成设备运行状态的改变,影响图片质量。电气保养,当环境较好时,可每年进行一次；当环境较差时，可每半年进行一次。应定期检查设备的安全接地状况，防止由于接地不良对设备造成的损害和对患者造成的伤害。

(四)核医学成像性能参数校准

核医学性能参数包括固有参数和系统参数，是核医学成像的质量保证。因此应定期对性能参数进行校准，以保证获得高质量的影像。

二、保养时间表

核医学成像设备机械部件的保养时间表与其他医学影像设备大同小异，可参考进行。表 6-1 是核医学成像设备的保养时间表，其中如果 ECT 采用 γ 相机探测器，则还应进行 γ 相机的相关性能参数调校。

表 6-1　核医学成像设备保养时间

项　目		保养周期	备　注
机械性能		1 次/半年	
γ 相机	固有能量分辨力	1 次/月	
	固有泛源均匀性	3~6 次/周	
	固有空间分辨力	1 次/月	
	固有空间线性	1 次/年	
	固有计数率特性	1 次/年	
	系统灵敏度	1 次/月	
	系统空间分辨力	1 次/年	
ECT	旋转中心(COR)	1 次/周	
	断层分辨力	1 次/季度	分有散射和无散射两种情况
	Z 方向分辨力	1 次/半年	
	灵敏度	1 次/半年	主要是随探头旋转的变化
	均匀性	1 次/半年	主要是随探头旋转的变化
总体性能		1 次/季度	

三、使用注意事项

(一)γ 相机的使用

γ 相机型号较多，结构各不相同，现介绍主机的使用要点。

(1)为使仪器的性能稳定，开机前先开稳压电源总开关。先将开关置于"预备"，预热30min 后开启"ON"挡，并打开储像示波器开关。

(2)启动计算机主机、显示器、磁盘驱动器等，通过键盘设置采集程序。

(3)换上需要的准直器，患者取合适的体位，下降探头使准直器贴近检查部位。

(4)调节显示器焦点，并用点状源为患者体内的同位素调节能峰，使能峰集中在显示器的能量窗内，随后将开关拨至照相位。

(5)转动定位选择开关，使图像示波器上显示正的图像。

(6)移动检查床，使检查脏器处于全视野图像位置。按压主机启动开关进行拍摄，同时启动计算机开始采集。

(7)γ 相机室应采用空调系统，保持室温恒定，每小时的变化梯度在 3℃ 以内，以防止温度骤变使闪烁晶体破碎。

(8)定期对γ相机做均匀度、图像线性测试与调整,保证图像质量。

(二)ECT 的使用

(1)温度:为了防止晶体由于温度骤变而发生断裂,建筑房屋时应考虑保温措施,室内应安装空调系统,最好是双路空调,使温度保持在 18～27℃,每小时温度变化不得超过 3℃。湿度控制在 40%～60%。

(2)电源电压:电源电压应保持稳定,不要使用柴油发电机组所提供的电源。交流稳压器的功率应选择 10kW,并加装电源断电保护装置。为保证信息采集的质量,光电倍增管所使用的高压电源应 24h 通电,一旦发生断电,仪器再次启动,应有下列关系的高压预热时间:①当断电时间小于 1h 时,预热时间应为 1h;②当断电时间大于 1h、小于 24h 时,预热时间为断电时间的 4 倍(上限为 24h);③当断电时间大于 24h 时,预热时间应为 24h。

(3)在更换准直器时,患者应远离仪器。拆装较重的准直器应使用准直器推车,以防止失手造成不必要的损失。检查前,应预先调整好患者体位和探头位置,并经常检查安全开环和仪器连线是否正常。仪器运行时操作人员不要离开岗位,以防止意外事故发生。

(4)仪器每天使用之前应做自动校验:方法是按 AUTO CALIB 键,仪器自动进行校验,若出现错误可再做一次。校验结束后可将准直器取下,用一个距晶体表面 1.5m、计数率为 20kcps 的点状源,采集计数 3000k 以评价均匀度的好坏。若均匀度变差,必须做均匀度校正;若均匀度良好,安装好准直器即可投入使用。

(5)检查:每周工作结束之后,应做一次"GOOD BYE"检查,并及时将有用信息调入硬盘以便保存,同时清除硬盘无用信息,以利于下周采集和处理工作。

第二节　核医学成像设备的维修

一、设备故障

核医学成像设备由于采用放射性药物作为成像源,没有专门的成像源组件,因此结构比 X 线设备和 MRI 设备相对简单,产生的故障也相对较少。

(一)机械故障

机械故障会造成设备丧失某些应有的功能,甚至会造成整个设备无法运转。新安装或使用时间较短的设备出现机械故障的概率较小。机械故障产生的原因主要是机械部件如传动装置的传动带、传动齿轮、传动轨道以及轴承等的磨损。核医学成像设备中,机械故障可能出现的部分是:①探测器机械的旋转部分,重点是电机、变速齿轮箱、传动齿轮、传动带或传动链条以及传动轴承等;②探测器上下移动(或 FOV 调节)部分,重点是电机、传动齿轮、传动轨道和轴承等;③扫描床升降部分,重点是电机、传动齿轮与传动链条或传动齿轮与传动螺杆、传动轴承等;④扫描床水平运动部分,重点是电机、传动齿轮、传动链条以及传动滚轮等;⑤探测器机架水平运动部分,重点是电机、摩擦轮和运动轨道等。其中电机是较容易产生故障的部件。另外,由于探测器重量较大,因此在机械安装时为保持探测器的重心位于支撑体上,通常都采用配重装置来平衡探测器的重量,否则会增大机械运行中的磨损。扫描床水平运动和探测器机架水平运动是用于全身平面成像的,设备中一般只配备一种运动。

（二）电器故障

核医学成像设备的电路组成主要有:①电源电路;②机械控制电路;③探测器高压供电电路;④数据采集与变换电路;⑤数据处理与图像重建电路;⑥各种显示电路等。由于电路组成较复杂,所包含元器件的种类和数量较多,因此电路故障千差万别,很难一概而论,需具体故障具体分析,找出产生故障的原因。在不考虑环境因素和人为因素造成的故障时,电路故障产生的原因主要有:①电路元件本身的质量问题;②电路设计缺陷;③长时间超负荷工作;④元器件老化造成的性能下降。现代核医学成像设备有良好的故障自诊断程序,可帮助技术人员解决一些常见故障,这些故障诊断程序包括硬件监测和软件处理两部分,基本上可对设备整个运行状态进行监测,给出故障提示和相应的解决方案。当故障诊断程序提示无法解决故障或直接提示需专业维修人员处理时,就需请专业维修人员进行维修。

（三）软件故障

核医学成像设备的软件包括:①计算机操作系统软件,较常见的是 UNIX 操作系统和 Windows 操作系统。早期的 DOS 操作系统已基本被淘汰。②核医学成像设备软件,因生产厂家的不同而不同,一般包括系统控制、原始数据采集、图像重建、图像后处理、系统性能参数测试以及系统故障诊断等部分。软件故障较少见,其主要原因是:①软件本身的缺陷,如软件中含有某些不明显的缺陷,造成软件在运行过程中死机等现象。②人为误操作,例如无意中删除了个别系统文件等。③计算机病毒往往通过网络感染,流传非常快,因此使用中应尽可能避免向主计算机中复制非系统所需的文件,特别是游戏软件。软件故障一般可通过重装系统软件来排除,当重装系统软件无法排除故障时,应及时请生产厂家的专业技术人员帮助排除故障。

二、设备故障对影像的影响

设备故障对影像的影响主要表现在图像干扰方面,例如图像的伪影和图像对比度、分辨力的降低等。探测器故障是影响图像质量的最重要因素,例如经多年使用后晶体的潮解、探测器的空间均匀性的降低、光电倍增管响应能峰的漂移、数据采集电路元件老化造成的电路噪声的增加以及数据采集通道损坏等故障,都会严重影响图像的对比度和分辨力。对 SPECT,除探测器故障造成的影响外,旋转中心的漂移、探测器的倾斜、探测器旋转角度的不准确、旋转速度的不均匀等,也会引起断层影像分辨力的降低。对 PET,除探测器外,影响图像质量最主要的因素就是电路故障。

三、故障检修

从设备维修的角度讲,由于核医学成像设备只有影像的接收单元和相关的辅助装置,因此其维修的难度相对较低。

（一）ECT 全身平面成像扫描速度过快的故障检修

(1)故障现象:在对患者进行全身扫描成像时,扫描速度设为 20cm/min,发现扫描速度报错,扫描速度设为其他速度时工作正常。执行机架扫描速度校正后故障依旧。

(2)故障分析:基本可以认定此故障发生在机架扫描速度控制部分。首先检查扫描驱动电机的供电电压,若发现电压偏高,则进一步检查造成电机供电电压偏高的原因,一般有两个,一是驱动电压输出部分,二是转速反馈部分,其中驱动电压的大小由转速反馈信号和速度控制信号控制。如经检查发现转速反馈信号正常,速度控制信号由计算机给出,经译码器译码后,由或非门控制,若或非门的输入信号正常,但是输出信号异常,则确定为或非门损坏。

(3)故障检修:更换或非门(14001B)后,系统工作正常。

(二)ECT 更换准直器机械故障检修

(1)故障现象:双探测器更换准直器时,其中一个探测器进不到位,也退不出来,显示器不显示探测器角度。打开探测器机架后盖,在维修状态手动控制旋转机架,使探测器重新定位。当探测器旋转到刚超过 270°一点时,探测器旋转突然停止,手动控制也不起作用,且无任何错误提示。关机后再开机,显示器处于换准直器状态,但是准直器锁不上,机架旋转、探测器角度变换都不能进行,成像无法进行,处于死机状态。

(2)故障分析:从现象分析,故障可能由机械原因引起,故障的直接原因应是更换准直器造成的。在更换准直器时,如用力过猛,可能造成探测器平面与机械运动装置平面偏离,使探测器处于卡死状态而引起不显示探测器角度。在其后的维修过程中,由于在非正常状态下手动旋转探测器,使得故障进一步扩大。在其后的检修过程中发现,当给出旋转命令时,旋转命令指示灯亮,但是旋转电机不得电,由此可初步排除电路故障。查看机械结构图发现,在探测器位于 270°位置时,机架旋转除电路提供定位以外,还有一电磁控制的限位挡块卡入定位槽内,由此推测机架可能被限位挡块卡死。

(3)故障检修:通电后手动使限位挡块控制继电器吸合,将限位挡块吸回,此时再手动按下旋转按钮,机架旋转起来。此后,用手动控制按钮旋转探测器,到监视器上显示探测器角度后,机架完成了自动定位,设备恢复正常运转。分析原因,可能是由于更换准直器时使两个探测器的相对位置发生偏移所致。

(三)ECT 探测器机架运行停止的原因分析

上面机架不能旋转的故障是极为特殊的一个例子。由于机架旋转在 ECT 成像过程中的作用非常重要,各生产厂家对机架旋转控制都给予了高度重视,并在软件、硬件和保护等方面尽可能做到完善,但是增加的控制手段和保护机制又会成为新的故障点,因此在这里对机架不能旋转的电路故障进行系统分析,其维修可以结合电工学中有关电机驱动控制的原理来解决。

(1)机架参考转速电压错误:机架旋转的速度指令由计算机给出,实际转速电压信号将反馈回计算机,并与计算机中存储的参考转速电压比较,当实际转速反馈电压信号与参考转速电压不符时,计算机会给出相应的错误提示。通常这一问题可以通过转速校正操作重新存储参考转速电压的方法来解决,但是,当校正无法解决问题时,预示机架旋转驱动电路出现了故障。

(2)机架控制软件错误:机架控制软件也可能造成机架无法旋转,这种情况往往是由于软件本身的设计缺陷所造成的,可以通过重新开机使软件初始化来解决;若通过重新开机无法解决,则需重新安装机架控制软件。

(3)机架旋转硬件错误:机架旋转的反馈信号除上述讲到的转速反馈信号以外,还有位置反馈信号、旋转方向反馈信号等,这些信号中的任何一个信号异常都会造成机架无法旋转。例如,在给出旋转方向反馈信号后,如果机架的旋转方向与计算机给出的旋转方向信号不一致,则机架旋转会停止,这一现象意味着机架旋转驱动电路的硬件存在问题,应及时维修。位置反馈信号分别通过随机架转动的一个电位器和一个编码器来提供,如果电位器和编码器发出的信号不能很好地匹配,也会造成机架不能旋转。

第三节　SPECT 设备电路与故障检修

一、工作过程

被检者注射放射性同位素,发射出 γ 射线,γ 射线被探头系统接收,进入探头的 γ 射线撞击探头中心的 NaI 晶体,使之产生闪烁,闪烁被探头中的光电倍增管接收,光电倍增管把光信号转换成脉冲信号。每一个光电倍增管有一个前置放大器,前置放大器放大来自光电倍增管的脉冲电流,输出低阻抗信号驱动下一级电路,在 37 个光电倍增管阵列中,有 37 个脉冲源,基本信号有 X、Y、Z,X 和 Y 信号决定闪烁的位置,Z 信号决定闪烁的强度。

7 个呈多边形排列的光电倍增管,产生的光闪烁强度信号基本相同,与其总能量成正比,通过电阻网络和运算放大器求和产生 X 和 Y 信号。而 Z 信号根据光电倍增管位置的不同,电阻网络的各个电阻值也不同,Z 信号电阻网络所有电阻值都相同,与光电倍增管无关。电阻网络中电阻的数目与阵列中的光电倍增管数相同,从每个电阻网络中输出的信号经过各自运算放大电路求和、放大、缓冲,从运算放大电路输出的 X、Y、Z 信号进入后级电路进行积分、线性校正、变换校正、脉冲高度分析处理后,在显示器上显示 X、Y、Z 三个参数图像。一幅 ECT 图像可认为是 X、Y、Z 参数的集合。

二、电路分析

(一)探头

信号处理部分在一块母板上插有 12 块板,由光电倍增管、前置放大器、阀门放大器、电阻网络、湿度传感器电阻组成。信号求和微分放大电路由运算放大器产生阈值电平和能量输出信号,电流转换器产生能量输出信号,由位于母板上的 7 个电阻网络节点产生信号送到 3 个求和差分放大器,这些输入信号通过母板连接器直接加到信号处理板(SDD 板)上,求和放大器输出信号通过信号处理板(SDD 板)进入母板,再由 ICD 板积分放大接收信号。

(二)积分与控制板(ICD 板)

ICD 板有 4 个二重积分器,输入积分器的 4 个模拟信号直接来自 SDD 板,从积分器输出的 4 个信号通过母板直接进入强度信号校正板(CDD 板)。

(三)强度信号校正板(CDD 板)

CDD 板有 3 个采样保持电路、2 个多路转换器,通过反馈电路具有分频器功能,每个多路转换器有一个输出缓冲放大器,采样信号由主信号分析板(PCA 板)产生,经过母板后进入 CDD 板。

(四)高度分析器及自动稳定电路(AIA 板)

AIA 板有 4 个脉冲高度分析器,分别位于两块板上,每块板上有 2 个有等效电路功能的分析器、2 个模数转换器、2 个运算放大器 L_4(反向输入缓冲放大器)和 L_5(完成加法器),以及集成块 K_4、K_5。信号经过适当处理后加到每一集成块 15 脚,求和放大器 L_5 完成求和工作,它接收 K_4、K_5 发出的信号和经过运算放大器 L_4 缓冲过来的部分信号,L_5 输出模拟信号,进入图像校正板(ZCA 板)。

(五)图像校正板(ZCA 板)

ZCA 板为图像校正部分,功能是将模拟信号转为数字信号。在地址总线右面有 16K×8 的 ROM 存储校正,左面有 4K×8 的 ROM 存储校正,数模转换器接收来自 ROM 的校正信号加到乘法器,这是集成块 ICL2 积分部分,输入乘法器的信号来自测试点 TP_4,这个信号经校正后模拟输入信号,乘法器在 ICL2 4 脚输出具有电流转换特性的信号,它通过运算放大器 L_3 转换成电压信号,在 TP_6 上输出,然后加到加法器,TP_4 信号也加入加法器,然后在 TP_5 输出信号进入后级电路。

(六)定位与显示板(ODA 板)

ODA 板包括线性校正、定位、显示电路。为了克服阵列光电倍增管定域灵敏度不一致引起的信号失真问题,加入了减校正技术,其主要由信号校正板(LD1)、信号分析板(LC2)两块板组成,LC2 由 8 个 ROM、8 个数模转换器、8 个乘法器和 2 个加法器组成,信号进入 LD1板模数转换后输出,2 个寄存器接收经过模数转换后的信号。控制电路主要由一组门电路组成,模数转换后的数字信号存储在 12bit 的寄存器内,进入后级校正电路,产生两个模拟校正项,进入加法器后输出,进入定位及显示。

(七)能量光谱与图像显示

该电路的作用是显示能量光谱图以及旋转和反转图像,它的输出信号 X、Y、Z 是模拟通道处理后输出的信号,其能量信号 Z 不改变,X 和 Y 信号通过双向电子开关产生变化信号,这种变化的信号就产生了光谱显示,从电子开关产生的 X 和 Y 信号经过运算放大器放大和反相,产生 4 个信号 $X+$、$X-$、$Y+$、$Y-$,然后 4 个信号分别进入 4 选 1 模拟多路转换器,图像能够以各种组合相互转换,在显示器上显示的图像能够绕 X 轴或 Y 轴旋转。

三、故障分析与维修

(一)ECT 图像均匀度变差故障检修

故障分析及检修:图像均匀度变差一般是由光电倍增管和前置放大电器部件发生故障引起的,大多是由于前置放大器性能不佳或损坏造成的,所以应检查前置放大器。测量 TP_1 电位为 $-7.4V$(正常),输入到 Q_6B 端信号(正常),再测 TP_2 为 15V(正常),TP_3 为 3.42V,调节电阻 R_2 电压无变化,TP_3 电压为 5.235V(正常),因此可以断定故障在 R_2 上。由于 R_2 失调导致输入 Q_5 端的信号发生偏差,引起高增益的光电倍增管直流输出,导致前置放大电路输出信号不正确,更换 R_2 并调节阻值使 TP_3 电压为 5.23V,机器正常。

(二)ECT 探头故障检修

开机后进行平面源校正时,计算机和控制台显示屏无显示。故障分析及检修:故障可能发生在探头系统,因为计算机和控制显示器同时发生故障的可能性不大,在平面源校正时无显示,可能是探头系统电源故障导致所有信号处理系统工作不正常。查电源板保险,± 5V、± 12V 电压输出正常,查± 15V 电源板输出$+7.4$V 和-15V,可以确定为± 15V 电源板不正常,查± 15V 电源调节器 LM350,输出端输出$+7.4$V,调节 LM350 仍达不到$+15$V,更换LM350 后测输出电压达$+15$V,电压正常,机器工作正常。

(三)ECT 电源电路故障检修

图像均匀度和空间分辨力差,强度信号 Z 失真。故障分析及检修:-12V 电源调节器在加负载后发生振荡输出,其中元件损坏,-12V 电源供电信号处理系统输出信号发生偏差,引起故障。查-12V 电源板,测量 TP_1 电压,不正常,调节 R_{12} 使 TP_1 电压为-12V,但机器仍无改进,TP_1 电源振荡输出由 R_{14}、R_{10}、C_{14}、C_{15} 组成,而检查到 C_{14}、C_{15} 时发现它们被击穿而导致电位振荡输出不正常,更换同型号电容,机器正常工作。

(四)ECT 探头 CDD 板故障检修

开机后计算机显示器和控制台显示器无显示。故障分析及检修:查计算机控制台显示器正常,故障应发生在探头系统。根据探头系统功能框图检查 CDD 板,用示波器检测 CDD板上 TP_9、TP_{10}、TP_{11}、TP_{12}、TP_{13}、TP_{14} 的信号波形正常,再测 ICD 板上 TP_1、TP_2、TP_3、TP_4、TP_5 的信号波形也正常,进一步检测 CDD 板上 TP_6、TP_7 无输出信号,再测 CDD 板上中间板 TP_1、TP_2、TP_3、TP_{10} 无输出信号,可确定为 CDD 上的故障。输出信号由 ICD 板进入CDD 板上 4 个相同的采样保持电路,信号经过此电路后无信号输出,由于 4 个采样保持电路都无输出,不可能同时发生故障,因此只有 CDD 板电源发生故障时才可能导致 4 个采样保持电路无输出。查 CDD 电源,测量 003A 连接器测得± 5V、± 7V、± 15V 电源(正常),把CDD 板插在延长板上,再测± 5V、± 7V、± 15V 电源发现± 15V 电源消失,CDD 板的 35 脚对 1 脚(地)消失,说明有短路现象。± 15V 中 C_{62} 电容如被击穿引起短路可导致± 15V 无电压,测 C_{62} 发现滤波电容被击穿,更换 C_{62} 电容后测± 15V 电压正常,机器工作正常。

(五)ECT 高计数率电路板 ALA 故障

开始后按下自动校正时,出现错误信息提示:Us high count rate off mode(使用高计数率关方式)。故障分析及检修:根据错误信息提示探头系统对高计数率和低计数率不能以相同的百分率进行校正,高计数率电路 ALA 板发生故障,此电路对模拟信号进行放大,对强度信号 Z 进行校正,前级电路 X、Y、Z 信号输入高计数率,其中 X、Y 没有影响,高计数率的输出信号 A,信号 Z 通过 K_4、K_5 寄存器进行校正,再通过加法器得到 A 信号,K_4、K_5 功能分别对应一个数字模拟器和一个乘法器,计数率校正的百分率由 K_4、K_5 决定,可以判断,故障发生在 K_4、K_5 及外围元件上。

用示波器测 TP_{28} 信号输入波形正常,测 K_4、K_5 17 脚电压和 20 脚电压正常,测 K_4、K_5 15脚调节可变电阻 R_{36},发现 K_5 15 脚电压有变化,而 K_4 的 15 脚也应有电压变化但现在无任何变化,再测 R_{39} 发现 R_{39} 断裂,重新更换 R_{39}。调整 R_{36} 时,K_5 的 15 脚和 K_4 的 15 脚均有电压变化,此时机器工作正常。

第七章　医学影像设备质量控制

第一节　医学影像成像质量控制

一、评价与控制

(一)评价

如何评价医学影像成像质量并进行有效管理是国内外放射学界研究的重要课题,国际放射学界将影像质量评价方法分为主观评价法、客观评价法和综合评价法。

主观评价法是指通过人的视觉,并根据心理学规律评价影像质量的方法,又分为分辨力评价法(Bureger)、受试者操作特性曲线法(receiver operating characteristic curve,ROC)和模糊数字评价法。

客观评价法是指用形成影像的一些物理量进行测定评价的方法,又分为调制传递函数(modulation transfer function,MTF)、威纳频谱(Wiener spectrum,WS)和噪声等价量子数法。

综合评价法是指以诊断为依据,把检查影像的物理量作为客观评价手段,再以成像技术条件作保证,尽量减少被检者剂量的评价法,即心理＋物理评价(ROC 体模、ROSE 体模、对比度-细节体模 CDRAD)。

(二)控制

质量管理(quality management,QM)包括放射诊断质量保证(quality assurance,QA)和质量控制(quality control,QC)。QA 是 QM 的主要内容,它通过有计划的系统行动,在尽可能减少被检者和工作人员的辐射剂量、节省检查费用的前提下获得稳定、高质量的图像,以满足诊断的需求。QC 通过特定的方法和手段对诊断设备、器材的各种性能和指标进行检修,对图像制作过程进行检测并加以校正,从而获得高质量的图像。

医学影像成像质量控制主要包括以下几个方面:适当密度、良好的对比度、鲜明的锐利度、较少的斑点、无噪声伪影、保证图像质量参数(一致性、空间分辨力、对比度等)要求、合理的扫描技术参数(曝光参数、扫描角度等)、合适的图像显示技术(窗宽、窗位等)、符合标准的机器调试校准及激光打印机质控。

二、CR 的伪影与质控

CR 的伪影来自影像板(image plate,IP)、扫描、读出、处理、擦除、激光相机等诸多因素。以下从硬件、软件两方面进行阐述。

(一)硬件伪影

硬件伪影是指 CR 系统由信息采集、信息转换、信息处理、影像记录四方面的硬件而产生的伪影。

1. 信息采集系统

信息采集系统由 X 线管和 IP 组成。

(1)IP 灰尘沾染造成的伪影,表现为粗细均匀的黑色线条状伪影及散在点状黑色影。应对方法:定期对 IP 进行清洁保养。

(2)IP 保养不当造成的伪影,表现为散在斑点状伪影,似霉斑,主要是长期用 75% 乙醇擦拭所致。应对方法:在清洁 IP 时要使用专门的 IP 清洁液。

(3)IP 裂隙造成的伪影。IP 板分刚性和柔性两种,一般刚性 IP 易弯曲形成线性裂隙,使影像呈线性透明影。应对方法:选择柔性好、质量高的 IP。

(4)投影条件偏低造成的伪影,表现为大量均匀斑点状噪声伪影。应对方法:按照标准条件选用 IP。

(5)投影条件偏高造成的伪影。投影条件过高使 IP 上形成偏高条件影像,而在第二次偏低计量时,出现记忆伪影,造成两幅图片重叠。应对方法:要求摄影条件规范化。

2. 信息转换系统

信息转换系统由激光扫描器、光电倍增管和 A/D 转换器组成。

(1)激光扫描操作不当产生的伪影,表现为短形状阴影,主要是由于 IP 扫描中出现了停顿(主要由于突然断电造成)。应对方法:确保电源可靠使用。

(2)激光扫描灰尘产生的伪影,表现为多股水平平行、粗细均匀、密度增高的白线条影,主要是由于灰尘进入扫描仪,使 IP 在扫描中阻力增大,出现 IP 暂停。应对方法:可用 75% 乙醇棉球擦拭内部的辊轴。

(3)辊轴紧密不适造成的伪影,表现为粗细均匀、密度增高的白线条影,原因是扫描仪辊轴过于紧密,使 IP 出现停滞。应对方法:调节辊轴紧密度。

3. 信息处理及影像记录系统

(1)扫描仪擦洗未干造成的伪影,原因是 IP 擦拭后立即使用,造成阻力降低,行进速度加快。应对方法:待擦拭过的 IP 干燥后再使用。

(2)激光模块使图像缩小,图像向一边压缩,影像无残缺,图像在整体范围内缩小。应对方法:更换激光模块。

(3)影像读取伪影,图像呈磨玻璃状,分不清结构,可通过后处理软件加以改善,可能是扫描装置灰尘太多,可见光采集部件被灰尘污染,输入信号减弱造成的。应对方法:定期对扫描装置进行清洁保养。

(二)软件伪影

(1)毛衣状伪影:图像不清晰,只能部分分清图像结构,细节无法辨认,似被检查者穿毛衣后所摄图像。应对方法:软件升级或重装软件。

(2)病毒产生伪影:图像出现分段现象,为各组成片段的重新组合,具有潜伏破坏性特征。应对方法:软件升级换代或重装软件,加强网络管理,禁止病毒进入。

三、DR、DSA 质控参数

影响 DR 成像质量的因素主要有能谱、噪声、空间分辨力、对比度分辨力和伪影。评价 DR 系统的物理参数有固有对比分辨力、系统固有分辨力、数字噪声、信噪比和探测器效率。

影响 DSA 图像质量的参数有：

(1)分辨力，包括：①空间分辨力，空间分辨力与像素的大小有关，像素小空间分辨力就大；②对比度分辨力，即可获得高对比度分辨力的能力；③时间分辨力，即对运动部位的血管的瞬间成像能力，时间分辨力高，成像就清晰。

(2)图像对比度。图像对比度的灵敏度高，显示细节能力就强。

(3)图像模糊度，包括体位和放大性的模糊、运动模糊、焦点模糊、接收器模糊。

(4)噪声，包括 X 线系统的量子噪声、影像增强器量子噪声、电子噪声。

(5)运动伪影，是由自主或不自主器官的运动造成的。

(6)对比剂浓度。

四、CT 图像处理与质控

(一)CT 图像处理

CT 图像处理实际上是根据一定的数学方法，应用计算机技术、电子技术对最初获取的原始数据进行再加工处理。该数字处理功能是计算机应用一些程序完成的，通过运行软件得出结果，完成图像处理任务。在实际应用中，学会图像处理功能的命令、参数设置及命令执行就可以掌握各种图像处理技术。不同的系统和不同的软件具有不同的功能，一般有窗口技术，任何位置或特定位置的 CT 值，随意选择感兴趣区，兴趣区统计学评价，距离、角度、面积、体积的测量及计算，位移、旋转、放大、缩小多幅图像并显示，相加相减，过滤图像等的实质都是对检测像素的原始 CT 值进行相应的数字变换和计算。

1. 窗口技术

把人体中与被观测组织 CT 值范围相应的灰度范围确定为放大或增强的灰度范围，把确定灰度范围的下限以下压缩为完全黑，这样就放大或增强了灰度范围内不同灰度之间黑白对比的程度。被确定为放大或增强灰度的范围叫作窗口；放大的灰度上下限之差叫窗宽，显示 CT 值的最大范围；放大灰度范围中心灰度叫作窗位，显示中心的 CT 值。某一级灰度 CT 值越大，图像越白；CT 值越小，图像越黑。应用范围-1000～1000HU，在显示器上设置相应的灰度分级称为显示灰阶。

在全灰度标内划分灰阶显示图像的黑白对比度，一般采用 16 级显示灰阶，即图像从完全黑到白的显示对比平均分成 16 级不同黑白显示，如 CT 值 320HU，平分成 16 份，则每一灰阶代表的 CT 值分别为 20HU。CT 值取正方向为显示亮，负方向为显示暗。窗口技术是显示技术的合理使用，能清晰显示组织或结构的黑白差别，不丢失原始信息，不改变实质差异。

2. 图像显示范围的选择

图像显示范围的选择是将一组原始图像数据阵列通过形成图像矩阵在显示器中显示，可在图像数据中任意选择，按要求进行重组、变换、计算。将图像数据直接形成图像矩阵显示或将图像数据压缩或扩大以显示感兴趣区域图像，主要有以下几种显示方法：①512×512 图像直接显示；②512×512 图像任意四分之一显示；③256×256 图像矩阵显示；④512×512

图像固定四分之一显示；⑤512×512 图像任意部分 256×256 显示。

3. 图像的放大、缩小

图像的放大、缩小通过简单的数学方法进行。与图像数字矩阵相对应，图像显示不放大也不缩小；从图像矩阵中选部分图像数据扩展，与原来的显示矩阵相对应时，图像放大显示。小图像的放大会产生数据不连续、间断的现象，出现粗糙，可用数据插值方法使两者的矩阵相对应，使图像更细、更平滑。图像缩小是指对图像数据进行压缩，例如图像数据中有 a、b、c 信息，用 a 和 b 表示 c 信息，则 a、b、c 压缩成 a、b 图像矩阵显示。图像缩小以图像不失真为佳。

（二）CT 图像质量控制

1. 对比度

CT 图像对比度表示物质间密度差异，即不同密度物体的分辨力。CT 图像对比度与 X 线能量、噪声等有关。

2. 对比度分辨力

对比度分辨力也称密度分辨力，是指分辨 X 线透射度微小差异的能力，常用能分辨的最小对比度的数值表示，也指在感兴趣区域内将一定大小的细节部分从背景中鉴别出来的能力。对比度分辨力与 X 线能量、探测器、噪声、窗宽、窗位选择等有关。对比度分辨力是衡量图像能清晰显示微细组织结构的一个重要参数，可用低密度体模做扫描，按照测试体模孔径从小到大的顺序依次测量相应的对比值，给出对比度细节曲线。

3. 高对比度分辨力

在物体与周围环境的线性衰减系数差别较大的情况下，物体的密度不很大时，就可被分辨识别出来。按图像国家标准，高对比度分辨力是指物体与匀质环境的 X 线线性衰减系数差别的相对值大于 10% 时，CT 图像能分辨物体的能力。

4. 低对比度分辨力

在物体与周围环境的线性衰减系数差别较小的情况下，物体密度需要大些才能被分辨出来。按图像国家标准，低对比度分辨力是指物体与匀质环境的 X 线线性衰减系数差别的相对值小于 1% 时，CT 图像能分辨物体的能力。高对比度分辨力与低对比度分辨力的检测方法是通过适合直接进行图像视觉评价的各种规格的体模进行扫描，对所得图像进行图像视觉评价。

5. 空间分辨力（spatial resolution）

空间分辨力是指 CT 图像能分辨两个距离很近的微小组织结构的能力，即从空间分布上分辨物体微小结构的能力。表现在断层表面与纵向的空间分辨力不同，多排螺旋 CT 的纵向空间分辨力与横向空间分辨力接近。

影响空间分辨力的因素主要有以下几个：

（1）探测器有效受照宽度和有效受照高度的大小。探测器有效受照决定了表面空间分辨力，有效受照高度决定了厚层，也决定了纵向空间分辨力。

（2）重组算法。选择不同的图像重组算法能得到不同质量的图像，如校准算法比高分辨力算法所得图像空间分辨力低。

（3）矩阵。矩阵越大，像素点越多；像素越小，图像分辨力越高。

（4）图像对比度。两个微小结构相邻对比度低易造成不可分辨，因此，具有高对比度和高空间分辨力才能使图像清晰显示细微结构。

（5）噪声。图像噪声主要有 X 线量子噪声、电子测量系统热噪声、气体噪声、测量系统与重建算法造成噪声。在 CT 成像过程中许多数值变化和处理过程形成的图像噪声影响图像质量。噪声以在均匀物质的影像中给定区 CT 值的校准偏差来表示，可用扫描水模方法测定。量子噪声主要来源于发射 X 线光子在时间和空间的随机变化。

（6）X 线剂量。CT 扫描中 X 线剂量决定了 X 线的质和量。噪声由量子噪声影响时，要考虑体层厚度、像素尺寸、X 线剂量、物体线性吸收系数。在合理的 X 线剂量范围内提高 X 线剂量，有利于降低噪声水平，同时，增大像素宽度和体层厚度也能降低噪声。像素宽度增加，相当于减少图像矩阵，从而图像分辨力下降，体层厚度增加，使图像对比度降低。实际操作中应该在合理 X 线剂量范围内，选择各种剂量，得到合适的图像空间分辨力和噪声。

（7）重建函数。在图像重建中，用不同的卷积滤波函数和图像重组算法，得到的是不同分辨力的图像质量，如选择平滑滤波器时，空间分辨力下降，噪声也下降，图像对比度分辨力提高，可对软组织中大的低对比区有效显示图像；而选择边缘增强滤波器能使感兴趣细节清晰，空间分辨力提高，但噪声增强，对比度分辨力下降，可清晰显示骨质结构细节。因此，在工作中要根据不同应用类型选择不同卷积滤波函数，得到合适的图像空间分辨力和噪声。CT 值可用水模扫描后测定，允许偏差为 ±3HU。

（8）伪影。伪影是被检查者体内不存在而出现在重建 CT 图像中的影像，是不同类型图像干扰和其他非随机干扰的总称。伪影是非真实存在的。形成伪影的大致原因如下：①物理原因，包括量子噪声、散射、X 线硬化效应等；②被检查者的原因，包括体位、移动、金属异物、脏器蠕动、自主和非自主运动；③设备成像装置原因，包括扫描数据选择处理不当，重建算法不完善，设备扫描装置不稳定，采集数据重建性不好，X 线发生装置的管电压波动、温度漂移、图像显示和激光相机非线性成像等。除被检查者因素以外，伪影出现的原因较为复杂，大多是设备本身引起的，要根据伪影的出现部位、形状、大小等逐步进行分析，找到根本原因后加以解决，才能去除伪影。

（9）CT 机功能检测：①水模平均 CT 值测试；②床移动精度检查；③CT 值误差测试；④噪声水平测试；⑤散射线剂量与防护测试。

五、CT 图像质量评价

（一）影响图像质量的因素

CT 图像质量取决于图像的各种评价指标是否达到要求，而 CT 诊断主要依据 CT 影像所提供的正常或异常信息作出结论。因此，CT 图像质量是 CT 诊断的先决条件，优质图像必须能如实地反映人体组织的解剖结构，提供足够的诊断信息。影响 CT 图像质量的因素较多而且复杂，包括各种图像质量参数、扫描技术参数、机器安装调试、激光相机正常应用与管理等，而各参数相互之间有密切的关系并相互制约。在对 CT 图像进行质量控制时，必须了解各个参数及其图像质量的影响，做到正确调控与运用，以达到质量控制的目的。

图像质量的各项评价指标如下：

（1）空间分辨力。测量应在无噪声情况下进行，用水模分别在边缘和扫描野中心测定，在新机器安装调试时记录并作为标准参考值。不同日期的测量结果是机器性能稳定性的依据，如何调整取决于检测器空隙宽度、X 线管焦点尺寸、被检者与检测器的相对位置等。

（2）密度分辨力。密度分辨力即低对比分辨力，表示能够分辨组织之间最小密度差别的能力。

（3）噪声和伪影。扫描均匀物质成像中，CT值的标准偏差是噪声，影像呈现颗粒性，与X线剂量大小、扫描的厚度、重建算法、物体的射线衰减性能、探测器的排数及能力有关。噪声只能通过水模的CT值进行粗略评估。伪影是在扫描信息的处理过程中由于某一种或几种原因出现的人体本身不存在的影像，使图像质量下降。与机器性能有关的伪影有环状伪影、线条伪影、点状伪影、纹状伪影，与被照体有关的伪影有移动条纹伪影、点状伪影或辐射状伪影。在CT设备应用过程中，要有针对性地调整装置，使之保持良好的状态。

（4）辐射剂量。加大剂量可减少噪声，提高分辨力。考虑到辐射防护，必须提高剂量的利用率，即用尽可能小的剂量获得质量尽可能高的影像。利用剂量测试给出的等量曲线图可观察人体内剂量分布。

（二）CT设备稳定性检测

CT设备稳定性是质量控制检测的一项重要内容，其结果反映CT设备是否处于正常运转状态。应对水模及质控体模进行定期稳定性检测及必要的校正。CT值校正指标为基准值偏差±3HU，噪声指标为基准值偏差±10%，空间分辨力和密度分辨力指标为基准值偏差±15%，检测床移动精度指标为基准值偏差±2mm。为了能够分辨差别较小的两种组织，需要不同的窗宽、窗位，这对组织对比非常重要，通过窗宽、窗位观察组织使两者差异突出显示出来，CT值显示范围可用公式 M-W/2～M+W/2 表示，式中，M表示窗位，W表示窗宽，如选择窗位为100，窗宽为80，则CT值显示范围为60～140，组织结构将被清晰显示。CT值高于140时组织为白，低于60时组织为全黑。CT影像形成后，经激光相机成为胶片化的CT图像。显示器性能、激光相机性能、CT胶片成像过程都是提高CT图像质量的关键环节，按计划实施并保证CT设备的完好，是应用最经济和最小的曝光剂量且产生始终如一的高质量图像的保证。质量保证包括质量控制和质量管理，控制和监督是为了保护CT设备性能完好，管理措施是保证质量控制技术准确及时地执行，对控制技术所得的结果进行评价并进行必要的纠正。

（三）质量控制方法与流程

质量控制有一套明确的方法和流程，如图7-1所示。该流程图说明，质量控制首先执行试验方法，记录并解释试验结果。如果符合影像质量标准就认可这个过程，如果不符合质量标准就废弃这个结果，或寻找校正方法和使结果符合影像标准的措施，并由科主任、工程师、技术人员共同商讨解决方法，重新试验直到获得满意结果为止。

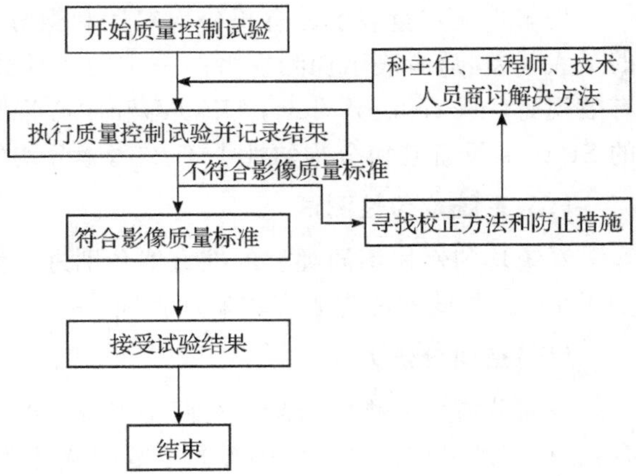

图7-1 质量控制流程

六、MR图像质量控制

（一）MR图像质量保证

MR图像反映人体自身的解剖结构，可提供足够的诊断信息。因此，在工作过程中应使用正确的技术参数与程序,保证 MR 图像质量。

(1)噪声与信噪比。噪声是随机信号不需要的信息,噪声大则图像不清晰。一定范围内信噪比越高,图像越清晰,轮廓越鲜明。提高组织信号强度,可最大限度地降低噪声。

(2)图像对比度及对比度信噪比。对比度是指不同感兴趣区域的相对信号强度之差。应尽量提高图像对比度,但仅有高信噪比并不能产生高质量的 MR 图像,MR 图像对比度有时受噪声严重影响,不能真实反映图像质量,因此必须将噪声考虑在内,以对比度信噪比评价图像。

(3)MR 图像分辨力。图像分辨力代表了影像对组织细节的分辨能力,分辨力越高,图像质量越好。

(4)伪影。除噪声外,非肢体结构影像及肢体结构的影像异位也会影响图像质量。伪影的表现多种多样,应尽量避免这种现象的出现。

(二)MR 图像质量控制措施

(1)设备伪影:化学位移伪影由人体内脂肪与化学环境的差异引起。解决方法:增加接受带宽,缩小扫描视野,应用预饱和技术,选择抑水或抑脂脉冲序列。

(2)卷褶伪影:卷褶伪影由被检查部位大小超出视野范围引起。解决办法:加大扫描视野,将被检查部位的最小直径摆到相应编码方向上。

(3)截断伪影:容积效应表现为交叉与对称信号伪影、磁敏感性伪影、拉链伪影、遮蔽伪影、交叉激励伪影、倒置伪影。解决方法,消除伪影源,避免产生伪影。

七、SPECT 设备的质量控制

SPECT 设备的质量控制包括均匀性、旋转中心、γ 光子衰减的定期校正,以及对电性能和机械性能的不定期检查调整。SPECT 设备的均匀性是决定影像质量最主要的技术指标。均匀性是指 γ 射线均匀照射探头时,在其所产生的平面影像上计数光点的均匀分布情况。

(一)固有均匀性测试

均匀性的定量表示法有积分均匀性和微分均匀性两种,前者表示探测视野内计数密度的最大偏差,后者表示探测视野内一定距离计数密度的最大变化率。探头的探测视野分为有效视野(use field of view,UFOV)和中心视野(center field of view,CFOV)。性能良好的 SPECT 设备其积分均匀性小于 2%,微分均匀性小于 1%。

(二)系统均匀性测试

系统均匀性用不同类型的准直器分别进行测试,放射源采用面源,要求面源自身均匀性小于 1%。测试方法与固有均匀性相同。

(三)空间分辨力

空间分辨力是指能清晰分辨两个点源或线源之间的最小距离。影响空间分辨力的因素有:①在闪烁晶体内产生的闪烁光子数的统计涨落,以及闪烁光传递给各光电倍增管的光子数的统计涨落;②高能 γ 光子在晶体内的多次散射。这些因素均可能引起定位误差,从而影响空间分辨力。

(四)空间线性校正

空间线性是指一个直线放射源在显像装置上同样重现为直线影像的能力。线性度有随时间缓慢变化的倾向,它与空间分辨力、均匀性有一定的相互关系。

(五)死时间和计数率特性测定

死时间和计数率特性是探测器的重要性能指标。探测器能够分开两个闪烁光子的最短时间称为死时间,用 τ 表示。任何计数单元都会产生死时间,死时间会造成计数丢失,而真实计数率与观察计数率在低计数率时呈线性关系,在高计数率时呈非线性关系。

(六)固有能量分辨力

固有能量分辨力是指分辨能量相近的两个 γ 事件光电峰的能力,这一参数决定了识别原发 γ 事件和散发事件的能力,用能谱曲线的半峰宽度(full width at half maximum, FWHM)来表示。NaI(Tl)晶体闪烁探头固有能量分辨力为 $12\% \sim 14\%$。

(七)旋转中心校正

SPECT 设备采集数据时,探头绕人体转动,旋转中心的精度影响影像分辨力。旋转中心、旋转轴的偏移和被测物体对中心的偏移,影响投影曲线微分的变化,以致在影像上产生正负误差的变化。旋转中心的精度会对影像重建产生影响。

第二节　医学影像设备质量控制的检测参数与仪器

一、X 线机检测参数

X 线机检测参数为空间分辨力、低对比度分辨力、动态范围、光野和照射野一致性、空间距离准确性等。

(一)X 线机质量检测仪

X 线机质量检测仪如图 7-2 所示。

检测指标:照射量、照射率、照射量/脉冲、脉冲、管电压(包括 CT 管电压)、曝光时间、管电流、曝光量、曝光量线性、波形(管电压、剂量率和曝光量)、半价层、总过滤,以及准确性、重复性、线性等参数的自动控制、低剂量检测及治疗机绝对剂量检测等。

多功能探头主要测量千伏、曝光时间、脉冲、剂量、剂率、剂量/脉冲、半价层、波形等。

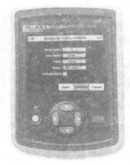

图 7-2　X 线机质量检测仪

(二)X 线机质量控制检测工具

1. X 线机测试卡

X 线机测试卡如图 7-3 所示。

X 线机测试卡 ALK-38(高分辨力测试卡)的参数如下:

　　尺寸:50mm×50mm;

　　分辨力:0.6~5.0LP/mm;

　　20 组线对;

　　铝箔厚度 0.05mm。

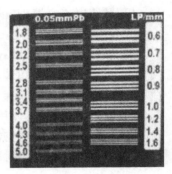

图 7-3　X 线机测试卡

2. 星卡

通过对星卡(图 7-4)拍片成像,测量模糊带之间的距离,可
计算 X 线管的焦点大小。参数如下:

　　　　单线角度:2°;

　　　　扇区角度:1°～360°;

　　　　铝箔厚度:0.05mm;

　　　　直径:55mm。

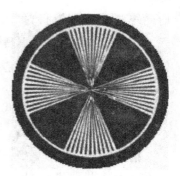

图 7-4　星卡

3. 光野、照射野一致性检测板

用途:①光野、照射野一致性检测;②胶片盒与轨道的对中
检测;③准直器与 X 线管焦点的对中检测。

特点:不必拍片,曝光后即得测量结果;测量精度高;使用极为简便、省时。

4. 限束器检测板及准直检测筒

限束器检测板[图 7-5(a)]用于检测 X 线拍片板的指示光野与 X 线照射野的一致性。
钢板上有刻度标尺和 14cm×18cm 的长方形标记线。中心处有两个直径不同的圆圈,与准
直检测筒一起用于检测拍片机和透视机的线束垂直性和透视机的限束器。

准直检测筒[图 7-5(b)]用于检测 X 线拍片机和透视机的线束垂直性,常与限束器检测
板一起使用。

5. 低对比度性能检测体模

低对比度性能检测体模(图 7-6)可检测 X 线机低对比度。其由两块 18cm×18cm×2cm
的铝板(模拟人体衰减)和一块 18cm×18cm×0.8mm 的铝板叠加而成,之间有两排直径为
6.5、4.5、3、2、1.5mm 的圆孔,可模拟最大程度的人体衰减。

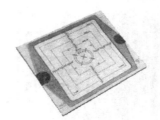
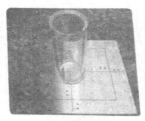

(a)限束器检测板　　　　　　(b)准直检测筒

图 7-5　限束器检测板及准直检测筒

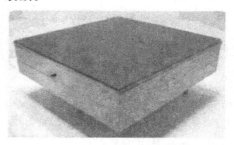

图 7-6　低对比度性能检测体模

(三)测量乳腺机

(1)乳腺电离室探头(图 7-7)相关技术指标如下:

有效体积:1mL,精度:±5%;

剂量率:5μGy/s～250Gy/s,精度:±5%或±500nGy/s;

剂量:15nGy～1000Gy,精度:±5%。

(2)自动曝光隐形探头 T20 可作为剂量探头在
Barracuda或 Piranha 上使用,主要用于透视(包括 DSA)

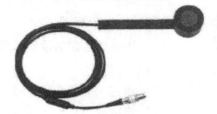

图 7-7　乳腺电离室探头

或摄片 X 系统自动曝光控制功能下的相关剂量参数评估,同时也适用于放疗设备检测。
T20 探头尺寸极小,作为剂量探头不会对发生器自动条件输出产生任何影响。

（3）非介入式毫安、毫安秒探头——MAS-2 特点与用途

①特点：MAS-2 利用外接探头与主机连接的方式实现非介入管电压、曝光量及波形的测量。这是一种安全、可靠、准确的非介入检测手段。刻度因子写入主机个性模块中，电流信号经主机处理后得到最终的测量结果。MAS-2 是 X 线质控工作中不可或缺的工具。

②用途：MAS-2 通过介入方式测量 CT、X 线机管电流。将探头的正、负两端插入发生器的电流插孔中，即可进行测量。探头的刻度因子和修正值保存在主机个性模块中。

MAS-2 测量参数包括毫安、毫安秒及其波形。

二、CR、DR 测定参数

（1）检测参数：空间分辨力、低对比度分辨力、动态范围、光野和照射野一致性、空间距离准确性。CRDR-26 型性能检测体模一次曝光能检测 5 个成像性能指标，适用于所有类型 CR 和 DR 成像系统的质量检测。

（2）体模结构：1mm 厚铜质基板（310mm×310mm×1.0mm）。

（3）动态范围：9 阶不同射线吸收系数的步进式楔形梯，即 0.00、0.2、0.5、0.75、1.00、1.35、1.7、2.05、2.4mmCu。

（4）低对比度细节：两组 7 阶逆序互不排列的低对比度细节（共 14 阶），由直径为 10.6mm 的铝质圆盘组成，在 70kV 时产生的对比度范围为 0.8%、1.2%、1.6%、2.0%、2.8%、4.0%、5.6%。

（5）空间分辨力：0.6～5.0LP/mm 嵌入式设计使分辨力测试卡呈 45°、水平或垂直 3 个方向排列，可综合评估 CR、DR 高分辨力性能。

（6）光野、照射野一致性：X、Y 坐标轴方向标尺范围达 26cm×26cm。

（7）空间距离准确性：标准 100cm×100mm 空间尺寸，用于检测几何空间失真。

三、DSA 测试参数

DSA 体模检测 DSA 系统的空间分辨力、低对比度分辨力及减影性能等指标。

（一）体模构成

DSA 体模由基座、人体动脉血管模块、低对比度分辨力模块、骨骼模块、动态阶梯模块、影像失真度检测模块、空白模块、气体推动装置等构成。

（二）技术指标

（1）体模基座用来放置不同的模块以实现对不同参数的测量。

（2）模拟血管最小分辨力尺寸及伪影检测。模拟两组不同对比度（150,300mg/cm³）的动脉血管和宽度为 1/4、1/2、3/4 的血管畸变。

（3）空间分辨力检测。高分辨力测试卡的尺寸为 50mm×50mm，分辨力为 0.6～5.0LP/mm，20 组线对，铅箔厚度为 0.05mm。

（4）低对比度分辨力检测。体模有两组不同对比剂浓度（5、10mg/cm³），每组模拟 3 种（1.0、2.0、4.0mm）不同直径的血管，长度为 150mm。

（5）减影性能评价。骨骼模拟厚度为 0.5、1.0、1.5cm。

（6）动态范围评价。体模可提供最多 7 阶动态范围评价。

（7）影像失真度检测。体模标准厚度为 1.6mm 表面凿孔的铝板，孔的直径是 3.2mm。

四、CT 检测仪器

CT 成像技术的快速发展对 CT 质控设备和测量方法提出了更高的要求。CT 检测仪器可完成多排螺旋 CT 设备宽射线束条件下 CT 剂量等相关参数的测量和质量评估工作。

(一)分析软件

(1)测试条件：头部体模，中心点 CT 剂量指数(CT dose index，CTDI)测量，加权因子 K＝1.02。图 7-8 显示的是在体模中心位置采集的剂量率曲线。Dose Profile Analyser 自动标记中心两侧光标以计算 CTDI100。Dose Profile Analyser 支持"加权因子法"完成 CTDI100、CTDIW(加权 CTDI)与 CTDIvol(容积 CTDI)、DLP(剂量长度乘积)、FWHM(半宽高)和 Scatter index(散射指数)等参数的测量。

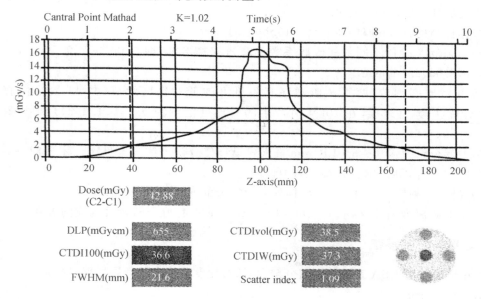

图 7-8　剂量率曲线

(2)加权因子法：完成中心位置 CTDI100 的测量后，通过加权因子 K 获得 CTDIW 和其他相关参数。K 值存储在软件数据库中，测量时被自动加载。

(3)5 点加权法：完成体模中心及边缘共 5 个位置的 CTDI100 的测量后，通过加权的方法得到 CTDIW 和其他相关参数。

专用测试软件 Dose Profile Analyser 数据库预设 CT 测试模板，可应用于不同的 CT 系统。所有数据(包括数值和曲线)可选择以文件形式保存或输出至 Microsoft Excel 中，用于后期的分析和评估。

(二)个性模块用途

(1)与低剂量敏感探头连接。

(2)与电离室探头连接(包括用于放疗机绝对剂量测量的电离室)。

(3)与 mAs 探头连接。

（三）Catphan500 型体模

Catphan500 型体模内填充 4 个测试模块。

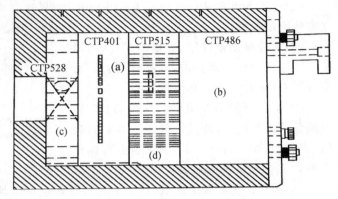

图 7-9　CTP 模块

（1）CTP401 模块［图 7-9（a）］：CTP401 模块用于测量定位精度、层厚、CT 值线性和诊视床运动精度，在 Z 轴方向上可测得层厚（测螺旋 CT）。模块直径 15cm，厚 2.5cm，内嵌两组 23° 金属斜线（X 方向、Y 方向）及 4 个密度不同的小圆柱体：①特氟隆（Telflon，高密度物质，类似骨头）；②丙烯（Acrylic）；③低密度聚乙烯（LDPE）；④空气（最低密度）。此外，体模材料本身可作为第五种样品材料。

（2）CTP486 模块［图 7-9（b）］：CTP486 模块用于测量场均匀性、噪声等参数。模块直径 15cm，厚 5cm，使用固体均匀材料"固体等效水"。

（3）CTP528 模块［图 7-9（c）］：CTP528 模块用于测量空间分辨力（测试到 21LP/cm）。模块直径 15cm，厚 4cm，为 21 组高密度线对结构（放射状分布）。

（4）CTP515 模块［图 7-9（d）］：CTP515 模块用于测量密度分辨力。模块直径 15cm，厚 4cm。

内层孔阵：对比度 0.3%、0.5%、1.0%；直径 3、5、7、9mm。

外层孔阵：对比度 0.3%、0.5%、1.0%；直径 2、3、4、5、6、7、8、9、15mm。

（四）CT 计量测试体模

CT 计量测试体模应用于 CT 的性能测试，采用丙烯酸圆柱型插件式结构，可测量参数有层厚、定位光精度、CT 值线性、空间分辨力、低对比度分辨力、系统均匀性和噪声。

五、MR 质控检测系统

磁共振质控检测系统由三维霍尔磁场强度检测仪、高端磁场强度检测仪、磁共振性能检测体模组成。

1. 磁共振质控检测系统

三维霍尔磁场强度检测仪 THM1176（图 7-10）主要用于磁场强度检测。THM1176 测量三维方向磁场分量和总量，避免了烦琐而复杂的摆位限制，从而大大提高了工作效率。

高端磁场强度检测仪 PT2025（图 7-11）采用微处理器方式控制，具有高精度、快速检测、全自动测量等诸多优点，广泛应用于磁共振、加速器限速装置、磁敏传感器校准。

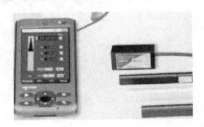

图 7-10　三维霍尔磁场强度检测仪 THM1176

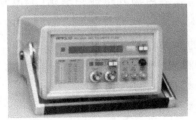

图 7-11　高端磁场强度检测仪 PT2025

2. 磁共振性能检测体模(图 7-12)

(1)体模为外径 20cm、内径 10、19cm 的立方体测试插件。

(2)体模可测量层厚、磁场均匀性、信噪比、T_1 与 T_2 值、空间分辨力(高分辨力)、密度分辨力(低对比度)、几何线性等。

(3)空间分辨力及成像线性度,包括 11 组高分辨力测试卡,测试卡分别是 1、2、3、4、5、6、7、8、9、10、11LP/cm。测试卡上有标称距离为 2、4、8cm 的测试标尺。

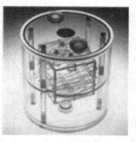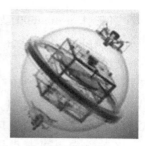

(a)圆柱形性能检测体模　　　(b)球形检测体模
Magphan SMR 170　　　　　Magphan SMR 100

图 7-12　磁共振性能检测体模

(4)低对比度灵敏度测试,用低对比度灵敏度测试块,包括 4 组不同深度的同一种圆柱形测试物质,其深度分别是 0.5、0.75、1、2mm,每组物质中有 3 种不同的直径,分别是 4、6、10mm。

六、US 检测仪器

(一)医用超声监测系统

超声功率水平测量具有重要的意义,它可以确定被检查者实际接受的超声功率大小,因此,所有诊断及治疗用多普勒超声仪器都应定期进行测试。

UPM-DT-1(图 7-13)是用来对诊断及治疗用超声探头进行功率输出测量的高精度毫瓦级超声功率计,测量方法符合 FDA、JCAHO、AAMI 及 AIUM 推荐的测试准则。由于使用了一级方法进行功率测试,所以其精度可以向 NIST 溯源。UPM-DT-1 结构紧凑、性能稳定、便于携带,产品特点如下:

性能测试通过 FDA 及 NIST 认证;

频率范围:0.5~10MHz;

连续及脉冲模式下测量超声脉冲,自动清零且稳定;

分辨力:2mW;

测试范围:0~30W;

数字显示/携带箱体设计。

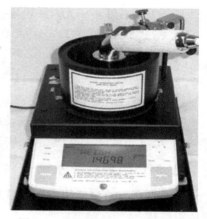

图 7-13　UPM-DT-1 超声功率计

(二)超声声场分布检测系统(AIMS)(图 7-14)

超声声场分布检测系统(AIMS)用于测量标准中规定的相关参数。测量参数如下:

(1)最大空间平均声功率输出(最大功率);

(2)峰值负声压(P^-);

(3)输出波束声强(Iob);

(4)空间峰值时间平均导出声强(Ispta);

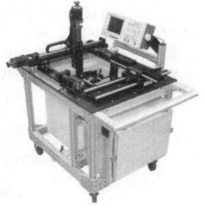

图 7-14　超声声场分布检测系统(AIMS)

(5)换能器输出端至最大脉冲声压平方积分点(对连续波系统,为最大平均平方声压)之间的距离(Lp);

(6)-6dB脉冲波束宽度(Wpb6);

(7)脉冲重复频率(Prr)或扫描重复频率(Srr);

(8)输出波束尺寸:平行或者垂直于参考方向的尺寸;

(9)算术平均声工作频率(fawf);

(10)声开机系数;

(11)开机模式。

(12)声初始系数。

(三)超声波层厚体模

超声波层厚体模在无回声仿真组织内包埋一个回声材料制成的薄平面。体模有两个扫描平面,反射面与其中一个扫描平面成45°,与另一个扫描平面垂直。

使用该体模可轻松地显示出不同深度的超声波剖面。超声波剖面含有大量关于超声波组织仿真介质后的超声波剖面信息,可清晰反映出近场、焦点长度、焦点区域、声波宽度以及原场声波发散的情况。另外,近场幅度的变化是由不同亮度反映出来的,而远场幅度几乎是均一的。

超声波层厚体模可以评估任意成像系统在任意深度上的层厚。作为空间分辨力第三个要素的层厚或纵向分辨力显示了主束轴前后的结构所产生的反射。层厚改变的效果与轴向-横向分辨力改变所产生的效果相同。层厚越薄,分辨力越好,随着层厚的增加空间分辨力逐渐下降。

(四)灰阶模块

灰阶模块由以橡胶为基础的聚硫橡胶(TM)材料组成。模块带有一个扫描槽,在槽中可以装入水或低黏度的耦合剂等媒介。灰阶模块用来评价影像系统的灰阶并显示动态范围,范围为-12~+12dB/(cm·MHz),包括直径为2、4、8mm的圆柱形靶。

测试参数:灰阶、显示动态范围、图像均匀性、功能分辨力。

(五)多普勒流量控制系统

超声多普勒流量控制系统(图7-15)与适当的体模组合使用可以为评估超声多普勒成像系统在不同深度或最大渗透,以及不同流速、位置和方向辨别的灵敏度检测提供一种简单而准确的测量手段。多普勒流量控制系统包括一个速度不同的替换泵、一个流量累积器、两个在线流量计以及一个测量液瓶,可与仿真心脏多普勒流量方向辨别装置和多普勒测量液共同使用。该系统可提供20~950mL/min稳定的流率范围,并可按照用户要求提供更大的流率。泵的速度由一个旋钮控制。两个在线流量计不断检测着流经体模的仿真血液测量液的流率。测量液瓶的最大容量保证了即使是在使用数小时后流经体模的测量液也没有气泡。

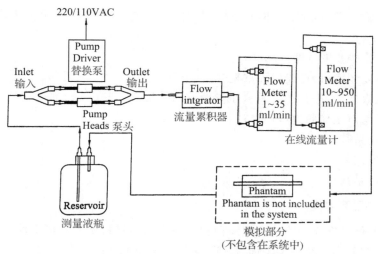

图 7-15　超声多普勒流量控制系统

1. 仿真心脏多普勒流量体模

仿真心脏多普勒流量体模有 4 个不同直径的流动通道(通常为 2、4、6、8mm),可模拟心脏血管系统,两个固定角度的扫描平面可以维持超声波和流经体模的多普勒测量液之间恒定的角度,扫描平面的角度是 18°和 56°,允许用户在 3～17mm 深度之间进行连续扫描。

仿真心脏多普勒流量体模可完成灵敏度、流率、流动位置、渗透、图像均匀性等的测量。

2. 仿真外围血管多普勒流量体模

体模分为仿真外围血管多普勒流量体模和有狭窄的仿真外围血管多普勒流量体模两种。

以上两种体模各有 4 个流动通道,可模拟浅表的血管系统,模拟血管位于扫描表面15mm 以下。内置的扫描通道允许用户使用水或低黏性凝胶体作为声学耦合剂。两种体模的区别在于流动通道的类型不同。有狭窄的外围血管多普勒流量体模有 4 个直径为 8mm 的流动通道,且有 0、50％、75％、90％闭塞面积的内置狭窄装置;仿真外围血管多普勒流量体模有 4 个直径分别为 2、4、6、8mm 的流动通道,没有狭窄装置。

仿真外围血管多普勒流量体模可完成灵敏度、流率、流动位置、渗透率的测量。有狭窄的仿真外围血管多普勒流量体模可完成灵敏度、流率、流动位置、渗透、图像均匀性、血管腔内狭窄的测量。

七、SPECT、PET 设备检测仪器

放疗设备属高风险医用电子设备,定期对其进行质量控制具有非常重要的意义。

放疗设备主要有如下几种:

(1)绝对剂量检测仪;

(2)放疗法水箱检测系统;

(3)活度计;

(4)PET/SPECT 设备性能检测体模。

STAR TRACK 是放疗系统的质控测量设备,独特的设计使其可以快读获取数据并进

行全面的数据分析。

STAR TRACK 的平板电离室与大气连通,可进行自动温度气压校准;独特的探头布局,一次测量即可完成主要质量参数测量;实时测量的同时可完成对称性、平坦度、半影、射野宽度、能量验证和输出剂量分析。

八、γ 刀检测参数

近年来,国内 γ 射束立体定向放射外科发展迅速,γ 射束治疗设备在医学领域得到了极其广泛的应用。γ 射束治疗设备在临床上以放射治疗为目的,如果发生剂量学或者定位几何参数变化,不仅影响临床治疗效果,甚至会使被检查者受到伤害。因此,定期对 γ 射束治疗设备进行测量和检查具有非常重要的意义。

检测方案为绝对剂量计 DOSE1 匹配 0.01 检点电离室,以及头部/体部多源 γ 射束立体定向放射治疗系统专用检测体模等。

绝对剂量计 DOSE1 测量参数如下:

(1)剂量率:应用于焦点标称吸收剂量率、焦点剂量率比值等;

(2)剂量:应用于灰度-剂量定标、剂量计算综合误差等;

(3)计量和每监测单元计量;

(4)电荷和电流。

γ 刀头部专用检测体模呈直径为 160mm 的球形有机玻璃,是专用于对 γ 刀治疗设备进行剂量学性能检测的设备。体模中央可插入厚度为 10mm 的插板,而不同的插板可以分别插入 0.015、0.125cc 电离室和半导体检测器。

γ 刀头部专用检测体模参数如下:

形状:球形;

直径:满足标准要求;

插槽:支持胶片暗盒、探测器插板等。

γ 刀体部专用检测体模参数如下:

形状:椭圆;

尺寸:满足标准要求;

插槽:支持胶片暗盒、探测器插板等。

γ 刀头部专用检测体模检测参数为剂量(配合剂量计)、聚焦野尺寸、定位参考点偏差(焦点棒)、面积重合率、治疗计划软件的重组位置误差等。

参 考 文 献

[1] 医用 X 线机编写组. 医用 X 射线机原理、构造与维修[M]. 北京：中国医药科技出版社,1997.

[2] 韩丰谈,朱险峰. 医学影像设备安装与维修学[M]. 北京：人民卫生出版社,2008.

[3] 韩丰谈,朱险峰. 医学影像设备学[M]. 北京：人民卫生出版社,2010.

[4] 李月卿. 医学影像成像理论[M]. 北京：人民卫生出版社,2010.

[5] 甘泉,王骏. 医学影像设备与工程[M]. 镇江：江苏大学出版社,2012.

[6] 李秀忠. 常用医疗器械原理与维修[M]. 北京：机械工业出版社,2002.

[7] 邓亲凯. 现代医学仪器设计原理[M]. 北京：科学出版社,2004.

[8] 宫良平. 放射治疗设备学[M]. 北京：人民军医出版社,2010.

[9] 王瑞玉,张连强,王丹. 医用数字乳腺 X 射线机原理构造和维修[M]. 北京：中国医药科技出版社,2007.

[10] 邓朝辉,刘亚军,方铁,等. 医用数字化 X 射线设备原理构造和维修[M]. 北京：中国医药科技出版社,2010.

[11] 王瑞玉,刘爱武. 医用数字胃肠 X 射线机原理构造和维修[M]. 北京：中国医药科技出版社,2005.

[12] 王瑞玉,方铁,杜朝伟. 医用超声仪原理构造和维修[M]. 北京：中国医药科技出版社,2007.

[13] 徐跃,梁碧玲. 医学影像设备学[M]. 北京：人民卫生出版社,2010.